実験医学別冊

もっとよくわかる！
感染症
病原因子と発症のメカニズム

阿部章夫 著
Akio Abe

羊土社
YODOSHA

【注意事項】本書の情報について ─────────────────────────────
　本書に記載されている内容は，発行時点における最新の情報に基づき，正確を期するよう，執筆者，監修・編者ならびに出版社はそれぞれ最善の努力を払っております．しかし科学・医学・医療の進歩により，定義や概念，技術の操作方法や診療の方針が変更となり，本書をご使用になる時点においては記載された内容が正確かつ完全ではなくなる場合がございます．また，本書に記載されている企業名や商品名，URL等の情報が予告なく変更される場合もございますのでご了承ください．

はじめに

　ある夏のはじめに，編集者の山下志乃舞さんから，「感染症に関する専門書を執筆なさいませんか」という素敵なオファーをいただいた．話を伺ったところ，「もっとよくわかる！」シリーズの感染症編の執筆という大役であった．本シリーズでは河本 宏先生が「免疫学」をすでに執筆されており，その内容はわかりやすく，珠玉の名著である．当然のことながら，二つ返事で引き受ける内容の類ではないことは，鈍感な筆者でも理解できた．また，感染症関連の書籍はかなりの数が刊行されており，感染症に関連する最新情報もインターネットで絶えず配信されている．このような既存のライバルに打ち勝てるコンテンツを提供できるのだろうか，という不安が渦巻いた．しかし，散々悩みぬいたうえで，本書の執筆を引き受けることにした．

　まず本書では，これまでの専門書が得意としてきた網羅性をバッサリ切り捨て，わが国の感染制御において特に重要と思われる感染症をピックアップすることにした．その一方で，多くの専門書が表層的に扱ってきた感染成立の機序について，詳しく解説するように心がけた．また，感染現象のカナメとなる病原因子にフォーカスを当てることで，病原性発揮の本質は何か，という点に帰結するようにした．ただし，筆者のマニアックな観点で感染症を拾いあげ，それらを解説しても自己満足で終わりかねない．そこで，本書で取り上げるべき感染症については，感染制御の指導的立場にある複数の先生方のご意見を参考にし，今のわが国の感染症を反映した内容になるよう念頭においた．

　第1部では感染症法という堅苦しい内容についても解説している．感染症法を理解することで，わが国に脅威をもたらす感染症の実態を把握することができるからである．また，第2部では個々の病原体について，バイオセーフティーレベル（BSL）を明記し，その危険度を客観的に理解できるようにし，さらに感染症の解説では，基本的な路線（疫学，病原体の特徴，臨床症状，病原因子，治療・予防）をおさえつつ，ストーリー性を重視するようにした．一方，各病原体に共通する病原因子，また，宿主がもつ基本的な防御システムについては，第3部でまとめて解説するようにした．

　本書では，病原体の感染現象を多角的かつ重層的に掘り下げていくことで，他の専門書では得られない感染症の再定義をおこなったつもりである．本書は，感

染症を学ぶ学生や基礎の研究者，臨床医向けの入門書として想定しているが，病原体を常日ごろ扱う医療従事者の方々も対象にしている．感染症情報のアップデートに役立てていただければ幸いである．

　本書の執筆にあたり，北里大学の桑江朝臣先生，高橋　孝先生，中山哲夫先生，森川裕子先生，慶応義塾大学の生方公子先生，国立感染症研究所の池辺忠義先生，小川道永先生，鈴木仁人先生，妹尾充敏先生，新潟大学の松本壮吉先生，大阪大学の堀口安彦先生，東邦大学の石井良和先生，東京医科歯科大学の中川一路先生，東京大学の三室仁美先生，群馬大学の富田治芳先生には本当にお世話になりました．この場を借りて，心から感謝申し上げます．

　最後に，本書の企画を立ち上げていただいた山下志乃舞さん，忍耐強く筆者の拙稿にお付き合いいただいた吉田雅博さんに，感謝いたします．

2014年1月

阿部章夫

もっとよくわかる！感染症

―目次概略―

※このページは『目次概略』です．本書の構成の全体を把握するためにご活用ください．

第1部

感染症の基礎

- **1章** 感染症の歴史
  ― 人類の戦いとテクノロジーの進歩 …… 14
- **2章** 感染症が起こるしくみ
  ― 感染とは何だろう？ …… 19
- **3章** 感染症法
  ― わが国が定める病原体の危険度 …… 24
- **4章** 病原体と宿主の攻防
  ― 生存戦略と感染戦略のせめぎ合い …… 30

第2部

わが国で危惧される感染症

Ⅰ. 新興・再興感染症

- **1章** 腸管出血性大腸菌感染症
  ― 悪名高いO157の正体を探る …… 36
- **2章** 結核
  ― 今なお広がる古くて新しい感染症 …… 49
- **3章** 劇症型溶血性レンサ球菌感染症（STSS）
  ― わずかな変異がもたらす劇症化 …… 60
- **4章** 重症熱性血小板減少症候群（SFTS）
  ― マダニに要注意！！ …… 68
- **5章** 鳥インフルエンザ
  ― パンデミックの恐怖 …… 78
- **6章** 後天性免疫不全症候群（エイズ）
  ― かつては死にいたる病であったが… …… 90

Ⅱ. 腸管感染症

- **7章** ディフィシル菌感染症
  ― 強毒化した菌がもたらしたアウトブレイク …… 101
- **8章** 細菌性赤痢
  ― 炎症反応をめぐる宿主との攻防 …… 109
- **9章** コレラ ― 今なお続く世界的流行 …… 119
- **10章** 感染性胃腸炎① ノロウイルス
  ― パンデミックを引き起こすGⅡ.4亜株 …… 126
- **11章** 感染性胃腸炎② カンピロバクター
  ― 食肉汚染の代表格 …… 134

Ⅲ. 小児感染症

- **12章** 百日咳
  ― 乳幼児から青年・成人層への感染拡大 …… 142
- **13章** 侵襲性髄膜炎① 侵襲性インフルエンザ菌感染症
  ― Hibの正体とワクチンによる制御 …… 154
- **14章** 侵襲性髄膜炎② 侵襲性肺炎球菌感染症
  ― あなたの体にも常在する起因菌 …… 165
- **15章** 侵襲性髄膜炎③ 侵襲性肺炎球菌感染症
  ― 巧みな感染戦略と高い致死率 …… 169
- **16章** RSウイルス感染症
  ― 生後まもない赤ちゃんは気をつけよう …… 175
- **17章** 麻疹 ― 予防接種をしっかり受けよう …… 182
- **18章** 風疹 ― ワクチン政策と流行の関係 …… 192

Ⅳ. 薬剤耐性菌感染症

- **19章** 薬剤耐性緑膿菌感染症
  ― 自然耐性と獲得耐性による多剤耐性化 …… 199
- **20章** メチシリン耐性黄色ブドウ球菌感染症
  ― 薬剤耐性菌の代表格 …… 206

第3部

感染と防御におけるストラテジー

- **1章** 宿主の防御機構① ファゴリソソーム形成
  ― 食細胞のもつ殺菌排除システム …… 214
- **2章** 宿主の防御機構② 選択的オートファジー
  ― 細胞内寄性細菌に対する排除システム …… 220
- **3章** 細菌の感染機構① 病原性発揮のシグナル
  ― 環境変化の感知と遺伝子発現 …… 232
- **4章** 細菌の感染機構② 分泌装置
  ― 細菌のもつ究極兵器 …… 240
- **5章** 細菌の感染機構③ カルバペネム耐性
  ― 拡散する多剤耐性の恐怖 …… 251

付録

- **1** 感染症研究に役立つWebサイト …… 258
- **2** 研究生活を快適にするライフハックとツール …… 263

実験医学別冊

もっとよくわかる！
感染症

- はじめに

◆ 第1部 感染症の基礎

1章　感染症の歴史 — 人類の戦いとテクノロジーの進歩　14
　1. 恐怖からの開放 — 感染症と人類の戦いの歴史 …………………………… 14
　2. 感染症学は過去の学問か？ — やり残してきた難題 …………………………… 17
　3. これからの感染症学 — 新たなテクノロジーの導入 …………………………… 18

2章　感染症が起こるしくみ — 感染とは何だろう？　19
　1. それでもあなたは感染する — 発症にいたるまでのステップ …………………………… 19
　2. 感染の成否 — 宿主vs病原体のバランス・オブ・パワー …………………………… 20
　3. 病原体の伝播 — 多様な感染経路 …………………………… 21
　4. 疫学は生きている — 感染の完全制御をめざして …………………………… 22

3章　感染症法 — わが国が定める病原体の危険度　24
　1. 防疫のカナメとしての感染症法 …………………………… 24
　2. 実験室内感染 — バイオハザードは現実の世界で起こりうる …………………………… 26
　3. バイオセーフティーの概念 — 危険な病原体を封じ込める基準 …………………………… 28

4章　病原体と宿主の攻防 — 生存戦略と感染戦略のせめぎ合い　30
　1. 宿主のバリアー機構 — 非選択的な病原体の排除システム …………………………… 30
　2. 免疫システム — 宿主による病原体の認識と応答 …………………………… 31
　3. 「超個体」— ヒト細胞と常在細菌の相互作用システム …………………………… 33
　4. 病原体の感染戦略 — 宿主細胞をハイジャックするものもいる …………………………… 34

◆ 第2部 わが国で危惧される感染症

I. 新興・再興感染症

1章　腸管出血性大腸菌感染症 — 悪名高いO157の正体を探る　36
　1. ベロ毒素を産生する大腸菌EHEC — 命名をめぐる混乱 …………………………… 36
　2. 米国で起きた食中毒事件 — ハンバーガー病の起因菌としてのEHEC …………………………… 37

3. わが国のEHEC食中毒事件 ── 世界でも類をみない大規模感染 ………………… 38
4. EHECの感染経路 ── ウシが自然宿主 ……………………………………………… 39
5. EHECの症状と重症化 ── 処置が適切なら1週間で回復 ………………………… 39
6. 病原性発揮の機構 ── EHECがもつ多様な感染戦略 …………………………… 41
7. 治療・予防 ── 加熱調理による予防，抗菌薬投与による治療が基本 ……… 48

2章　結核 ── 今なお広がる古くて新しい感染症　49

1. 結核の歴史 ── 人類との長いつき合い …………………………………………… 49
2. まだまだ高い結核の罹患率 ── 世界人口の1/3が感染 ………………………… 49
3. 結核菌の分類と細胞壁の特徴 ── ヒトに感染するのは5菌種 ………………… 50
4. 結核菌の感染と発症 ── 肉芽腫形成による発症の抑制 ………………………… 52
5. 結核菌と宿主の攻防 ── 病原性発現と殺菌排除のしくみ ……………………… 54
6. 治療・予防 ── 抗菌薬の併用とBCG生ワクチン ……………………………… 57
7. クォンティフェロン ── 結核菌の新たな診断技術 ……………………………… 59

3章　劇症型溶血性レンサ球菌感染症（STSS）
　　　── わずかな変異がもたらす劇症化　60

1. 人喰いバクテリア ── ありふれた細菌が変異により劇症化する ……………… 60
2. レンサ球菌属の分類と特徴 ── STSSの起因菌 ………………………………… 60
3. わが国のSTSSの感染事例 ── 死亡率は30〜40% ……………………………… 62
4. STSSの症状 ── 数十時間以内に死亡するケースが多い ……………………… 62
5. GASの主要な病原因子 ── 劇症化の分子メカニズム ………………………… 63
6. 治療 ── 壊死組織の切除と投薬による治療 …………………………………… 67

4章　重症熱性血小板減少症候群（SFTS）
　　　── マダニに要注意！！　68

1. 重症熱性血小板減少症候群とは？ ── マダニを介した新興感染症 …………… 68
2. ベクター感染とは？ ── 節足動物が運ぶ感染症 ………………………………… 68
3. わが国の感染事例 ── 北上しつつあるSFTS …………………………………… 71
4. SFTSウイルスの譜系と構造 ── アルボウイルスと出血熱 …………………… 74
5. SFTSの症状とその定義 ── 自覚症状は風邪のようだが… …………………… 75
6. 病態発症のメカニズム ── マクロファージによる血小板の貪食 ……………… 76
7. 治療・予防 ── 一番よいのはマダニに咬まれないこと ………………………… 77

5章　鳥インフルエンザ ── パンデミックの恐怖　78

1. インフルエンザとは？ ── 種の壁を超えてパンデミックへ …………………… 78
2. 鳥インフルエンザとは？ ── リザーバーと高病性の関連 ……………………… 79
3. 鳥インフルエンザの疫学 ── H7N9に要注意！ ………………………………… 81
4. ウイルスのゲノムと粒子構造 ── 亜型が派生するしくみ ……………………… 81
5. ヒトでの症状 ── 10日ほどで死にいたることがある ………………………… 83
6. 哺乳動物への伝播機構 ── *in vivo* による実験的証明へ ……………………… 84
7. 治療・予防 ── オセルタミビル耐性ウイルスの懸念 …………………………… 89

6章 後天性免疫不全症候群（エイズ）
― かつては死にいたる病であったが… 90

1. HIV感染とエイズ ― 混同していませんか？ 90
2. HIV感染者の推移 ― 制御が少しずつ進んでいる 90
3. HIVの構造と感染サイクル ― 増殖の場としての免疫担当細胞 91
4. 感染から発症までの経過 ― 長い無症候期が続く 95
5. HIVを抑制する宿主側因子と拮抗するウイルス側因子 97
6. 治療・予防 ― HIV感染症は一生つき合う病気となった 99

II. 腸管感染症

7章 ディフィシル菌感染症
― 強毒化した菌がもたらしたアウトブレイク 101

1. クロストリジウム属の意外な伏兵 ― ディフィシル菌 101
2. 抗菌薬関連下痢症 ― 起因菌の20〜30％がディフィシル菌 103
3. NAP1/027株の出現 ― 強毒型ディフィシル菌 104
4. 強毒型ディフィシル菌のグローバル化 ― 日本も危険！ 105
5. ディフィシル菌感染症の特徴 ― 病態とリスクファクター 105
6. 強毒化機構 ― ディフィシル菌のパワーアップ！ 106
7. 治療 ― 腸内細菌叢の回復のための糞便移入 108

8章 細菌性赤痢 ― 炎症反応をめぐる宿主との攻防 109

1. ひとり歩きした属名？ ― 赤痢菌は4つの亜群がある 109
2. 疫痢の恐怖 ― 戦後の流行 110
3. 赤痢の症状 ― 腹痛を伴う粘血便 111
4. 感染のステップ ― 侵入門戸から宿主の炎症反応・志賀毒素まで 112
5. 治療 ― 経口輸液と抗菌薬による治療 118

9章 コレラ ― 今なお続く世界的流行 119

1. コレラは過去の感染症ではない ― ハイチの大流行 119
2. コレラの世界的流行 ― 現在は第七次世界流行の最中 119
3. コレラに感染するとどうなる？ ― 10L以上の下痢が続く 121
4. コレラ菌のもつ病原因子 ― 下痢発症と排他的優位 122
5. 治療・予防 ― 経口補液と不活化コレラワクチン 125

10章 感染性胃腸炎① ノロウイルス
― パンデミックを引き起こすGⅡ.4亜株 126

1. 感染性胃腸炎の定義 ― 病原体が起こす胃腸炎 126
2. Dr. Kapikianの執念 ― Norwalk virusの発見 126
3. ノロウイルス食中毒 ― 冬場が危ない 127
4. ノロウイルスの構造と特徴 ― 解析は遅れ気味 128

- 5. ノロウイルス感染 ── 乳幼児・高齢者は要注意!! *130*
- 6. 遺伝子型と感染のしくみ ── 流行のGⅡ.4はホントに強力 *131*
- 7. 治療・予防 ── 治療は対症療法のみ，予防は加熱調理 *133*

11章　感染性胃腸炎② カンピロバクター ── 食肉汚染の代表格　134

- 1. カンピロバクターとは？ ── ピロリ菌との意外な共通点 *134*
- 2. 感染源 ── 主に生肉（特に鶏肉） *135*
- 3. 病原性発揮のしくみ ── 宿主側因子の巧妙な利用 *136*
- 4. 治療・予防 ── 治療の第一選択薬はマクロライド系抗菌剤 *141*

Ⅲ. 小児感染症

12章　百日咳 ── 乳幼児から青年・成人層への感染拡大　142

- 1. 百日咳の昨今 ── 咳の誘導因子は今でも不明 *142*
- 2. 百日咳の起因菌について ── 3菌種が百日咳に関与 *142*
- 3. 百日咳の疫学 ── 広がりつつある再興の兆し *144*
- 4. 強い感染力と宿主特異性 ── 百日咳菌はヒトだけを狙う *146*
- 5. 臨床症状と診断方法 ── 長引く咳と遺伝子診断 *147*
- 6. 病原因子 ── 気管支敗血症菌から明らかにされる百日咳菌の感染機序 *148*
- 7. 治療・予防 ── ワクチンの定期接種が重要 *153*

13章　侵襲性髄膜炎① 侵襲性インフルエンザ菌感染症
── Hibの正体とワクチンによる制御　154

- 1. インフルエンザ ── 菌？ それともウイルス？ *154*
- 2. 髄膜炎監視の強化 ── 感染症法の一部改正 *154*
- 3. 髄膜炎とは？ ── 症状と感染症法における定義 *156*
- 4. 小児細菌性髄膜炎 ── 半数以上はインフルエンザ菌が起因 *157*
- 5. 髄膜炎の起因となる株 ── HibとNTHi株 *159*
- 6. 宿主免疫応答の回避 ── 髄膜炎の起因菌に共通する感染戦略 *160*
- 7. インフルエンザ菌の固有な病原性 ── 補体からの回避機構 *161*
- 8. 予防 ── ようやく認可となったHibワクチン *163*

14章　侵襲性髄膜炎② 侵襲性肺炎球菌感染症
── あなたの体にも常在する起因菌　165

- 1. 肺炎レンサ球菌とは？ ── グリフィスの形質転換実験で有名 *165*
- 2. 肺炎レンサ球菌の種類と臨床症状 ── 小児と高齢者は危ない *165*
- 3. 肺炎レンサ球菌の病原因子 ── PavBとPsrP *166*
- 4. 治療・予防 ── 肺炎球菌ワクチンの重要性 *167*

15章 侵襲性髄膜炎③ 侵襲性肺炎球菌感染症
― 巧みな感染戦略と高い致死率　　　169

1. 髄膜炎の流行地帯 ― サハラ砂漠以南の髄膜炎ベルト　169
2. 日本の髄膜炎菌感染の状況 ― 保菌率0.4％　169
3. 侵襲性髄膜炎菌感染 ― 高い致死率と後遺症　171
4. 多様な感染戦略 ― 高い致死率にもナットク　172
5. 予防 ― 髄膜炎菌の4価ワクチンについて　174

16章 RSウイルス感染症
― 生後まもない赤ちゃんは気をつけよう　　　175

1. RSウイルスとは？ ― 乳幼児にはインフルエンザウイルスよりやっかい　175
2. RSウイルス感染 ― 約9割は2歳までの乳幼児　175
3. 成人は軽い症状 ― 新生児・乳幼児・高齢者は重篤化しやすい　177
4. ウイルス粒子の構造 ― ゲノムは15.2 kbの一本鎖RNA　178
5. 2ステップモデル ― どうやって宿主細胞に侵入するのか？　180
6. FI-RSVワクチン ― 失敗したホルマリン不活化ワクチン　180
7. 治療・予防 ― リバビリンによる治療とパリビズマブによる予防　181

17章 麻疹 ― 予防接種をしっかり受けよう　　　182

1. 麻疹とは？ ― 命定めの病　182
2. わが国における麻疹の制御状況 ― 予防接種の徹底　182
3. 麻疹ウイルスとゲノムの構造 ― 6遺伝子，8タンパク質　183
4. 麻疹の症状と合併症 ― 二大死因は肺炎と脳炎　185
5. 宿主応答と病原因子 ― 免疫系の細胞に侵入　188
6. 治療・予防 ― 麻疹風疹混合ワクチンによる予防接種　191

18章 風疹 ― ワクチン政策と流行の関係　　　192

1. 風疹とは？ ― わが国で繰り返される大流行　192
2. ワクチン政策の経緯 ― 今なお続く流行とその原因　192
3. 一般症状と先天性風疹症候群 ― 妊婦は気をつけて！　194
4. 風疹ウイルスのゲノム構造 ― 最も高いG＋C含有率　196
5. ワクチン株の温度感受性領域 ― 39℃ではほとんど増殖しない　197
6. 治療・予防 ― MR混合ワクチンによる予防　198

Ⅳ. 薬剤耐性菌感染症

19章 薬剤耐性緑膿菌感染症
― 自然耐性と獲得耐性による多剤耐性化　　　199

1. 日和見感染と多剤耐性化 ― 本来はおとなしい緑膿菌だが…　199
2. 多剤耐性緑膿菌の発生 ― ほとんどの抗菌薬が無効　200
3. 病原因子と多剤耐性化 ― 緑膿菌はそもそも自然耐性をもつ　200
4. 治療・予防 ― ポリペプチド系抗菌薬が有効　205

20章 メチシリン耐性黄色ブドウ球菌感染症
― 薬剤耐性菌の代表格　　*206*

1. 抗菌薬開発の歴史 ― MRSAの出現 …… *206*
2. 薬剤耐性菌感染症 ― ほとんどはMRSAに起因する …… *206*
3. 感染症状と感染の拡大 ― 院内感染型と市中感染型 …… *207*
4. メチシリンの耐性化機構 ― SCC*mec*の獲得 …… *209*
5. 治療・予防 ― 抗MRSA薬ダプトマイシンへの期待 …… *210*

◆ 第3部　感染と防御におけるストラテジー

1章 宿主の防御機構① ファゴリソソーム形成
― 食細胞のもつ殺菌排除システム　　*214*

1. ファゴリソソーム形成 ― ファゴソームとリソソームの融合 …… *214*
2. Rab ― 小胞輸送と膜融合のキーファクター …… *214*
3. Rabを軸とする機構 ― GDPとGTPの交換反応が基本 …… *216*
4. Rab以外の分子によるダイナミックな膜成熟の制御 …… *217*
5. 細菌に保存されている共通の感染戦略
   ― ファゴリソソームの形成阻害と細菌がつくりだす小胞環境 …… *219*

2章 宿主の防御機構② 選択的オートファジー
― 細胞内寄生細菌に対する排除システム　　*220*

1. オートファジー ― 自然免疫システムとしての重要性 …… *220*
2. オートファジーとは？ ― 日本語では自食作用と訳されるが… …… *220*
3. 病原体の認識・排除機構 ― 宿主側の巧妙な手段 …… *223*
4. オートファジー回避 ― 細菌だって負けてない！ …… *229*

3章 細菌の感染機構① 病原性発揮のシグナル
― 環境変化の感知と遺伝子発現　　*232*

1. 細菌の遺伝子発現のアウトライン ― オペロンとレギュロン …… *232*
2. 二成分制御系 ― 環境変化を感知するセンサー …… *234*
3. シグマ因子 ― 環境変化に応じた遺伝子発現の制御 …… *235*
4. クオラムセンシング ― 細菌間のコミュニケーション …… *236*

4章 細菌の感染機構② 分泌装置 ― 細菌のもつ究極兵器　　*240*

1. 細菌の表層構造と分泌の基本 ― 病原因子を外に出すしくみ …… *240*
2. Sec・Tat膜透過装置 ― 膜内在型でⅡ型分泌装置と共役 …… *241*
3. Ⅰ型分泌装置 ― 菌体外への直接分泌 …… *243*
4. Ⅱ型分泌装置 ― サブユニットをもつ毒素の分泌も可能 …… *244*
5. Ⅲ型分泌装置 ― ニードルで病原因子を注入する …… *245*
6. Ⅳ型分泌装置 ― DNAの取り込み・放出にも関与する …… *247*

7.	Ⅴ型分泌装置 ― オートトランスポーター	248
8.	Ⅵ型分泌装置 ― 溶菌エフェクターで他菌と戦う	248
9.	Ⅶ型分泌装置 ― 結核菌でみつかった分泌装置	250

5章　細菌の感染機構③ カルバペネム耐性
― 拡散する多剤耐性の恐怖　　251

1.	細菌感染への最後の切り札 ― カルバペネム系抗菌薬	251
2.	β-ラクタマーゼの系譜 ― 4クラスに分類	252
3.	NDM-1 ― 最強のβ-ラクタマーゼ	253
4.	危惧される多剤耐性 ― 拡大するカルバペネム耐性菌	254

◆ 付録

1　感染症研究に役立つWebサイト　　258

2　研究生活を快適にするライフハックとツール　　263

- 文献一覧 …… 267
- 索引 …… 271

Column

- 筆者が細菌学者をめざした理由 …… 18
- 感染症法前文 …… 29
- HACCPとは？ …… 38
- 薬剤投与とベロ毒素産生について …… 44
- 結核療養所の思い出 …… 51
- 人喰いバクテリアとは？ …… 61
- もしマダニに咬まれたら …… 73
- マダニの生息域とその防御方法 …… 77
- 青梅と疫痢 …… 110
- 感染源をめぐって …… 120
- 新鮮な食肉＝病原菌も新鮮？ …… 137
- ナイセリアの系譜 …… 173
- 筆者の麻疹感染記 …… 184
- おでき …… 208
- 細菌の選択的オートファジーは，マイトファジーと共通する？ …… 226
- メジャープレイヤーとしてのNDP52 …… 229
- リステリア症について …… 230
- レジオネラ属細菌について …… 231
- 病原因子と毒素・エフェクターについて …… 240
- シラスタチンナトリウムとは？ …… 253
- 不名誉な命名？ …… 254
- 筆者の時間管理術 …… 266

第1部
感染症の基礎

ここでは，感染症との戦いの歴史について触れるとともに，感染症から国民を守るための法律，すなわち感染症法について解説してみたい．さらに，感染症の領域で使われる専門用語を説明しつつ，感染成立のステップと病原体と宿主の攻防における基本的概念について述べてみたい．

第1部　感染症の基礎

1章 感染症の歴史
―人類の戦いとテクノロジーの進歩

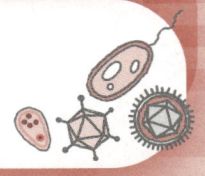

さてこれから感染症の世界にどっぷりと身を浸すわけであるが，まずこの章で病原体と人類の歴史，現在の感染症研究と今後の展望について，ざっと触れてみたい．

1 恐怖からの開放—感染症と人類の戦いの歴史

1）みえない恐怖

1837年，セントルイスからミズーリ川を遡上してきた蒸気船の乗員からマンダン族インディアンのあいだに天然痘が広がり，北米大平原で優れた文化をはぐくんでいた彼らの集落の1つでは，2,000人あった人口が数週間のうちに40人以下まで減少したという（**巻末の文献1**）．

コロンブスによってアメリカ大陸が発見されて以降，先住民の人口が急速に減少したのは，ヨーロッパ人がもちこんだ病原体に起因するところが少なくない．ある民族の衰退が病原体に起因しているという事実は，多くの歴史が証明している．感染症は，歴史の黎明期において，民族や国家の運命を左右していた．そして19世紀後半を迎えるまで，病原体がもたらす死は，得体のしれない恐怖として，絶えず人類に寄り添っていたのである．

2）コッホの偉業—結核菌の発見

そのようななか，近代細菌学の開祖であるロベルト・コッホ（Robert Koch）と彼に続いた細菌学者が，恐怖の闇に少しずつ光を入れるようにして，病気を起こす病原体を手探りで同定していった．

1882年3月24日，ロベルト・コッホは結核菌を発見した．志賀　潔（**図1**）は，コッホの結核菌発見に際して，以下のように記している．「コッホのこの発見は，その日の夕方のうちにニューヨークに伝わり，次いで全世界に衝動を与えた．世界の学者は，この大発見を見んとてベルリンに大波の如くに押し寄せた．結核の病原を試験管内に封じ込めたということは，まさに驚天動地の出来事であらねばならぬ」（**巻末の文献2**）．ちなみに志賀　潔は，北里柴三郎（**図2**）の門下生の一人で，1897年に赤痢菌（**第2部8章参照**）を発見している．

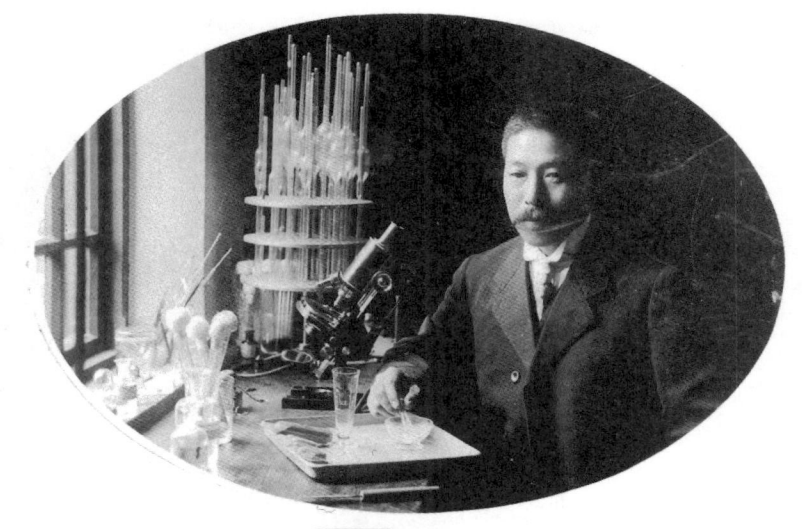

図1 志賀 潔

芝区愛宕町にあった国立伝染病研究所にて（1901年）
（資料提供：学校法人 北里研究所）

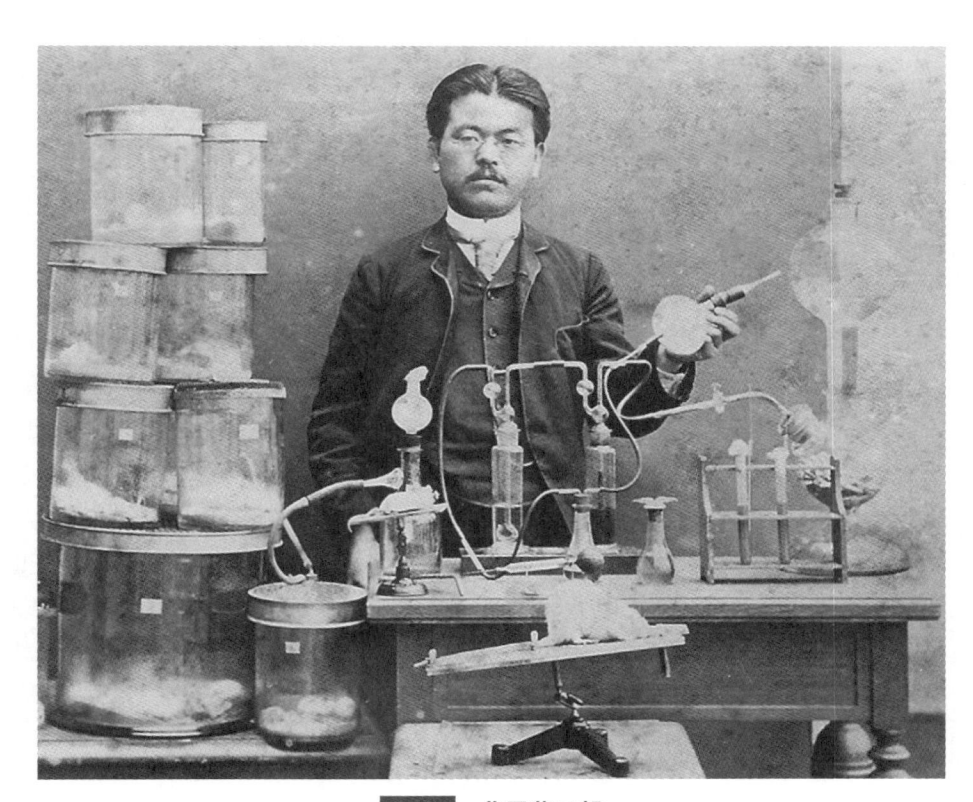

図2 北里柴三郎

ベルリン大学のロベルト・コッホ研究室にて（1889年）．破傷風菌の純粋培養に成功した嫌気培養の実験器具を前にして撮影．写真右側に水素を発生させるキップの装置がみえる．手にしているのが北里の考案した亀の甲シャーレ（資料提供：学校法人 北里研究所）

第1部　1章　感染症の歴史

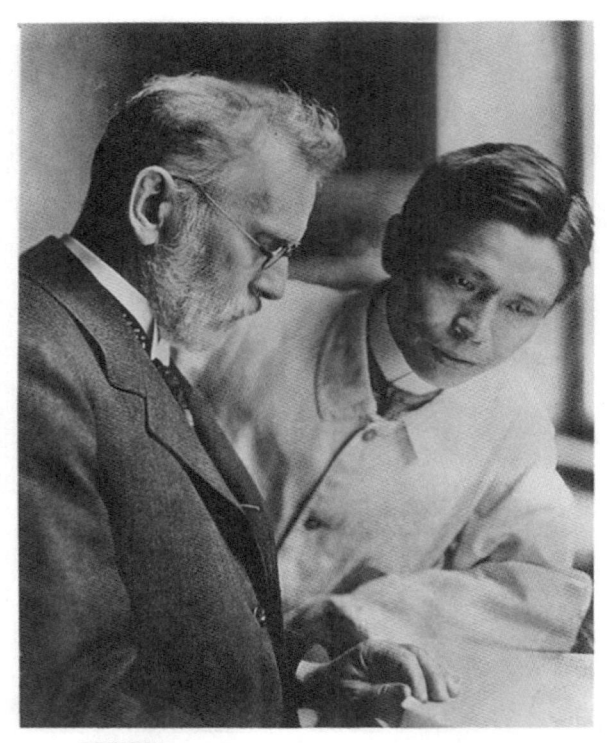

図3 パウル・エールリヒと秦 佐八郎

留学時代（1909年ごろ）．秦はドイツのフランクフルトにある国立実験治療研究所でエールリヒに師事し化学療法の研究をおこなった（資料提供：学校法人 北里研究所）

3）ついに人類は立ち上がった

　先人たちの命を賭した研究によって，人類の脅威となっていた病原体の正体が，徐々に解明されていった19世紀後半から20世紀初頭にかけては，まさに細菌学のルネサンスであった．また，人類が病原体に対抗するすべを，少しずつ身に付けていったのも，この時代であった．1910年にパウル・エールリヒ（Paul Ehrlich）と秦 佐八郎（図3）は，サルバルサン（梅毒の病原体を殺傷する化合物）を発見し**化学療法剤**の基礎を築いた．ほぼ同時期に，アレクサンダー・フレミング（Alexander Fleming）はペニシリンを発見（1928年）し，その後の**抗生物質**の工業的生産へと結実した．また，コッホのもとで破傷風菌の純粋培養（1889年）に成功した北里柴三郎は，1890年に**血清療法**を確立し，免疫学という新たな学問体系を切り開いたのである．そして現在も病原体と人類の攻防は続いている．

2 感染症学は過去の学問か？—やり残してきた難題

1）感染症は制御下にあるのか？

　厚生労働省では，わが国における人口動態統計を毎年公開している．平成23年の死亡数を死因順位別に並べてみると以下のようになる．第1位は悪性新生物（35万7,185人，28.5％）で，約3.5人に1人は悪性新生物すなわち「がん」で死亡していることになる．次いで，心疾患（19万4,761人，15.5％），肺炎（12万4,652人，9.9％），脳血管疾患（12万3,784人，9.9％）の順に続いている．感染を主な病因とする肺炎はわずかながら上昇傾向を示し，全死亡者に占める割合は9.9％となった．しかしながら，多くの感染症は依然として，われわれの制御下にあるのも事実である．このような現状で，感染症や病原体の研究を，あえて推進する意義はあるのだろうか？　その答えを筆者の研究領域である百日咳（第2部12章参照）から見出してみたい．

2）再興感染の兆し

　百日咳は百日咳菌の感染によって惹起されるが，ワクチンが**奏効**[※1]し，わが国では脅威の対象ではなくなった．公衆衛生上の観点からみれば，百日咳研究は役目を終えた，ということもできる．それでもなお筆者がこの領域にこだわるのは，百日咳菌が病気を起こすメカニズムについては，ほとんど解明されていないからである．現行の百日咳ワクチンもざっくばらんにいえば，結果的に奏効したにすぎない．現実問題として，百日咳は明らかに**再興感染**[※2]の兆しをみせており，その制御方法について再考されるべき時期にきている．2011年にカリフォルニア州で起きた百日咳の大流行では，10名の乳児が感染で亡くなっており，わが国では成人百日咳患者が増加しつつある．これらの状況は市中の百日咳菌が，その抗原変異により現行ワクチンに対し抵抗性を獲得しつつあることを示唆している．さらに世界に目を向けると，いまなお9万人近い乳幼児が百日咳で死亡しており，他の感染症もしかりである．

3）感染の拡大

　年間2億人以上の罹患者を出すマラリア（第2部4章のもっと詳しく参照）は，温暖化に伴い北上しつつあり，その感染地域が拡大しつつある．また，輸送手段の発達に伴い，これまで局所的に勃発していたその他の感染症も世界レベルで流行する危険性を宿すようになった．2002年に中国広東省で勃発したSARSコロナウイルスの感染は，グローバル化に後押しされ，世界中に広がったのは記憶に新しい．**第2部5章**で解説する鳥インフルエンザウイルスが宿主特異性の壁を越えたときには，何が起きる

※1　奏効：薬剤やワクチンなどの効き目が現れることや，効果があるときに使用される用語．
※2　再興感染：再興感染症（re-emerging infectious disease）は，ワクチン・抗菌薬などで制御可能であった既知の感染症が，何らかの要因で再び公衆衛生上の問題となった感染症をさしている．一方，新興感染症（emerging infectious disease）は，1970年以降に新たに認識された公衆衛生上の問題となる感染症をさしている．

のであろうか．感染症の1つ1つに，人類がやり残してきた難題が山積しているのである．

3 これからの感染症学——新たなテクノロジーの導入

　いつの時代にも，病原体がどのように病原性を発揮するのかを愚直に突き進めることで，感染症学は発展してきた．また，テクノロジーの進歩は，これまでの学問体系を大きく，もちろんよい方向に変えようとしている．その一例がDNA塩基配列を解読するための機器，DNAシークエンサーの大幅な技術革新であろう．新たなテクノロジーはヒトゲノム計画に貢献しただけではなく，病原体のゲノム解析にも利用され，病原性解明に多大な恩恵をもたらしている．例えばある種の細菌が何らかの理由で強毒化したときの機構を考えてみよう．病原体の強毒化機構はさまざまな要因が考えられるが，すべてゲノムやプラスミドで起きた遺伝子の変異・挿入・欠失に帰結している．弱毒株（元株）と強毒株のゲノムを解読し，それらを比較解析することで，強毒化機構をゲノムレベルで俯瞰することが可能である．事実，劇症型溶血性レンサ球菌（第2部3章参照）の強毒化機構は，臨床分離株のゲノム解析によって明らかにされた．さらに，病原体や感染細胞におけるプロテオームやメタボローム解析が急速に進展したのは，質量分析装置の飛躍的な向上によるところが大きい．これらの新たなテクノロジーは，「さあ，どんどん実験してくださいよ」と，われわれを後押ししている．他の領域と同様，感染症研究においても，あとは何をどのように明らかにしていくのか，研究者の才覚と手腕にかかっているのである．

Column　筆者が細菌学者をめざした理由

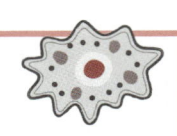

　1980年代の終わりごろ，筆者は酵母の転写制御の研究に明け暮れていた．酵母は真核生物のモデル生物として利用されており，転写制御の領域には，世界の錚々たるメンバーが集結し鼻息を荒くしていた時代であった．ヤワな筆者は，この領域では到底生き残ることができないと確信するにいたり，転写制御の研究から細菌学へ鞍替えしたのである．筆者の所属する研究所には，幸いにも病原細菌のコレクションが豊富にあった．細菌ならゲノムサイズも大きくないし，真核生物の研究に比べれば楽勝だと安易に確信したのである．しかし，感染現象を理解するためには，宿主である真核生物を深く理解する必要が

あることを，しばらくしてから気づいたのである．すなわち，病原因子のターゲットが細胞骨格の形成因子であるのならば，細胞骨格の形成を理解する必要があり，NF-κBに影響を与えるのであれば，転写制御（歴史は繰り返される！）について深く学ぶ必要がある．細菌学者にはオールラウンダーの要素が必要とされ，自分は○○の専門家であると自負した時点で，死に体を意味する．研究に対してちっぽけな領域を決めずにただひたすら感染現象を究明していくのが，細菌学者のあるべき姿であろう．細菌学は懐が深い学問であるということを，いまさらながら痛感しているのである．

第1部 感染症の基礎

2章 感染症が起こるしくみ
—感染とは何だろう？

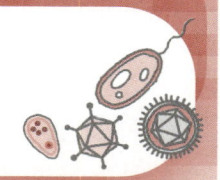

　この章では，病原体が宿主に侵入し感染が成立するまでのステップについて，基本から解説する．また，感染症の領域で頻繁に使われる用語についても説明しているので，本書を読み進める前に，ざっと目を通してほしい．

1 それでもあなたは感染する—発症にいたるまでのステップ

　細菌，ウイルス，真菌，原虫などの微生物のなかでも，ヒトや動植物に病気を起こすものは，**病原体（pathogen）**と総称される．また，動物に分類される回虫などの寄生虫は，本来の微生物というカテゴリーから外れてしまうが，病原体とよばれる場合が多い．これらの病原体が読者であるあなたに感染し，発症するまでのステップについて考えてみよう（図1）．

1）病原体の侵入と感染の成立

　病原体は**特定の入り口（侵入門戸）**からあなたの体内に侵入し，皮膚や体管腔（口腔，腸管，気道）などの特定の局所に**付着（adherence）**する．しかしこの状態では，あなたの身体は感染にいたっていない．病原体が**宿主（host）**であるあなたの上皮細

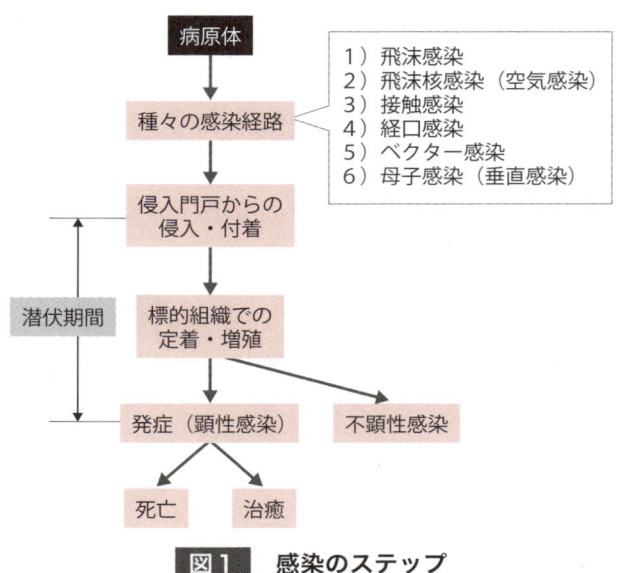

図1 感染のステップ

種々の感染経路：
1）飛沫感染
2）飛沫核感染（空気感染）
3）接触感染
4）経口感染
5）ベクター感染
6）母子感染（垂直感染）

病原体 → 種々の感染経路 → 侵入門戸からの侵入・付着 → 標的組織での定着・増殖 → 発症（顕性感染）／不顕性感染 → 死亡／治癒

潜伏期間：侵入門戸からの侵入・付着から発症（顕性感染）まで

胞に付着して増殖することを，**定着**（colonization）とよぶ．病原体が宿主の体内に侵入後，定着して生体防御反応にあらがいながらも安定に増殖したときに，**感染**（infection）が成立したという．

2）あなたの感染は自覚？ 無自覚？

一方，病原体に感染してもあなたは何ら自覚症状を示さないかもしれない．このような場合，あなたは**不顕性感染**（inapparent infection）にあるという．不顕性感染にあるあなたは，自覚症状がないために，普段通りに電車に乗って通勤し，コンビニでお金を払い，いくつかのドアを開けて職場に着くはずだ．しかし，病原体はあなたの体内に確実に存在しており，なにげない日常のなかで，コンビニの店員や職場の上司に感染を伝播させる感染源となってしまう場合がある．このような状態にあるあなたは，**無症候性キャリア**（asymptomatic carrier）とよばれる．

感染の結果，あなたの生体でさまざまな反応（炎症，発熱，咳，下痢，嘔吐など）が起きて健康状態に異変をきたしたとき，**発症**（**顕性感染**）したという．病原体が侵入門戸より侵入し発症にいたるまで期間は，**潜伏期間**（latent period）とよばれる．また，感染によって引き起こされる病的状態を**感染症**（infectious disease）という．

2 感染の成否―宿主vs病原体のバランス・オブ・パワー

われわれが健常な状態にある場合，生体防御反応は適切に機能し，多くの病原体は感染を成立させることができない．また，皮膚，口腔，腸管などに常在している多くの細菌は，終生にわたり宿主と共生状態にあり，宿主の免疫系を適度に刺激することで生体防御反応の成熟に貢献している．このように，**常在細菌叢**[※1]は免疫系を刺激するだけではなく，その圧倒的な数により，病原体の定着を阻止するバリアーとしても働いている．病原体が宿主に感染を成立させるか否かは，病原体のもつ**病原性**（virulence）と，宿主抵抗の**バランス・オブ・パワー**（**勢力均衡**）によって左右される．また，感染を成立させるためには**病原体の数**（**感染量**）も大きな要素となりうる．例えば，野兎病菌（*Francisella tularensis*）は約10菌数，赤痢菌（*Shigella*，**第2部8章**）や腸管出血性大腸菌（enterohemorrhagic *Escherichia coli*，**第2部1章**）O157では，約100菌数で感染が成立すると推察されている．

[※1] 常在細菌叢：常在細菌叢は多種多様な菌種によって構成され，一般的に宿主に対し無害である．また，終生安定であるが，**第2部7章**でみられるように抗菌薬の長期投与により常在細菌叢のバランスが崩れると下痢症やアレルギー症状など，さまざまな疾患を惹起することがある．

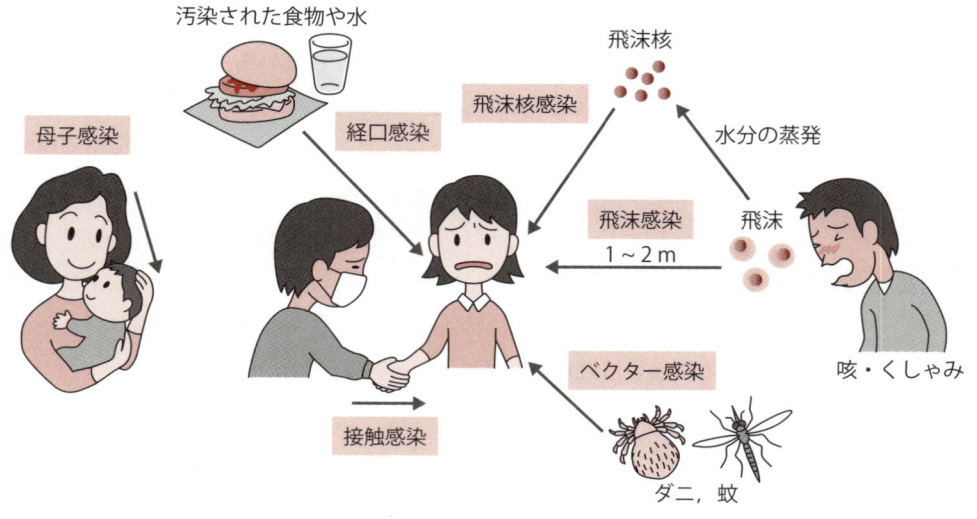

図2 病原体の主な感染経路

3 病原体の伝播 —多様な感染経路

　病原体はあなたに病気を起こす存在でもありうるが，その一方で，ある限局された環境でしか生存することができない，か弱い存在でもある．病原体が宿主に定着するまでのあいだ，その生命を維持する環境が必要であり，そのような場所は**リザーバー（reservoir）**と定義される．リザーバーには，ヒトや動植物，昆虫，アメーバなどが含まれる．また，土壌や湖沼・河川などの非生物性環境もリザーバーとなりうる．例えば破傷風菌は土壌に常在するごくありふれた細菌である．しかし，土壌中の錆びた釘などによる引っかき傷からあなたの体内に侵入すると，猛烈な病原性を示す．感染した宿主やリザーバーから，未感染の宿主に感染を起こす経路を，**感染経路（route of infection）**という．病原体のリザーバーと感染経路の特定は，感染拡大を抑えるうえで重要であり，これらの学問体系は疫学というかたちで発展していった．疫学については後述することにして，ここでは主な感染経路（図2）について解説する．

1）飛沫感染

　病原体は，感染宿主から咳やくしゃみなどで飛沫となって排出される場合がある．この飛沫が未感染者の粘膜に付着することで感染が起きる．病原体を含んだ飛沫（直径5μm以上）は大きく重いので，空気中を長時間ただようことはない．飛沫感染がおよぼす範囲は，通常1〜2mである．

2）飛沫核感染（空気感染）

　飛沫の水分が蒸発して，直径5μm以下の病原体を含む粒子（飛沫核）になったも

のは，空気中に長いあいだ浮遊することが可能となる．この飛沫核を吸引することで起きる感染が飛沫核感染であり，空気感染ともよばれている．結核，麻疹（はしか），水痘（水疱瘡）が飛沫核で感染する疾患として知られており，一番やっかいな感染形態である．感染拡大を防ぐために，適切な予防処置（患者の陰圧個室・集団隔離，医療従事者の高性能微粒子用マスク着用など）が必要とされる．

3）接触感染

感染患者の皮膚や粘膜を介した直接接触感染と，医療従事者の汚染された手や医療器具などを介して伝播する間接接触感染に大別される．

4）経口感染

病原体で汚染された動物由来の肉や，糞便で汚染された水などを経口摂取することで感染が成立する．

5）ベクター感染

動物のなかでも特に節足動物が媒介者（ベクター）となって，感染が成立するものをいう．蚊，ツツガムシ，ダニ，シラミなどが媒介動物として知られている（第2部4章参照）．

6）母子感染（垂直感染）

妊娠，出産，さらに授乳期に母親から子へ伝播する感染をさしている．

4 疫学は生きている—感染の完全制御をめざして

感染経路を詳細に調べあげ，感染源を短期間で突き止めることができれば，感染拡大を阻止することが可能である．**疫学**とは個体ではなく集団における感染拡大にかかわる要因とそのメカニズムを研究する学問である．疫学研究は，**記述疫学**[※2]（descriptive epidemiology），**分析疫学**[※2]（analytical epidemiology），**実験疫学**[※2]（experimental epidemiology）に分けることができる．また，疫学の領域では，**エンデミック（endemic，地域流行），エピデミック（epidemic，流行），パンデミック（pandemic，世界流行）**という用語で，感染における流行の度合いを客観的に示している（図3）．疫学自体は古くからある学問体系であるが，分子生物学的な手法やゲノム解析を取り入れることで，分子疫学として発展している．

※2 記述疫学・分析疫学・実験疫学：記述疫学とは，人間の集団における病気の頻度・分布を，患者（年齢，性別，人種），発生場所，発生時間別に，詳細に調べる研究である．一方，分析疫学は，記述疫学で得られた「疾病にいたる仮説要因」が実際に疾病と結びついているのかについて，統計学的に解析するものである．さらに，疾病の仮説要因を実験的に検証することで，患者と疾病の因果関係を明らかにするのが実験疫学である．

```
流行の定義 ─┬─ エンデミック（地域流行）─┬─ 地域的に限定
           │                           ├─ 患者数も少ない
           │                           └─ 公衆衛生上の問題は
           │                              それほど大きくない
           ├─ エピデミック（流行）─────┬─ 感染範囲が拡大
           │                           ├─ 患者数も急増する
           │                           └─ 感染拡大と患者数が公衆
           │                              衛生上の問題となる
           └─ パンデミック（大流行）───┬─ 流行が複数の国にまたがる
                                       └─ 多くの患者を発生する
```

図3　流行の定義

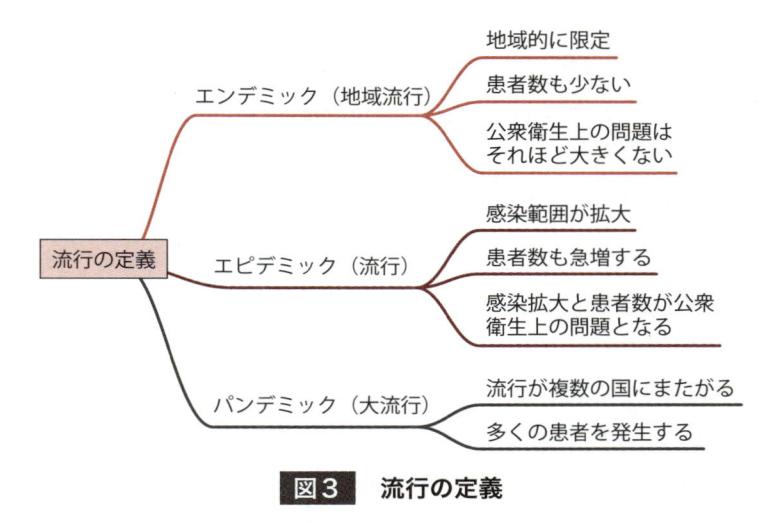

👉 もっと詳しく

分子疫学に応用されるゲノム解析

　2011年，ヨーロッパにおいて腸管出血性大腸菌（EHEC）O104感染の大規模な流行が発生した．ドイツのロベルト・コッホ研究所は，フェヌグリークの発芽野菜がEHEC O104の感染源である可能性が高いとした．このEHEC O104は新種なのだろうか？

　患者より分離されたEHEC O104株は，中国BGI（ゲノム研究機関）とドイツの共同グループによって，そのゲノムが解読された．高速シークエンシング技術の進歩により，EHEC O104株のゲノム情報のドラフト版は数日で完了した．ドラフト版とは解析に不完全な部分を残しているものの，遺伝子や病原性について調べるのに十分な信頼性をもつゲノム情報のことである．話をもとに戻すと，2011年の流行株のゲノムは，2001年に分離されていたEHEC O104と多くの点で共通していた．もともと存在していたEHEC O104に，**水平伝播**[※3]を介して，抗菌薬の耐性遺伝子，毒素や付着因子などをコードする遺伝子が取り込まれて強毒化したものと結論づけられた（ただし2013年3月現在において感染源がどこにあったのかは不明）．またEHEC O104株は腸管凝集性大腸菌（enteroaggregative *E. coli*：EAEC）と比較して，DNAの塩基配列で93％の同一性を示したことから，腸管凝集性大腸菌がベロ毒素（**第2部1章：腸管出血性大腸菌感染症**参照）を取り込んだ，珍しいタイプのEHECと定義することができる．このように高速シークエンシング技術は，分子疫学の領域で大いに利用されているのである．

[※3]　水平伝播：一般的に遺伝子は，親細胞から子細胞へと受け継がれる（垂直伝播）．一方，異なった種や個体どうしで遺伝子をやり取りする場合は水平伝播と定義される．細菌ではファージによる感染やプラスミド伝達などで水平伝播が成立する．

第1部 感染症の基礎

3章 感染症法
―わが国が定める病原体の危険度

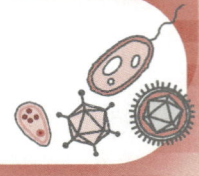

　さてこの章からは，日本という国家が感染症からどのように国民を守っているのかについての話である．この章では，わが国の法律（感染症）がどのような感染症を脅威の対象としているのかを俯瞰するとともに，病原体の危険度を表す**バイオセーフティーレベル（BSL）分類**についても解説した．感染症法について，筆者なりにできるだけ平易に解説したつもりなので，億劫だと思われる読者の方も目を通していただきたい．なぜなら感染症法を理解することで，わが国で脅威となっている感染症をあますところなく把握できるからである．さらにコラムに「感染症法前文」を記載した．前文とはその法律の趣旨や制定した目的について，基本的な原則を記したものである．過去の反省を踏まえたうえで，わが国の感染症対策のあるべき姿について，真摯に吐露した名文であると思う．これから感染症研究に携わる方は，ぜひ，前文に触れてほしい．

1 防疫のカナメとしての感染症法

1）感染症法とは

　感染症から国民を守るための法律が「感染症の予防及び感染症の患者に対する医療に関する法律」であり，一般に**感染症法**とよばれている．わが国の防疫のカナメとなる法律であり，公衆衛生に重大な影響をおよぼす感染症について，その危険度に応じ類型の指定をおこなっていることが特徴である．また5年ごとの見直しで，わが国で危惧される感染症の情報のアップデートをおこなっている．

2）感染症の類型と対応処置

　感染症法の第二条を一部抜粋・要約すると，「感染症の発生の予防及びそのまん延の防止を目的として，＜中略＞ 新感染症その他の感染症に迅速かつ適確に対応することができるよう，感染症の患者等が置かれている状況を深く認識し，これらの者の人権を尊重しつつ，総合的かつ計画的に推進されること」を基本理念としている．この法律では，感染力と罹患した場合の重篤度から，感染症を一類から五類に分類しており，一類指定の感染症は最大限の努力を払って排除すべき病原体である．類型指定と主な対応・処置について，**表1**に示した．
　一方，類型指定以外の公衆衛生上危惧される感染症に対しては，指定感染症と新感

表1　感染症の類型

類型	定義	主な対応・処置
一類	感染力，罹患した場合の重篤性等に基づく総合的な観点からみた危険性が極めて高い感染症	・原則入院 ・消毒等の対物処置
二類	感染力，罹患した場合の重篤性等に基づく総合的な観点からみた危険性が高い感染症	・状況に応じて入院 ・消毒等の対物処置
三類	感染力，罹患した場合の重篤性等に基づく総合的な観点からみた危険性は高くないが，特定の職業への就業によって感染症の集団発生を起こしうる感染症	・特定職種への就業制限 ・消毒等の対物処置
四類	ヒトからヒトへの感染はほとんどないが，動物，飲食物等の物件を介して人に感染するため，動物や物件の消毒，廃棄などの処置が必要となる感染症	・動物の処置を含む消毒等の対物処置
五類	国が感染症の発生動向の調査を行い，その結果等に基づいて必要な情報を国民一般や医療関係者に情報提供・公開していくことによって，発生・まん延を防止すべき感染症	・感染症発生状況の収集・分析とその結果の公開，提供
新感染症	ヒトからヒトに感染すると認められる疾病であって，既知の感染症と症状等が明らかに異なり，当該疾病に罹患した場合の病状の程度が重篤であり，かつ，当該疾病のまん延により国民の生命および健康に重大な影響を与えるおそれがあると認められる感染症	[当初] 厚生労働大臣が都道府県知事に対して個別に技術的指導・助言を行う [政令指定後] 政令で症状等の要件指定を行った後に，一類感染症に準じた対応を行う
新型インフルエンザ等感染症	1) 新型インフルエンザ：新たにヒトからヒトに感染する能力を有することとなったウイルスを病原体とするインフルエンザであって，一般に国民が当該感染症に対する免疫を獲得していないことから，当該感染症の全国的かつ急速なまん延により国民の生命および健康に重大な影響を与えるおそれがある感染症 2) 再興型インフルエンザ：かつて世界的規模で流行したインフルエンザであってその後流行することなく長期間が経過しているものとして厚生労働大臣が定めるものが再興したものであって，一般に現在の国民の大部分が当該感染症に対する免疫を獲得していないことから，当該感染症の全国的かつ急速なまん延により国民の生命および健康に重大な影響を与えるおそれがある感染症	・原則入院，消毒等の対物処置
指定感染症	既知の感染症のなかで上記一〜三類に分類されない感染症において一〜三類に準じた対応の必要が生じた感染症	・一〜三類感染症に準じた入院対応や消毒などの対物措置を実施

「感染症の予防及び感染症の患者に対する医療に関する法律」を元に作成

染症で拾い上げるかたちになっている．特に，新感染症というカテゴリーを加えることで，未知なる病原体に対し迅速な法的対応を可能にしている点も，大きな特徴である．また，新型インフルエンザ等感染症は，依然としてわが国の脅威であるので，個別対応となっている．

3）感染症情報のアップデート

　さらに，市中で起きている感染症を本法律に反映させるために，感染症法の一部改正で類型のアップデートをしっかりおこなっている．例えば，平成25年3月と4月におこなわれた一部改正では，四類感染症に「重症熱性血小板減少症候群（SFTS）」（**第2部4章**）が追加された．さらに，五類感染症に「侵襲性インフルエンザ菌感染症」（**第2部13章**）と「侵襲性肺炎球菌感染症」（**第2部14章**）が追加され，五類感染症の「髄膜炎菌性髄膜炎」は「侵襲性髄膜炎菌感染症」（**第2部15章**）に変更された．現在の感染症法で指定されている感染症をすべて抽出したのが**表2**である．全部で106の感染症（2013年5月現在）を制御下に置くことで，わが国の公衆衛生はおおむね保障されることになる．

👉 もっと詳しく

届出の基準

　あなたが臨床医で，感染症法で指定された感染症を診断した場合，**届け出**が必要となる．すなわち，一類から四類までの感染症ならびに新型インフルエンザ等感染症を診断した医師は，ただちに最寄りの保健所に届け出なければならない．五類感染症のなかでも全数把握に指定されている感染症を診断した医師は，7日以内に最寄りの保健所に届け出る必要がある．一方，五類感染症のなかで定点把握に指定されている感染症については，疾患ごとに指定された定点医療機関から届け出をおこなう必要がある．感染症の類型指定については，感染症法の改正で新たに追加される可能性がある．これについては，厚生労働省のホームページで確認することができる（**付録**参照）．

2　実験室内感染—バイオハザードは現実の世界で起こりうる

　バイオハザードとは生物学的な危険性あるいは災害を意味しており，一般にヒトにおける病原体災害をさしている．特に研究室内で取り扱っている病原体は，大量培養による**曝露**※の危険性や，人為的変異による高病原性の獲得などの可能性があり，その取り扱いには細心の注意が必要となる．卑近な例では，シンガポールの研究機関で，SARSコロナウイルスによる実験室感染の事例が報告されている．さらに，鳥インフルエンザウイルス（H5N1）（**第2部4章**参照）を人為的に変異させたウイルスは，種の壁を超えて哺乳類から哺乳類へ感染しうることが実験的に証明されている．

　病原体の強毒化機構，ウイルスの伝播機構を解明することは重要である．また，現有のワクチン・薬剤が，将来的にパンデミックをもたらすかもしれない強毒株に対して有効なのかについて，あらかじめ検証することもできる．もし，われわれの切り札

※　曝露：病原体を扱う実験のなかでも，特に大量培養はエアロゾルや飛沫が発生しやすく曝露のリスクが高いので，注意を要する．また，バイオセーフティレベル（BSL）に応じた施設利用が必須である．

表2　感染症法で規定されている感染症

類型	感染症の名称
一類（7種）	エボラ出血熱，クリミア・コンゴ出血熱，痘そう，南米出血熱，ペスト，マールブルグ病，ラッサ熱
二類（5種）	急性灰白髄炎，結核，ジフテリア，重症急性呼吸器症候群（SARSコロナウイルスに限る），鳥インフルエンザ（H5N1）
三類（5種）	コレラ，細菌性赤痢，腸管出血性大腸菌感染症，腸チフス，パラチフス
四類（43種）	E型肝炎，ウエストナイル熱，A型肝炎，エキノコックス症，黄熱，オウム病，オムスク出血熱，回帰熱，キャサヌル森林病，Q熱，狂犬病，コクシジオイデス症，サル痘，腎症候性出血熱，西部ウマ脳炎，ダニ媒介脳炎，炭疽，チクングニア熱，つつが虫病，デング熱，東部ウマ脳炎，鳥インフルエンザ（H5N1を除く），ニパウイルス感染症，日本紅斑熱，日本脳炎，ハンタウイルス肺症候群，Bウイルス病，鼻疽，ブルセラ症，ベネズエラウマ脳炎，ヘンドラウイルス感染症，発しんチフス，ボツリヌス症，マラリア，野兎病，ライム病，リッサウイルス感染症，リフトバレー熱，類鼻疽，レジオネラ症，レプトスピラ症，ロッキー山紅斑熱，重症熱性血小板減少症候群（病原体がフレボウイルス属SFTSウイルスであるものに限る）
五類 全数把握 （18種）	アメーバ赤痢，ウイルス性肝炎（E型肝炎およびA型肝炎を除く），急性脳炎（四類感染症による脳炎を除く），クリプトスポリジウム症，クロイツフェルト・ヤコブ病，劇症型溶血性レンサ球菌感染症，後天性免疫不全症候群，ジアルジア症，先天性風しん症候群，梅毒，破傷風，バンコマイシン耐性黄色ブドウ球菌感染症，バンコマイシン耐性腸球菌感染症，風しん，麻しん，侵襲性インフルエンザ菌感染症，侵襲性髄膜炎菌感染症，侵襲性肺炎球菌感染症
五類 定点把握 （26種）	・小児科定点医療機関（週単位） 　RSウイルス感染症，咽頭結膜熱，A群溶血性レンサ球菌咽頭炎，感染性胃腸炎，水痘，手足口病，伝染性紅斑，突発性発しん，百日咳，ヘルパンギーナ，流行性耳下腺炎 ・インフルエンザ定点医療機関（週単位） 　インフルエンザ（鳥インフルエンザおよび新型インフルエンザ等感染症を除く） ・眼科定点医療機関（週単位） 　急性出血性結膜炎，流行性角結膜炎 ・性感染症定点医療機関（月単位） 　性器クラミジア感染症，性器ヘルペスウイルス感染症，尖圭コンジローマ，淋菌感染症 ・基幹定点医療機関（週単位） 　クラミジア肺炎（オウム病を除く），細菌性髄膜炎，マイコプラズマ肺炎，無菌性髄膜炎 ・基幹定点医療機関（月単位） 　ペニシリン耐性肺炎球菌感染症，メチシリン耐性黄色ブドウ球菌感染症，薬剤耐性アシネトバクター感染症，薬剤耐性緑膿菌感染症
新型インフルエンザ等感染症（2種）	新型インフルエンザ 再興型インフルエンザ

（巻末の文献1を元に作成）

が有効でないのなら，先を急ぐ必要がある．しかしながら，このような研究はバイオハザードと隣合わせであることも忘れてはならない．

3 バイオセーフティーの概念―危険な病原体を封じ込める基準

1）バイオセーフティーレベルとは

　　病原体の野生株（野外や臨床で分離された株）に人為的に変異を入れることは，多くの場合，病原性・伝播力の低下を引き起こす．しかし，**2**の鳥インフルエンザの研究では，種の壁を越える変異ウイルスを，高病原性研究のために意図して，あるいは意図せずに作製しうる可能性を提示した．人為的に変異を入れたウイルスの環境中への拡散は，野外でどのような進化を遂げるのか全く予測がつかない．そのため実験室エリアにて，完全に制御下におく必要がある．バイオハザードを積極的に封じ込めるために，「**バイオセーフティー（biosafety）**」という概念がうまれた．具体的にはバイオハザードが起こりうる環境での安全対策を意味しており，病原体の危険度に応じて実験施設における封じ込めレベルを規定している．封じ込めレベルは4段階の**バイオセーフティーレベル（biosafety level：BSL）**で表される．レベル4が最も厳重な封じ込めレベルで，BSL4と表記される．**第2部**では病原体の実験施設での扱いを明確にするために，BSLについても記載するようにした．

2）リスク分類

　　WHOの『実験室バイオセーフティ指針WHO第3版（2004年）』では，病原体の危険度に応じて4段階のリスク群に分類しており，それに応じたBSLが適用される．わが国ではWHO指針をもとに，国立感染症研究所が病原体等安全管理規程にて，病原体のヒトに対する危険度を考慮し，リスク群の分類をおこなっている（**表3**）（**付録参照**）．例えばリスク群3の病原体は，BSL3以上の実験室で取り扱わなければならない．また，日本細菌学会では学会ホームページで，「病原体等安全取扱・管理指針」にて定められた病原細菌のBSLを公開している．BSL4の病原体はすべてウイルスであり，BSL3から病原細菌が登場する．感染症法で一類に分類される感染症の病原体は，BSL3以上であり病原体のツワモノが集結している．

表3 病原体等のリスク群分類

分類	危険度の定義	取扱い実験施設
リスク群1	・病原体等取扱者および関連者に対するリスクがないか低リスク ・ヒトあるいは動物に疾病を起こす見込みのないもの	BSL1
リスク群2	・病原体等取扱者に対する中等度リスク，関連者に対する低リスク ・ヒトあるいは動物に感染すると疾病を起こしうるが，病原体等取扱者や関連者に対し，重大な健康被害を起こす見込みのないもの．また，実験室内の曝露が重篤な感染をときに起こすこともあるが，有効な治療法，予防法があり，関連者への伝幡のリスクが低いもの	BSL2
リスク群3	・病原体等取扱者に対する高リスク，関連者に対する低リスク ・ヒトあるいは動物に感染すると重篤な疾病を起こすが，通常，感染者から関連者への伝幡の可能性が低いもの．有効な治療法，予防法があるもの	BSL3 （封じ込め実験室）
リスク群4	・病原体等取扱者および関連者に対する高リスク ・ヒトあるいは動物に感染すると重篤な疾病を起こし，感染者から関連者への伝幡が直接または間接に起こりうるもの．通常，有効な治療法，予防法がないもの	BSL4 （高度封じ込め実験室）

関連者：病原体等取扱者と感染の可能性がある接触が，直接あるいは間接的に起こりうるその他の人々をさす．「実験室バイオセーフティ指針WHO第3版（2004年）」の考え方に基づき分類されている（**巻末の文献2**を元に作成）

Column 感染症法前文

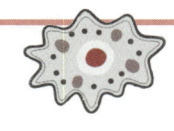

「人類は，これまで，疾病，とりわけ感染症により，多大の苦難を経験してきた．ペスト，痘そう，コレラ等の感染症の流行は，時には文明を存亡の危機に追いやり，感染症を根絶することは，正に人類の悲願と言えるものである．

医学医療の進歩や衛生水準の著しい向上により，多くの感染症が克服されてきたが，新たな感染症の出現や既知の感染症の再興により，また，国際交流の進展等に伴い，感染症は，新たな形で，今なお人類に脅威を与えている．

一方，我が国においては，過去にハンセン病，後天性免疫不全症候群等の感染症の患者等に対するいわれのない差別や偏見が存在したという事実を重く受け止め，これを教訓として今後に生かすことが必要である．

このような感染症をめぐる状況の変化や感染症の患者等が置かれてきた状況を踏まえ，感染症の患者等の人権を尊重しつつ，これらの者に対する良質かつ適切な医療の提供を確保し，感染症に迅速かつ適確に対応することが求められている．

ここに，このような視点に立って，これまでの感染症の予防に関する施策を抜本的に見直し，感染症の予防及び感染症の患者に対する医療に関する総合的な施策の推進を図るため，この法律を制定する．」
（「感染症の予防及び感染症の患者に対する医療に関する法律」より引用）

第1部 感染症の基礎

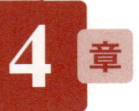

4章 病原体と宿主の攻防
—生存戦略と感染戦略のせめぎ合い

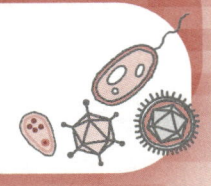

われわれ宿主側は，ウイルス，細菌，寄生虫などの病原体の侵襲に絶えず曝されている存在であり，これらの侵襲に対して自然免疫や獲得免疫を駆使することで，侵入してきた病原体の排除をおこなっている．排除に成功したある個体は，病原体の侵襲にさえ気づかずに治癒するであろう．その一方で，排除に失敗したある個体は，顕性感染を起こして命を落とすかもしれない．

第1部2章：感染症が起こるしくみで述べたように，ある個体が病原体に感染し発症するかどうかは，病原体がもつ病原性と宿主側免疫応答のバランス・オブ・パワー（**勢力均衡**）に大きく左右される（**図1**）．

ただし病原体と宿主の関係は，もう少し複雑である．それは，皮膚や腸管の上皮細胞に終生定着している細菌（常在細菌）が，免疫応答に少なからず影響をおよぼしているからである．

第2部：わが国で危惧される感染症に入る前に，病原体と宿主の攻防について，まとめてみたい．

1 宿主のバリアー機構—非選択的な病原体の排除システム

われわれの体表面を被っている皮膚は，強固な物理的バリアーとして機能している（**図2防御ステップ1**）．また，口腔や鼻腔より侵入した病原体は，気道上皮の繊毛運動で行く手を阻まれ，さらにそれを乗り越えたとしても，強力な胃酸に曝される運命にある．また，粘液，唾液，涙のなかにはディフェンシンとよばれる**抗菌ペプチド**[※1]が含まれ，胃酸と同様に化学的バリアーとして機能している．一方，多くの微生物がひしめきあう腸管上皮細胞は，糖衣（glycocalyx）とよばれるムチン様の糖タンパク質で被われ，病原体との直接的な付着を回避している（物理的バリアー）．

このように，生体がもつ種々の物理的・化学的バリアーは，病原体の侵入初期において非選択的な防御機構として機能している．

[※1] 抗菌ペプチド：30残基ほどのアミノ酸からなる抗菌活性を有するペプチドで，好中球，上皮細胞，汗腺などから産生される．自然免疫系の一部を担っており，多種多様な微生物の排除に関与している．

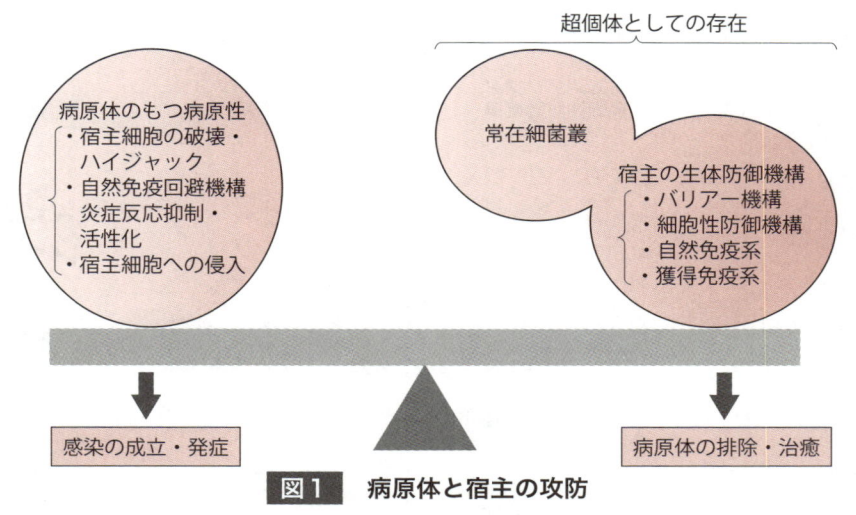

図1 病原体と宿主の攻防

病原体と宿主の攻防をシーソーで表現した．病原体のもつ病原性が勝ると左（感染の成立・発症）へ傾き，宿主の生体防御機構が勝ると右（病原体の排除・治癒）へ傾く

2　免疫システム—宿主による病原体の認識と応答

1）細胞性防御機構

　一方，病原性が強い病原体は，このような物理的・化学的バリアーを克服し生体内の深部へ侵襲する能力をもつ．この能力に対抗するため，宿主は細胞内に侵入してきたウイルスや細菌に対し，アポトーシスやオートファジーを誘導することで，感染細胞の拡散を防いでいる．また，細胞のなかで発現しているウイルス抑制因子は，侵入してきたウイルスの増殖を阻害することが，最近の研究で明らかとなってきた（第2部6章）．（図2防御ステップ2）．

　われわれの身体を構成する細胞のすべては，病原体に対するセンサーを有している．このセンサーによって体内に入ってきた異物を認識し自然免疫の誘導をすばやく惹起する．**食細胞**[※2]だけではなく，すべての細胞がもつ病原体センサーとはどのようなものなのか，もう少し詳しく解説したい．

2）自然免疫系と獲得免疫系

　感染初期の病原体排除に働くのは，**自然免疫系**である（図2防御ステップ3）．自然免疫系では，細菌やウイルスなどの病原体が共通して発現しているタンパク質，糖・脂質，核酸などを，**病原体関連分子パターン（pathogen-associated molecular patterns：PAMPs）**として認識している．これら病原体に共通した分子パターンを認

※2　食細胞：異物を貪食する細胞で，好中球，マクロファージ，樹状細胞などが含まれる．

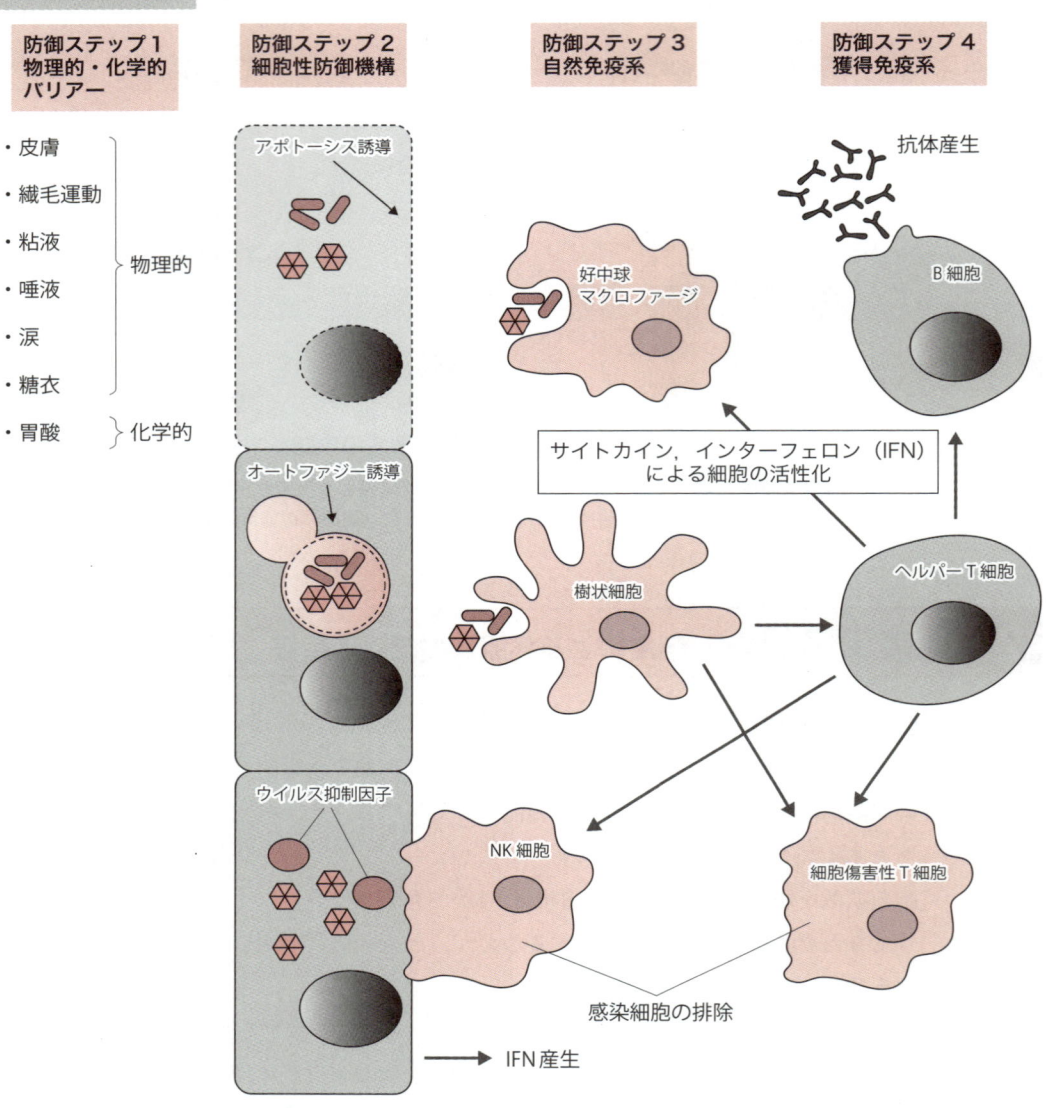

図2　病原体の侵襲と生体の防御ステップ

識する受容体が，**パターン認識受容体**（pattern recognition receptors：PRRs）であり，その代表的なものとして，**Toll様受容体**（Toll-like receptors：TLRs）があげられる．TLRはすべての細胞膜上に発現しており，病原体のセンサーとして働いている．
　TLRにPAMPsが結合すると，細胞内のシグナル伝達経路が活性化され，炎症性サイトカインやインターフェロン（IFN）の産生が誘導される．これにより，好中球やマクロファージが感染局所に浸潤し病原体は速やかに排除される（自然免疫系の初動）．さらに，処理された病原体断片（抗原）は，樹状細胞を介してT細胞へ提示され，最終的にB細胞による抗体産生がおこなわれる．特異的な抗体がつくり出されるまでに

2週間ほどかかるので，**獲得免疫系**とよばれている（**図2防御ステップ4**）．獲得免疫系では感染を記憶しており，同じ病原体（抗原）に侵襲された場合は，素早く強力な免疫応答が可能である．さらに，ウイルスの感染細胞を排除するシステムについても，自然免疫系と獲得免疫系の両者が存在している．前者はNK（natural killer）細胞が担当しており，感染細胞をみつけ次第，排除する．一方，後者は細胞傷害性T細胞が担当しており，感染細胞を抗原特異的に探し出し排除している．これら一連の免疫応答については，河本 宏先生が執筆されている本書と同じシリーズの「もっとよくわかる！免疫学」で，その詳細をみることができる．オススメの参考書である．

3 「超個体」─ヒト細胞と常在細菌の相互作用システム

1）超個体の概念

われわれの身体を構成する細胞数は，約60兆個である．一方，体内に常在している細菌の数は，100兆個を軽く超えるといわれている．このように，われわれの身体のなかにある半分以上の細胞は，われわれのものではない．また，遺伝子総量においてもヒト細胞のゲノムは，優位な存在ではない．数の論理でいえば，われわれが細菌叢に間借りしている状態なのである．

さらに，免疫応答の成熟や感染に対する防御力は，常在細菌との相互作用によって成り立っており，切り離すことができない関係にある．これらのことから，われわれはヒト細胞と常在細菌との相互作用のなかで1つのシステム「**超個体（superorganism）**」として存在している，という考え方が徐々に浸透しつつある．なお，超個体という言葉は，元来，ハチやアリ（分類学上はハチに含まれる）などの社会性をもつ昆虫の集合体を表す用語として，使われてきたものである．

2）超個体としての免疫応答

皮膚や腸管に常在している細菌叢は，その圧倒的な数により，外来の病原体の定着を阻むだけではなく，腸管免疫の活性化にも直接関与している．ここで筆者の話を少しだけしてみたい．筆者は，ウサギに下痢を起こす腸管病原性大腸菌の研究をおこなっていた時期があった．ある種のウサギは，この大腸菌の感染をまったく寄せ付けずに，実験結果に大きなブレをもたらした．しかしよく観察してみると，病原菌に耐性を示したウサギの腸管上皮には，きまって**セグメント細菌（segmented filamentous bacteria）**が存在していたのである．詳しいメカニズムはわからなかったが，セグメント細菌は病原菌から宿主を守る，という論文を2000年に発表した（**巻末の文献1**）．今では，このセグメント細菌が腸管の**Th17細胞**[※3]数を増加させることで，宿主の

※3 Th17細胞：IL-17とIL-22を高産生することを特徴とする細胞で，これらサイトカインは細胞遊走，炎症誘導，抗菌ペプチドの誘導に関与する．種々の細菌・真菌感染防御に重要な働きを有している．

感染防御力を増強することが明らかになっている．**プロバイオティクス**※4の観点からも，この細菌は大いに注目されている．このように，腸管免疫の世界では，超個体としての免疫応答の研究が精力的に繰り広げられているのである．

4　病原体の感染戦略——宿主細胞をハイジャックするものもいる

　感染の成立過程において，病原体と宿主のバランスが大きく影響することを述べてきたが，BSL3やBSL4などに分類される圧倒的に病原性が強い微生物の存在も忘れてはならない．病原性の強い細菌のなかには，積極的に宿主側因子の機能をハイジャックするものが存在する．例えば，赤痢菌（**第2部8章**参照）やリステリア属細菌は，Arp2/3複合体（アクチン重合に関与する宿主側因子）を菌体一極に集め，アクチン重合を推進力として，感染細胞内で運動している．一方，ヒト免疫不全ウイルス（HIV）（**第2部6章**参照）は，ヘルパーT細胞やマクロファージに感染することで，免疫抑制を誘導し最終的にAIDSを発症させる．

　これから登場する病原体の多くは，巧妙な感染戦略をとっているものが多い．**第2部：わが国で危惧される感染症**では，わが国で問題となっている感染症が，病原体のどのような病原性発揮により起きているのか，詳しく解説している．本書が感染症研究者の，ひいてはわが国の感染制御の一助となれば，幸いである．

※4　プロバイオティクス：腸内細菌叢のバランスを改善することで，有益な作用をもたらす製品，微生物をさしている．一般的には，非病原性の乳酸菌やビフィズス菌などがプロバイオティクスに利用されている．

Infectious Diseases

第2部
わが国で危惧される感染症

　ここでは，わが国で危惧される感染症，例えば，重症熱性血小板減少症候群（SFTS）や鳥インフルエンザなどについて最新情報を盛り込みつつ，難解な専門用語を極力避けて解説するよう心がけた．また，解説のなかに現れる「もっと詳しく」と「Column」を通してより専門的な解説をおこなうとともに，筆者のエピソードも含めてこの領域の面白さを伝えたつもりである．さらに，臨床や研究の現場でも役立つように，感染症と病原体のデータリストを各章の冒頭に作成しざっくりと俯瞰できるようにしたので役立ててほしい．

第2部　わが国で危惧される感染症　　Ⅰ. 新興・再興感染症

1章　腸管出血性大腸菌感染症
―悪名高いO157の正体を探る

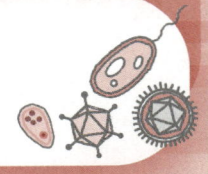

類型	三類感染症
病原体	腸管出血性大腸菌（enterohemorrhagic *Escherichia coli*：EHEC）
BSL	BSL2
伝播様式	汚染された食肉・乳製品による経口感染，感染者からの二次感染
潜伏期間	3〜5日
治療・予防	治療は，経口投与を原則として，小児の場合はホスホマイシン，ノルフロキサシン，カナマイシン，成人に対してはニューキノロン，ホスホマイシンを投与．予防は，75℃，1分以上の加熱調理

1　ベロ毒素を産生する大腸菌EHEC―命名をめぐる混乱

　わが国ではO157というよび名がすっかり定着してしまったが，正しくは**腸管出血性大腸菌（enterohemorrhagic *Escherichia coli*：EHEC）O157**である（図1）．ちなみにO157は血清型とよばれるもので，大腸菌の通し番号に相当する．

　1977年，J. Konowalchukらは病原性大腸菌の臨床分離株をアフリカミドリザル由来のVero培養細胞に感染させると，細胞毒性を示すことを見出した．これがEHECの最初の分離報告例である．この分離株は，Vero細胞に毒性を示したので，ベロ毒素産生性大腸菌（Vero toxin producing *E. coli*：VTEC）と命名された．その後の解析で，ベロ毒素は一部の赤痢菌（*Shigella dysenteriae* 血清型1）が産生する志賀毒素（**第2部8章**参照）と同じ作用を示したことから，志賀毒素産生大腸菌（Shiga-like toxin-producing *E. coli*：STEC）と再定義された．研究の進展に伴い本菌のよび名が二転三転しているが，この章ではEHECに統一して話を進めていきたい．

　すでに述べたように，EHECは，**ベロ毒素（志賀毒素）を産生する大腸菌**である．本毒素の有無は，感染症法における確定診断の目安にもなっている．ベロ毒素は本菌の主要な病原因子として機能しているが，EHECが惹起する下痢はⅢ型分泌装置（**第3部4章**参照）によって宿主に移行するエフェクターに依存している．従来の参考書では，下痢についての解説がやや手薄であったので，この章では最新知見も含めて詳細に解説した．まずは，EHECの疫学からはじめ，病原性発揮のメカニズムへ話を進めていきたい．

図1 腸管出血性大腸菌

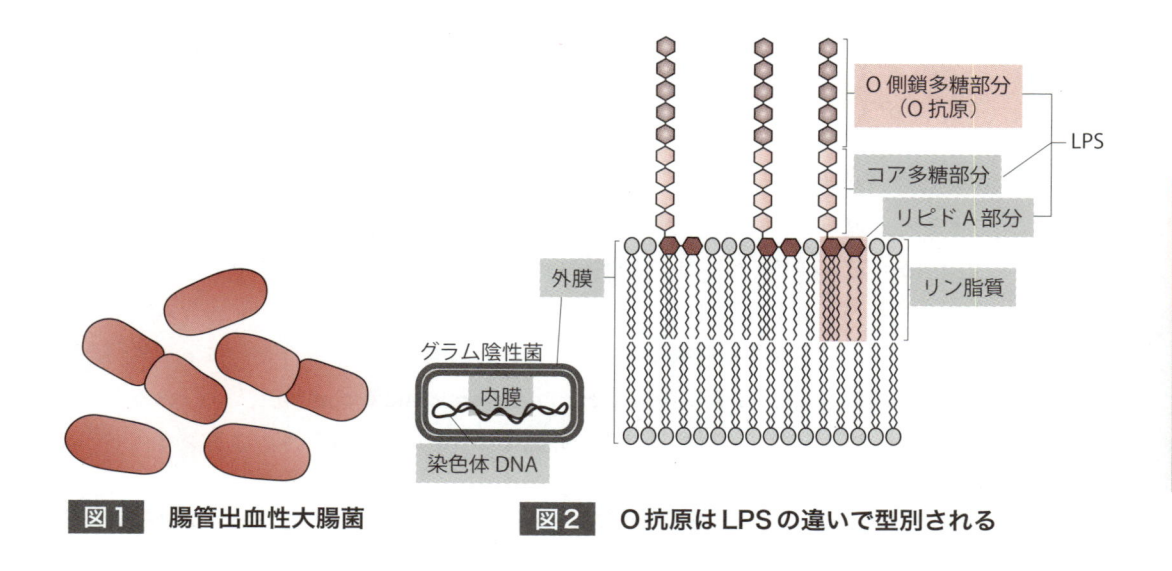

図2 O抗原はLPSの違いで型別される

👉 もっと詳しく

血清型とは

　血清型別は，同じ菌種に属する菌株をさらに細分化して区別するための古典的な手法である．EHEC分離株の代表的な血清型として，O26，O103，O111，O128，O145，O157などがあげられる．細胞壁の構成成分である**リポ多糖**（lipopolysaccharide：LPS）の最外部に位置するO側鎖多糖部分が**O抗原**であり，その構造の違いによって大腸菌では180種ほどに分類される（**図2**）．O157（オー157）というよび名はこのO抗原からきている．O抗原の判別は，それぞれのO抗原に特異的に反応するウサギ抗血清を用いておこなわれる．具体的には，顕微鏡用のスライドガラス上で，菌のコロニーを生理食塩水で懸濁後，そこに抗血清を滴下しておこなう（スライド凝集試験）．滴下後に血清中の特異抗体が菌体抗原と反応すると，菌どうしが結合し凝集塊をつくる．この凝集塊を目安として，O抗原を判別している．

　一方，べん毛抗原は**H抗原**とよばれ，O抗原とH抗原を併記する場合は，EHEC O157：H7と記述する．べん毛をもたず運動性がない菌株は，O157：H-あるいはO157：NM（non-motileの略）である．

2 米国で起きた食中毒事件 ―ハンバーガー病の起因菌としてのEHEC

　EHECの最初の分離報告例は1977年であるが，本菌が悪名高い病原菌として広く知られるようになったのは，1982年に米国オレゴン州とミシガン州で同時に起きた集団食中毒事件においてである．これらの州は3,000kmも離れていたが，集団食中毒の原因は，同じチェーン店のハンバーガーを食べたことにあった．合計で47名の食中

毒患者を出し，いずれの患者糞便からもEHEC O157：H7が検出された．1993年，シアトル近郊でハンバーガーによる食中毒事件が再び発生し，今度は700人以上ものEHEC感染者を出した．このような背景から，EHECは**ハンバーガー病（hamburger disease）**の起因菌として，広く知られるようになったのである．

ハンバーガーは，牛ひき肉の円形状のパティを焼いてパンではさんだものである．生産地から送られてきた牛肉の冷凍ブロックは，食肉加工工場でミンチ状にされパティとなる．前述の食中毒事例は，EHECに汚染されたパティがチェーン店の大規模流通網に乗って，飛び火的に拡散したものである．米国ではハンバーガーによる集団食中毒を苦い経験として，**HACCP（hazard analysis critical control）**とよばれる食品の管理方法を導入した．この規格は多くの国々で食品の安全性管理のスタンダードとなりつつある．

3　わが国のEHEC食中毒事件—世界でも類をみない大規模感染

わが国でのEHEC感染による最初の死亡例は，1990年に埼玉県の幼稚園で起きた集団感染である．二次感染も含めて200名の感染者を出し，2名の園児がEHEC感染で死亡した．園内のトイレタンクの亀裂から漏れだした汚水が，飲料用井戸水に混入したことで感染が起きたと推察されている．

それから6年後の1996年には，世界でも類をみないほどの大規模なEHEC食中毒事件が勃発した．7月に大阪府堺市の小学校給食からEHEC感染が発生し，二次感染も含めて1万人以上の感染者を出したのである．全国での散発事例を含めると，1996年だけで18,000人ものEHEC感染者を出し，12名が死亡している．

EHECの大規模感染はその後下火になったが，感染患者数（無症候性キャリアを含む）は，年間3,000人から4,000人を数えている（**図3**）．1996年の大流行以来，EHECはわが国に確実に土着して散発感染を繰り返している．特に牛生肉の喫食による死亡例は，あとを絶たないのが現状である．2011年4月にも，富山県の焼き肉チェー

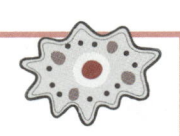

Column　HACCPとは？

HACCPのルーツはアポロ計画にある．もし宇宙飛行士が下痢をしたら，宇宙服はどうなるのか？ そういった状況を極力排除するために，宇宙食の微生物学的安全性を高度に管理する規格として考案されたのがHACCPである．従来の食品管理は最終製品の管理と抜き打ち検査に頼っていたが，HACCPでは原料から最終製品にいたるすべての工程を管理対象としている点が，大きく異なる．HACCPが考案されたのは1960年代であるが，EHEC集団感染で再認識され，食肉・水産品の衛生管理規格として，米国，カナダ，EUなどで法的に施行されている．

ン店で，血清型O111を主とするEHECの集団食中毒事件が発生し4名の死亡者を出している．この事例ではユッケが原因食材とされた．さらに，肝臓内部からもEHEC O157が検出されたことを受けて厚生労働省は，牛生レバー（肝臓）の飲食店での提供を食品衛生法で禁止した（2012年7月1日付）．

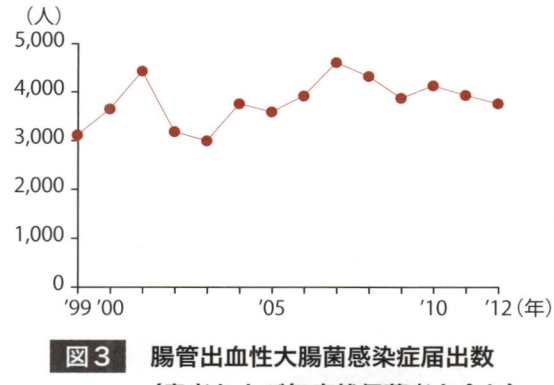

図3 腸管出血性大腸菌感染症届出数（患者および無症状保菌者を含む）
（巻末の文献1を元に作成）

4 EHECの感染経路—ウシが自然宿主

　EHECはヒツジやブタから検出される例もあるが，一般にウシが自然界における**保有動物（自然宿主）**である（図4）．経口よりウシ体内に入ったEHECは，大腸に定着後，増殖を繰り返し，やがては糞便とともに環境中へ排出される．感染したウシにおけるEHECの推定菌量は糞便1 gあたり100〜100万個である．ウシの糞便量は1日あたり約30 kgにもなるので，単純に計算しても1頭あたり300万〜300億個のEHECを毎日排出し続けることになる．糞便による土壌汚染が進展すれば，牧場周辺の農作物にも大きな影響をおよぼすことになる．レタスやキャベツなどの生野菜でEHEC感染が起きるのは，実はこのような背景がある．もちろん感染したウシの食肉や牛乳からヒトへ感染することもある．EHEC感染を収束させるためには，自然宿主であるウシからの排除が最重要課題である．

5 EHECの症状と重症化—処置が適切なら1週間で回復

　EHECの潜伏期間は3〜5日間程度で，通常の食中毒よりも発症時期が遅い（図5）．発症初期は，激しい腹痛を伴う水様性下痢ではじまり，発症1〜2日後に血便に移行するケースが多い．一方，発熱は軽微であるかまれである．

　発症1〜2日後の出血性大腸炎の時点で適切な処置を施した場合は，1週間程度で回復に向かう．しかしながら，**溶血性尿毒症症候群**（hemolytis uremic syndrome：HUS）や脳症に移行すると，予後が悪く死亡することがある．

　HUSは血栓性の微小血管炎を主な症状とする急性腎不全であり，本病態はベロ毒素の作用による．HUSの予兆として，頭痛，傾眠，不穏，多弁，幻覚などが認められ，その後，数〜12時間後に痙攣や昏睡などを伴う重症脳神経系合併症に移行することがある．脳症はHUSに前後して発症するケースが多く，脳浮腫や微小血栓を伴う．EHEC

図4　EHECの感染サイクル

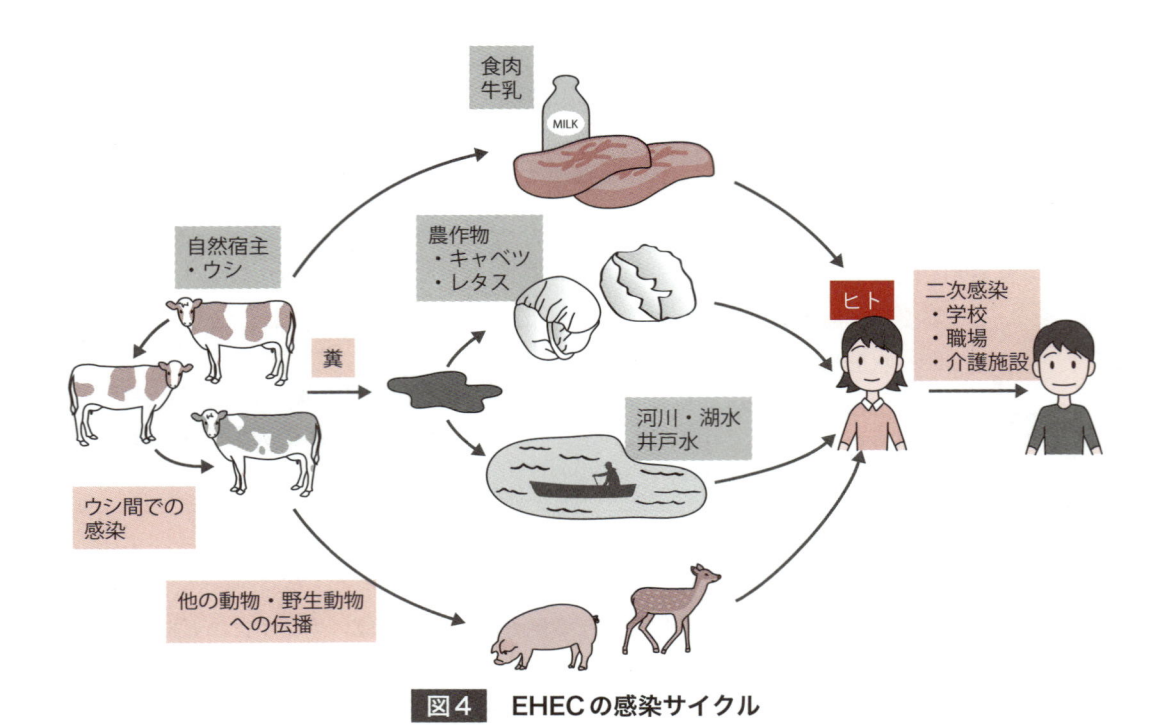

図5　EHECの感染から発症・回復まで

患者の6〜7％がこれらの重症合併症に移行し，特に子供と高齢者で重症化しやすい．一方，成人がEHECに感染した場合，軽度の下痢かあるいは発症せずに一時保菌者になることが多い．しかし例外も存在する．2011年に富山県で起きたEHECの食中毒事例では，成人のHUS移行率が高いのが特徴であった．生肉によるEHEC感染の場合は，加熱不十分で起きる感染事例と比べて，生体内に取り込まれる菌数がケタ違いに多いのだろう．生肉によるEHEC感染では，成人においても重篤化しやすいと考えるべきである．

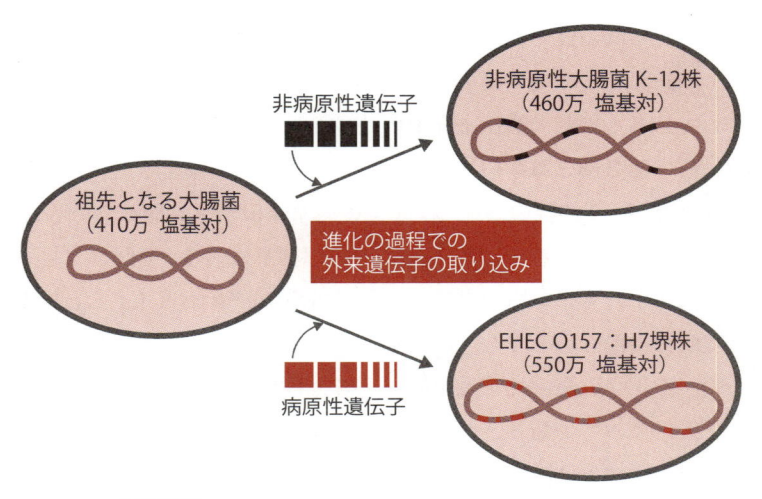

図6 EHECと非病原性大腸菌のゲノム比較

6 病原性発揮の機構──EHECがもつ多様な感染戦略

1）ゲノム解析からみえてきた病原遺伝子

　1996年に大阪で大流行を起こしたEHEC O157：H7は堺株と命名され，550万塩基対のゲノムには約5,400個の遺伝子がコードされていた（**図6**）．一方，非病原性大腸菌であるK-12株は460万塩基対である．これらのゲノムを比べてみると，両者に共通する配列は410万塩基対で，この領域に大腸菌としての基本的な性質を示す遺伝子がコードされている．一方，EHECのみが有する約140万塩基対のゲノム上には，1,700以上もの遺伝子がコードされ，ベロ毒素，Ⅲ型分泌装置，エフェクター，付着因子，プロテアーゼなどの病原遺伝子が含まれている．これら種々の病原遺伝子は，EHECが**ファージ**※感染を繰り返し受けることでゲノム内に取り込まれたと推察されている．

2）病原性に重要な酸耐性

　胃内はpH1.0～1.5の強酸性環境にあり，経口より取り込まれた細菌の大部分は胃酸で排除される．一方，EHECは胃酸による攻撃をくぐりぬけ，最低100菌数でヒトに感染することが知られている．また，EHECによる食中毒事例では，通常の細菌が増殖しにくい酸性度の高いヨーグルトやアップルサイダーなどが感染源として報告されることがある．これらの現象にはEHECの**酸耐性**が大きく関与しており，あらかじめ穏やかな酸性条件下で生育させておくと，胃酸にさらされても殺菌されない性質，

※　ファージ：細菌に感染し増殖するウイルス．感染・増殖の過程で細菌の遺伝子を自分の遺伝子に取り込んでしまうことがあり，結果として細菌間の遺伝子の運び屋となることがある．

すなわち酸耐性を獲得することが知られている．

EHECやその他大腸菌において，酸耐性にはRpoS（σ^S）という**シグマ因子**が関与している．細菌の遺伝子発現の特徴として，シグマ因子を介した遺伝子制御があげられる（第3部3章参照）．σ^Sは培養定常期に発現する遺伝子のシグマ因子として報告されたが，その後の研究で，多くの病原遺伝子を支配していることが明らかになった．酸耐性に関与する*cfa*遺伝子もσ^Sの制御下にある．Cfaはシクロプロパン脂肪酸の合成にかかわるタンパク質で，脂質二重膜の修復に関与すると推察されていたが，実は酸耐性に働く因子であった．細胞膜にシクロプロパン脂肪酸の含量が増加することで，膜が強化され酸耐性を獲得すると考えられている．それではどこで，EHECは酸耐性を獲得するのであろうか．ウシを穀物の多い飼料で生育させると，穀物の腐敗で腸内環境が酸性条件に傾くという報告がある．このようにEHECは，酸性に傾いたウシの腸内で増殖することで酸耐性を獲得すると考えられている．

3）外界を感知して遺伝子群を同調発現するシステム
—クオラムセンシング

EHECはわれわれの体内に入ったことを，どのように認識するのであろうか．その1つとして，**クオラムセンシング**による外界環境の感知があげられる．クオラムセンシングは細菌の生活環を理解するうえで重要であるので，**第3部3章：病原性発揮のシグナル**で，その詳細を解説している．ここではEHECに特徴的なクオラムセンシングに焦点を絞って説明したい．

細菌は**オートインデューサー（AI）**とよばれる低分子物質を産生し，同時に環境中に存在するAIの濃度を感知している．AIの濃度によって周囲の細菌集団の大きさを認識しているのである．EHECではAI-3とよばれる分子がオートインデューサーである．AI-3の構造は不明であるが，この分子はEHECだけではなく，赤痢菌，サルモネラ，非病原性大腸菌も産生しており，お互いに利用し合うことが知られている．例えば，AI-3を産生する細菌が腸内細菌叢に存在している場合，EHECは速やかに病原性発揮に必要な遺伝子を発現することが可能となる．

菌体外のAI-3濃度がある一定の閾値を越えたときに，この分子は菌体表層に存在する**センサーキナーゼQseC**に結合する（図7）．AI-3の結合によりQseCは活性化型フォームとなり，ベロ毒素，III型分泌装置，べん毛装置などの遺伝子群を同調して発現する．興味深いことに，QseCはAI-3だけではなく，アドレナリン（エピネフリン）やノルアドレナリン（ノルエピネフリン）などの生体内分子も感知することができる．このようにEHECは，QseCを介しホルモンを感知することで，宿主に侵入したことをすばやくキャッチし，種々の病原遺伝子の発現を誘導するのである．EHECが少ない菌数で感染しうるのは，酸耐性以外にも，クオラムセンシングによる外界認識能力が長けている点があげられる．

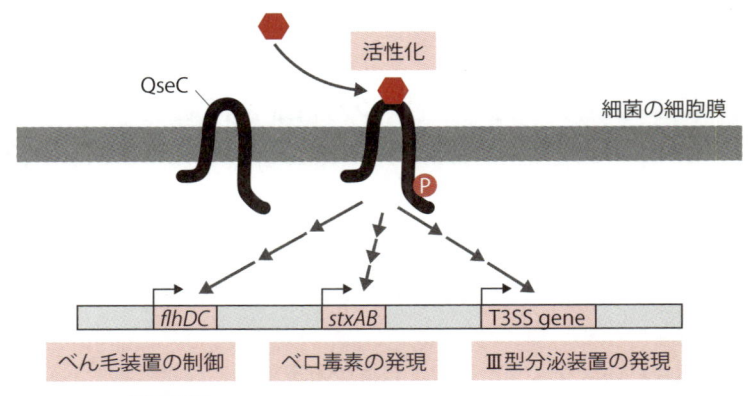

図7 EHECにおけるクオラムセンシング

4）ベロ毒素（志賀毒素）とHUSの関連

　本菌が産生するベロ毒素は，28SリボソームRNAに作用し，タンパク質生合成を阻害する．これにより細胞死が誘導され，感染の過程でさまざまな組織が傷害を起こす．前述したように，EHECの発見当初，この毒素はVero細胞に傷害を示したので，ベロ毒素（Vero-cytotoxin：VT）とよばれるようになり，VTはさらにVT1とVT2に分類された．その後の研究で，VT1は志賀毒素（Shiga toxin：Stx）と同一であり，Stx1と再定義された．一方，VT2はVT1とアミノ酸配列が異なるものの，立体構造・作用機序は志賀毒素と類似していたので，Stx2とよばれるようになった．歴史的には志賀毒素の発見のほうが早いので，ベロ毒素は志賀毒素ファミリーとして定義されるべきであるが，わが国ではベロ毒素というよび名が浸透している．なお，本毒素の作用機序は**第2部8章：細菌性赤痢**で解説しているので，そちらを参照してほしい．

　EHEC感染では，Stx1（VT1）よりもStx2（VT2）を産生する株のほうが，HUSに移行するケースが高いと報告されている．しかし，両者の毒性における差異についてはよくわかっていない．Stx1は溶菌や貪食されるなどで菌体が壊れたときに菌体外に放出されるのに対し，Stx2は菌体外に分泌されることが知られている．分泌性のStx2のほうが，生体に対して広く作用することが推察される．また，Stx2をコードする溶原化ファージは，抗菌薬などのストレスで毒素産生が増強することが報告されている（**本章コラム：薬剤投与とベロ毒素産生**について参照）．

　腎臓の糸球体毛細血管係蹄の支持組織は，メサンギウム細胞から構成されている．この細胞はStx1とStx2のBサブユニットが結合する**Gb3受容体**を多く発現しているので，腎臓は本毒素の傷害を受けやすい組織として知られている．EHECの産生するStx1とStx2はタンパク質合成阻害による組織傷害のほかに，サイトカイン産生を異常

亢進させることが知られている．事実，HUSを発症した患者では，TNF-α，IL-1α，IL-1β，IL-8といった炎症性サイトカイン誘導が認められており，このような炎症反応の亢進が重篤化につながると推察されている．

5）Tirによる腸管上皮細胞への強固な付着

4）でみたようにベロ毒素はHUS発症を含む病態の重篤化に関与しているが，EHECが惹起する下痢発症は，**Ⅲ型分泌装置**に依存している．この分泌装置は，菌体外に突出した針状構造によって，エフェクターとよばれる病原因子を宿主細胞内に注入する．この分泌装置については**第3部4章**にその詳細を解説しているので，そちらも参照してほしい．

EHECのエフェクターはこれまで数十種ほど同定されており，そのなかでも機能が明らかになったものについて**表**にまとめた．EHECではエフェクターの宿主内移行により，腸管上皮細胞への強固な付着を成立させている．このとき，菌の付着した上皮細胞において微絨毛の消失を伴う細胞骨格の再編成が誘導される．これら一連の病理学的壊変は，**A/E（attaching and effacing）傷害**とよばれ，下痢の初期段階に観察される．

上皮細胞の付着にかかわる主要なエフェクターは，**Tir（translocated intimin receptor）**である（**図8**）．TirはⅢ型分泌装置によって細胞内に移行後，2つの膜貫通領域を介して細胞膜に局在する．膜貫通領域で囲まれた中心部は，細胞表面に露出しており，この中央部のドメインに菌側の外膜タンパク質である**インチミン**が結合する．Tirの名前が現すように，宿主の細胞表面上でインチミンの受容体として振る舞うのである．

Tir-インチミン相互作用の結果，菌の付着下部でTirの密度が高くなり，細胞質に局在しているTirのC末端領域に**N-WASP（neuronal Wiskott-Aldrich syndrome protein）**や**Arp2/3複合体**などの宿主側因子が順次会合することで，アクチンを主と

Column　薬剤投与とベロ毒素産生について

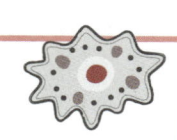

Stx1とStx2はともに溶原化ファージのDNA上にコードされている．通常細菌に感染したファージは，菌体内で十分に増殖したのち，菌体を破壊（溶菌）して次の細菌へ感染する．しかし，ファージが細菌のゲノム上に安定に取り込まれ，分裂の際にも子孫に伝達されていく場合があり，この現象は溶原化とよばれている．Stx2をコードしている溶原化ファージは，薬剤処理やUV照射など，EHECの染色体にダメージを与えるような条件で，毒素産生が増強されることが知られている．特に，腸管上皮でEHECが増殖している感染後期に薬剤を投与すると，Stx2産生が急激に増加する可能性があるので，十分な配慮が必要とされる．

表　EHECのエフェクターの標的分子と作用メカニズム

エフェクター	生化学的活性	宿主での標的	感染での役割
Tir	—	α-アクチニン，コータクチン，IRTKS，タリン，ビンキュリン，インチミン（細菌の表層タンパク質）	台座様構造の形成による腸管上皮細胞への強固な付着
EspF$_u$	—	アダプタータンパク質	Tir—IRTKSとN-WASP—Arp2/3複合体との結合
EspF	—	N-WASP，プロフィリン，SNX9，ZO-1，ZO-2	ミトコンドリア障害，アポトーシス，密着結合の破壊
EspG	TBC様のGAP活性	チューブリン，Rab1	微小管の破壊，細胞間透過性の亢進，ER-ゴルジ輸送経路の阻害によるIL-8分泌阻害
EspH	—	DH-PH Rho GEF	台座様構造の促進，マクロファージ貪食阻害
EspZ	—	CD98	β1-インテグリンとFAKシグナルの増強による上皮細胞からの脱落阻害
Map	Cdc42 GEF	Cdc42，NHERF2	一過性のフィロポーディア形成，密着結合の破壊，ミトコンドリア障害
NleA	—	Sec24との結合	密着結合の破壊，COPⅡ阻害による分泌阻害
NleB	グリコシル転移酵素 N-アセチルグルコサミン転移酵素	GAPDH FADD	炎症反応の抑制（TRAF2経路の阻害によるNF-κB活性化阻害） デスレセプターを介したアポトーシスの阻害
NleC	メタロプロテアーゼ	RelA（NF-κBのp65サブユニット）	炎症反応の抑制（RelA切断によるNF-κB活性化の阻害）
NleD	メタロプロテアーゼ	JNK	炎症反応の抑制（JNK切断によるNF-κB活性化の阻害）
NleE	メチル基転移酵素	TAB2，TAB3	炎症反応の抑制（IκB分解阻害によるNF-κB活性化の阻害）
NleH	—	NHERF2，Bax-インヒビター1	炎症反応の抑制（NF-κB活性化の阻害），アポトーシス阻害

する細胞骨格の再編成が誘導される．これによりEHECは，宿主のアクチン細胞骨格に被われるようなかたちで，腸管上皮細胞に強固に付着することが可能となる．なお，N-WASPやArp2/3複合体は，赤痢菌の細胞内運動にも利用される宿主側因子であるが（第2部8章参照），EHECではこれらの因子を上皮細胞の付着に利用している点が興味深い．

👉 もっと詳しく

Tirが誘導するアクチン重合のメカニズム

細胞内に移行したTirはN-WASPならびにArp2/3複合体と共局在することについ

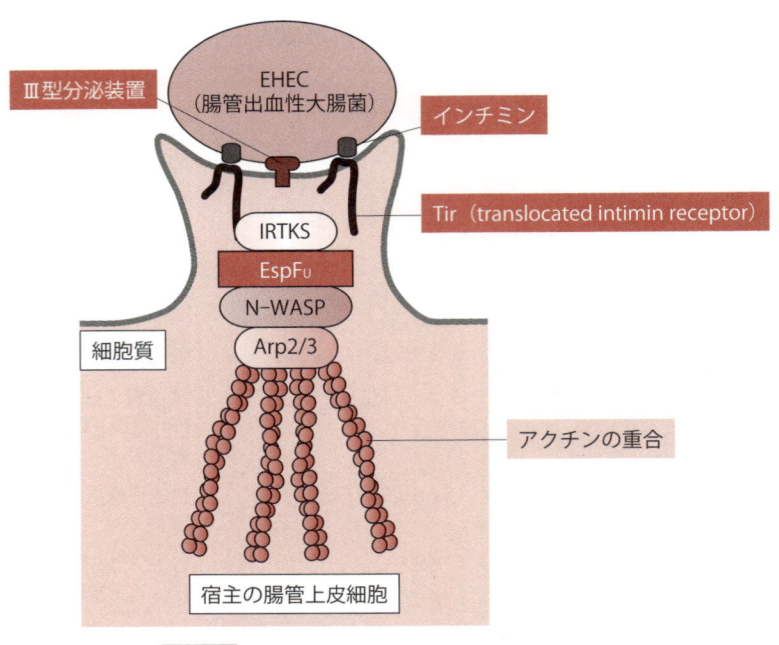

図8 Tirによる腸管上皮細胞への付着
白抜きの文字はEHEC側の因子

ては，初期の研究段階で明らかにされていた．しかしながら，これら宿主側因子がTirとどのように結合しているのかについては長らく不明であった．最近になって，宿主側因子の**IRTKS**（insulin receptor tyrosine kinase substrate）が，TirのC末端のAsn–Pro–Tyr配列と結合することが明らかとなった．さらに，宿主に移行したEspF$_U$エフェクターがIRTKSとN-WASPのアダプタータンパク質として機能することが見出され，TirからArp2/3複合体にいたるまでの相互作用の長い道のりが，ようやく解明されたのである．Tirを介した付着のメカニズムは，腸管病原性大腸菌（enteropathogenic E. coli：EPEC）にも共通しているが，TirとN-WASPの相互作用には，宿主側のアダプタータンパク質であるNckが関与しており，EspF$_U$エフェクターとIRTKSは介在しない．EHECとEPECにおいて介在する分子は異なるものの，両者はN-WASPとArp2/3複合体を利用することで，アクチン細胞骨格の再編成を誘導し上皮細胞に強固な付着を成立させている．

6）Tir以外のエフェクターの機能

◆密着結合の破壊による下痢の誘導

EHECはTir-インチミンの相互作用を介し，上皮細胞への強固な付着を確立することで，エフェクターの効率的な宿主内移行を可能としている．EHECのエフェクターは種々の宿主側機構を標的とするが，このなかでもEspF，Map，NleAなどが**密着結合（タイトジャンクション）に影響をおよぼす**ことが明らかになっている（**図9**）．密

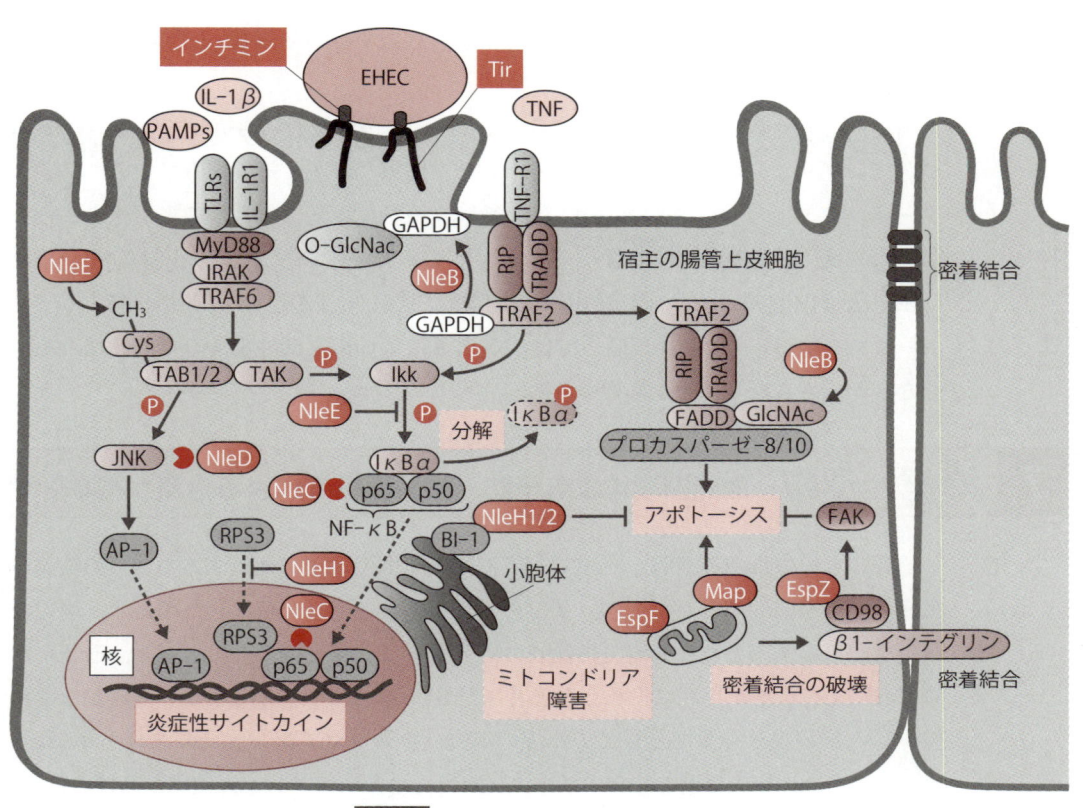

図9　エフェクターの作用機序
白抜き文字はEHEC側の因子（巻末の文献2を元に作成）

着結合は，腸管上皮細胞の隣接細胞どうしを密封しており，生体内の分子が管腔側に漏れ出さないようにバリアー機能を担っている．EHECでは，これらエフェクターを介したバリアー機能の破壊により下痢が誘導されると推察されている．

◆ **炎症反応の抑制**

　EHEC感染の過程において，腸管の粘膜上皮では強い炎症反応が惹起される．炎症反応は生体側に大きなダメージを与える一方で，粘膜上皮の剥離を促進することで，定着しているEHECの感染拡大を阻止する役目をもつ．それに対抗するために，EHECでは炎症反応を抑制するエフェクターが複数種存在している．それらの多くは転写因子NF-κBの核内移行を阻害するものであるが，そのメカニズムは多様である．例えば，NleCとNleDは，ともに亜鉛結合型のメタロプロテアーゼであり，それぞれ，RelA（NF-κBのp65サブユニット）とJNKを切断することで，転写因子の活性化を阻害する（図9）．一方，グリコシル転移酵素であるNleBは，GAPDHに糖を付加することでTRAF2経路を阻害する．興味深いことに，赤痢菌も複数種のエフェクターを腸管上皮細胞に注入することで，炎症反応を抑制している（**第2部8章**参照）．このように，腸管粘膜の上皮細胞を感染の場とするEHECや赤痢菌は，炎症反応に対し幾重に

も防衛ラインを張ることで，粘膜上皮に留まろうとするのである．

◆ **アポトーシスの抑制**

　宿主は感染細胞に細胞死を誘導することで，病原菌の定着に対抗している．NleBについてはグリコシル転移酵素活性をもつことを前述したが，その一方でこのエフェクターは，N-アセチルグルコサミン（GlcNAc）転移酵素活性をもつことが報告されている．NleEは，FADDのデスドメインにGlcNAcを付加することで，FADDを介したDISC（細胞死誘導シグナル伝達複合体）形成に拮抗し，FASリガンドが誘導するアポトーシスを阻害している．現時点では，NleBが2つの酵素活性をもつ可能性は否定できないが，さらなる精査が必要である．

7 治療・予防—加熱調理による予防，抗菌薬投与による治療が基本

　EHECも他の食中毒細菌と同様に，75℃，1分間の処理で死滅するので，加熱調理でその感染を防ぐことができる．また，EHEC感染で下痢を起こした場合は，適切な抗菌薬投与が基本となる．厚生労働省の研究事業による全国調査によると，EHEC感染において抗菌薬を早期に投与した患者ほどHUS移行率が低かったとの報告がなされている．経口投与を原則として，小児の場合はホスホマイシン，ノルフロキサシン，カナマイシン，成人に対してはニューキノロン，ホスホマイシンの使用があげられる．

第2部 わが国で危惧される感染症　Ⅰ. 新興・再興感染症

2章 結核
―今なお広がる古くて新しい感染症

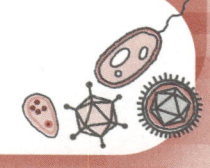

類　型	二類感染症
病原体	マイコバクテリウム（*Mycobacterium*）属の結核菌群
BSL	BSL2〜3
伝播様式	結核菌を気道内に吸引することによる飛沫核感染（空気感染）
潜伏期間	数カ月〜数十年
治療・予防	リファンピシン，イソニアジド，ピラジナミド，ストレプトマイシンによる4剤併用療法．BCG生ワクチンによる予防

1 結核の歴史―人類との長いつき合い

　結核とヒトのつきあいは，とても長い．イスラエル沖で発見された9,000年前の2体の人骨から，世界最古である結核の痕跡が見出され，DNA分析の結果，ヒト型結核菌に感染していたことが明らかとなった．結核の起因菌である結核菌は，1882年にRobert Koch（コッホ）によって発見され，その後イソニアジドやリファンピシンなどの抗菌薬が登場したことで，その制御が可能となった．しかしながら，多剤耐性を獲得した結核菌が出現し，再び人類の脅威となって今日にいたっている．結核菌はマクロファージのような食細胞に貪食されても，そのなかで生き延びることが可能である（細胞内寄生）．このような性質から，他の病原菌とは異なった感染サイクルで，宿主に長期にわたる寄生を確立する（潜伏感染）．この章では，結核における最近の動向，結核菌の病原性，特に細胞内動態の分子メカニズムを含めて解説したい．

2 まだまだ高い結核の罹患率―世界人口の1/3が感染

　2010年のWHO統計によると，全世界で年間880万人が結核を新たに発病し，140万人がその感染で死亡している．結核菌は**休眠（dormancy）**という特殊な生活環を有するために，宿主に大きな影響を与えることなしに，長期にわたる潜伏感染を確立する．このため世界人口の1/3は，結核菌の感染を受けていると推察されている．
　厚生労働省の調査（2011年結核登録者情報調査年報集計結果）によると，結核罹患率の減少傾向は続いており，2011年のわが国の罹患率は人口10万人に対して17.7人であった（図1A）．ただし，米国（4.1人）やカナダ（4.7人）などの諸外国と比べ

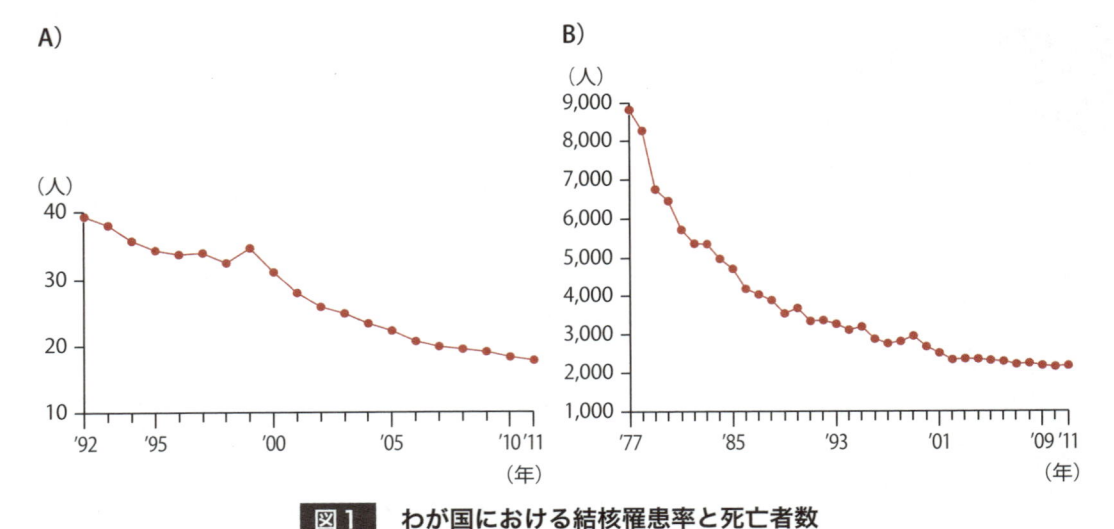

図1　わが国における結核罹患率と死亡者数
A）結核罹患率（人口10万人対）の推移．B）結核死亡者数の推移（巻末の文献1を元に作成）

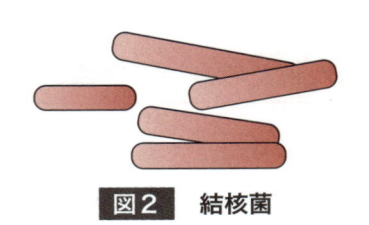

図2　結核菌

ると，その罹患率は依然として高い．一方，ここ数年の結核死亡者の減少傾向はやや下げ止まり，2,200人前後（人口10万人対1.7人）を推移している（**図1 B**）．また，結核罹患率が最も高いのは，大阪府（人口10万人対28.0人）で，逆に最も低いのは岩手県（人口10万人対8.9人）であった．また，結核の新規登録患者の半数以上は，70歳以上の高齢者である．

3　結核菌の分類と細胞壁の特徴 —ヒトに感染するのは5菌種

結核菌を含むマイコバクテリウム（*Mycobacterium*）属の細菌は**偏性好気性**[※1]の**グラム陽性桿菌**[※2]で，べん毛をもたず運動性がない（**図2**）．また，芽胞や莢膜を形成しないが，その一方で脂質に富んだ強固な細胞壁をもつ．このため，染色時に用いられる酸やアルコールなどの脱色剤に対して強い抵抗性を示す．本属菌が**抗酸菌**ともよばれるゆえんである．

※1　偏性好気性：偏性好気性菌は，その生育に酸素を必要とする．一方，偏性嫌気性菌は，酸素の存在下で生育できない．また，通性嫌気性菌は，酸素の存在下で良好に生育するがなくても生育できる．

※2　グラム陽性桿菌：細菌はグラム染色によりグラム陽性菌・陰性菌に大別することができる．一般に桿菌は陰性で，球菌は陽性である．ただし，グラム陽性のなかでも結核菌や乳酸菌は桿菌であるので，グラム染色と菌の形態は必ずしも一致しない．

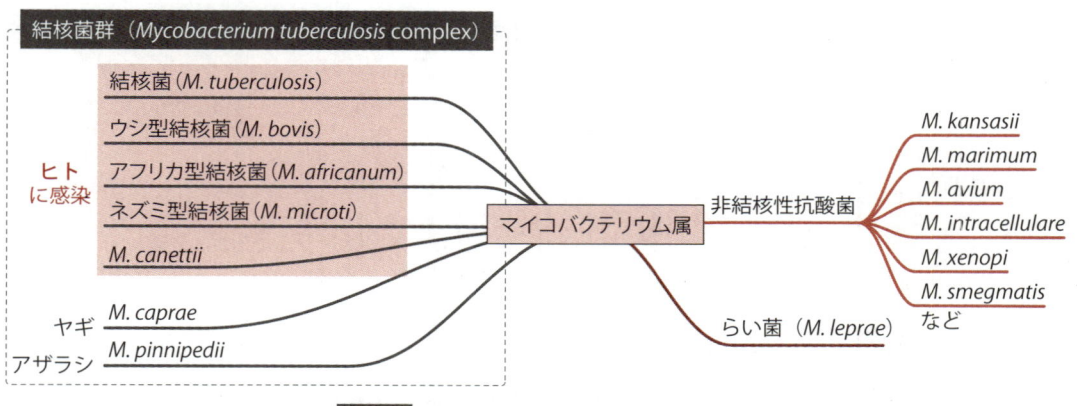

図3　マイコバクテリム属の分類

　結核菌群（*Mycobacterium tuberculosis* complex）のなかには，DNAの相同性試験[※3]では区別がつかない7菌種が含まれる（図3）．このなかでヒトに結核を起こすのは，*M. tuberculosis*（結核菌，BSL3），*M. bovis*〔BSL3，ただしBCG（Bacille de Calmette et Guérin）株はBSL2〕，*M. africanum*（BSL3），*M. microti*（日本細菌学会の取り扱いではBSL2），*M. canetti*（2013年4月現在，わが国での規制がない）の5菌種である．一方，結核菌群とらい菌以外の抗酸菌は，**非結核性抗酸菌（non-tuberculous mycobacteria）**とよばれている（図3）．

　結核菌を含む抗酸菌は，厚い細胞壁を有し，その基本構造はアラビノガラクタン－ミコール酸複合体である（図4）．細胞壁の構成成分の40％は，長鎖脂肪酸のミコール酸，ミコール酸を構成成分とするコードファクター（trehalose 6, 6′-dimycolate），

Column　結核療養所の思い出

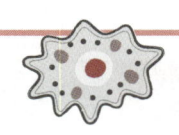

　筆者の両親は，結核患者の長期療養所に勤務していた．官舎と療養所周辺の広大な野山が，筆者の幼少時代の遊び場であった．当時の療養所は木造の2階建てで，鬱蒼とした松林のなかに，病棟がぽつんぽつんと点在していた．少し傾斜のかかった，歩くたびに軋む廊下が，それぞれの病棟を細々とつないでいた．しかし，廊下の長さだけでも400メートル以上に達しており（当時の地図より概算），威容を誇る建築群でもあった．療養所のちょうど真ん中あたりに売店があり，赤いゼリー玉が乗ったクリームパンを買ってもらうことが，筆者の楽しみであった．結核患者の減少に伴い，療養所はやがて総合病院として地域社会に貢献するようになり，結核病棟のほとんどは取り壊されてしまった．「風立ちぬ，いざ生きめやも」，堀 辰雄は作品のなかで，当時の結核療養所の風景を，透明感のある悲しさで綴っている（**巻末の文献2**）．結核はかつて国民病とよばれていた．療養所の松林のなかで，野ウサギを追いかけた記憶は，今でも残り続けている．

[※3] DNAの相同性試験：基準株の染色体を一本鎖DNAに変性後，プレートに固定する．試験株の染色体DNAを標識後，一本鎖に変性してからプレートに分注する．基準株と試験株のあいだで二本鎖を形成したDNAを定量することで，DNA相同性を算出する試験法である．

図4　結核菌の細胞壁

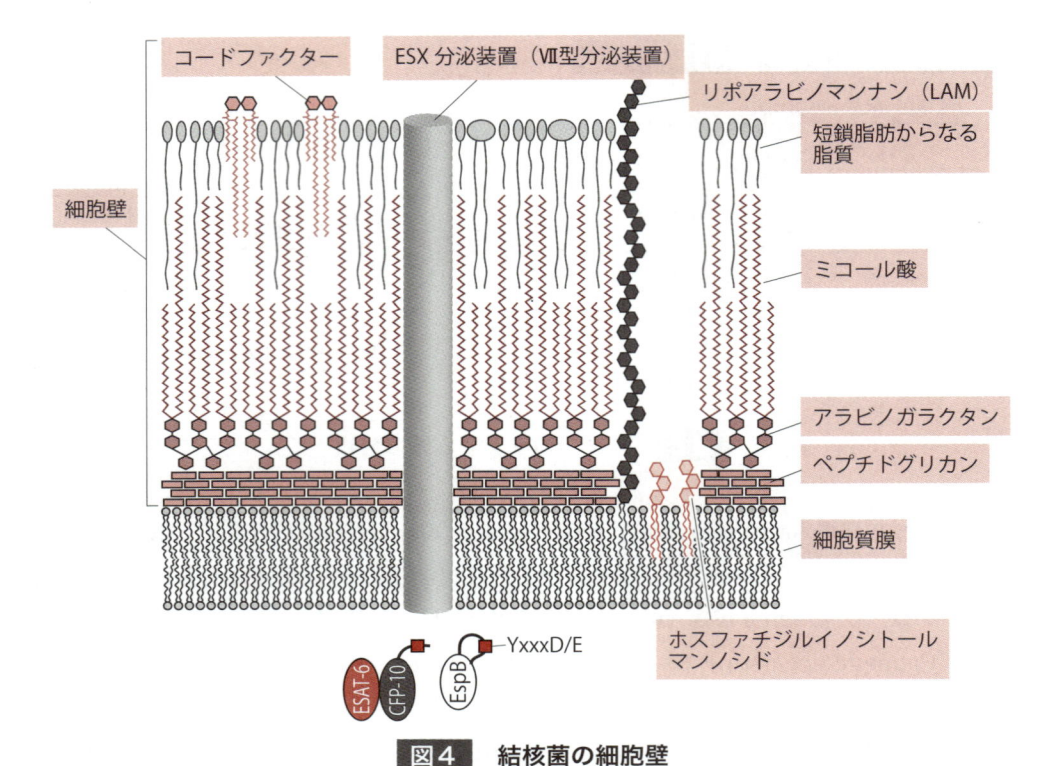

ESAT-6，CFP-10，EspBは，結核菌がESX分泌装置を介して分泌する病原タンパク質．ESX分泌装置の構造図は**巻末の文献3**を元に作成

　リポアラビノマンナン（lipoarabinomannan：LAM）などの脂質で構成される．LAMは細胞質膜から菌体表層にかけて突出した糖鎖構造を発現しており，マクロファージ内での生存に関与している（詳細は**5**で後述）．

4　結核菌の感染と発症──肉芽腫形成による発症の抑制

1）マクロファージを利用した感染サイクル

　感染症法（**第1部3章**参照）における結核の定義は「結核菌群〔ただしBCG株（後述）を除く〕による感染症」であり，わが国での結核の主な起因菌は，結核菌（*M. tubereulosis*）である．結核は，結核患者の咳によって生じた飛沫核を吸入することで起きる感染症である（**図5**）．飛沫核に含まれる結核菌が気道を通過し肺胞に到達すると，肺胞マクロファージによって貪食される．通常の細菌であればこの貪食作用によって，殺菌排除される．しかし，結核菌はマクロファージに貪食されても，**ファゴリソソーム（phagolysosome）**の形成（**第3部1章**参照）を阻害することで，細胞内での生存を確立している（**細胞内寄生細菌**）．

　マクロファージによる攻撃を免れた結核菌は，細胞外へと逃れるが，再び他のマク

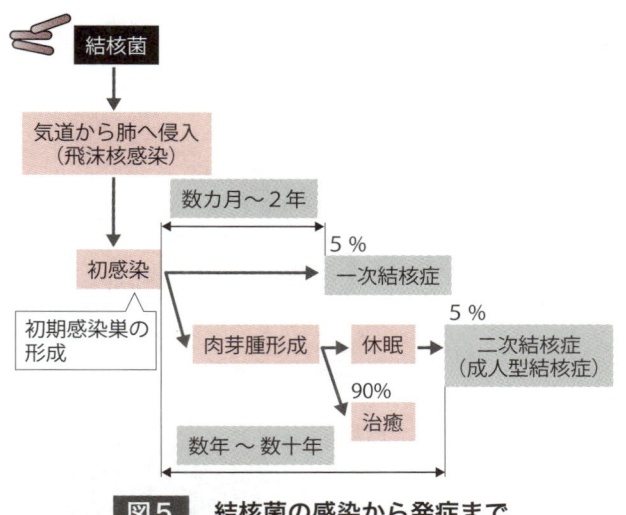

図5 結核菌の感染から発症まで

ロファージの貪食を受ける．このように，結核菌は感染局所に集まってきたマクロファージを利用することで，増殖の場を確立し肺内での初期感染巣を形成する．さらに菌の一部は，肺から肺門リンパ節へ侵襲し病巣を拡大していく．肺胞と肺門リンパ節における病巣をあわせて，初期変化群とよんでいる．

2）宿主応答と結核の発症

　結核菌の侵襲に対し，宿主の免疫はどのように応答するのであろうか．結核菌の一部はマクロファージで処理され，抗原提示によって，特異的細胞性免疫が成立していく（図6）．抗原刺激を受けた感作T細胞は，多様なサイトカインを産生し，感染局所のマクロファージを活性化する．活性化マクロファージの一部は，類上皮細胞（上皮細胞に類似した活性化マクロファージ）となり，**肉芽腫**[※4]を形成する．これにより，病巣部を封じ込める．病巣部はしだいに**乾酪化**[※4]していき，病変はそれ以上拡大せずに治癒へと向かう．

　結核菌に感染しても多くの場合（〜90％）は，この肉芽種形成のおかげで発病にはいたらない（図5）．しかし，免疫応答が不十分なときには発症する場合があり，感染者の5％がこのような経緯をたどる（**一次結核症**）．さらに，肉芽腫のなかに閉じ込められていた結核菌が，長い年月を経て再び活性化し結核を起こすことがある．感染者の残りの5％がこれに相当する（**二次結核症**）．一次結核症は初感染に引き続いて起こるのに対し，二次結核症は初感染から発病までの期間が，数年から数十年におよぶことがある．成人の結核はほとんどの場合，二次結核症なので，成人型結核症ともよば

※4　肉芽腫と乾酪化：肉芽腫は類上皮細胞やラングハウス巨細胞などで周りが被われており，そのなかに結核菌を封じ込めている．肉芽腫の周囲は次第に繊維化していき，内部から乾酪化，石灰化へと進展する．これにより病変部の拡大は抑えられ，治癒へと向かう．肉芽腫内部は，チーズ（乾酪）に類似した乾燥性の壊死を示すので，このような名前が付けられている．

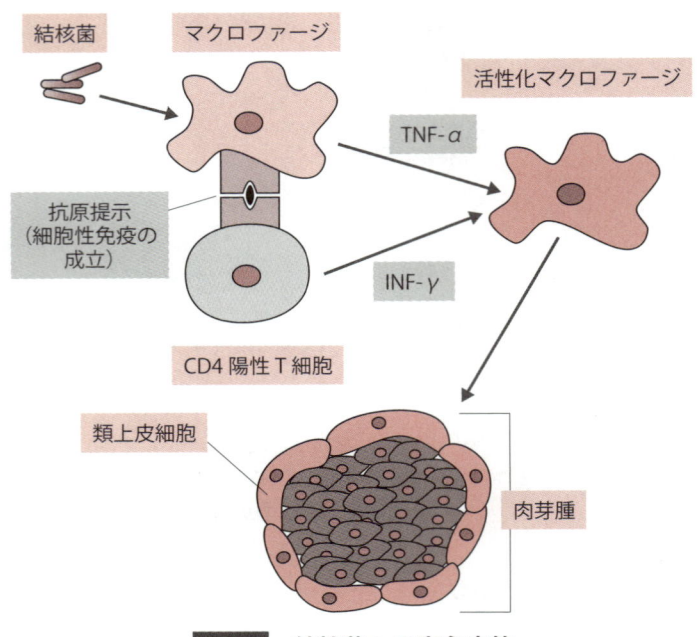

図6 結核菌への宿主応答

れている．

　結核の症状として，2週間以上続く持続性咳嗽，痰，血痰，胸痛，倦怠感，体重減少，発熱などがあげられる．また，免疫機能の低下した感染者において，全身の臓器で病巣を形成し，予後の悪い粟粒結核を発症することがある．

5　結核菌と宿主の攻防 ─ 病原性発現と殺菌排除のしくみ

　ここでは結核菌の病原性について，ESX分泌装置を介したマクロファージ内での生存戦略を中心に解説する．

1）ESX分泌装置を介した病原因子の移行

　Bacille de Calmette et Guérin（BCG）は，ウシ型結核菌（*Mycobacterium bovis*）の実験室継代によって作製された弱毒ワクチン株である．一般的に菌の継代を培地上で繰り返すことで，病原遺伝子が脱落することがある．病原遺伝子の発現は，栄養に富んだ培地での生育には不要だからである．BCG株では，RD1とよばれる9.5 kbpのゲノム領域が，実験室継代の過程で欠損している．RD1領域には，ESAT-6（early secreted antigenic target of 6 kDa）とCFP-10（culture filtrate protein of 10 kDa）というタンパク質をコードする遺伝子が含まれ，これらの産物は，**ESX分泌装置**（Ⅶ型分泌装置ともよばれている）によって菌体外に分泌される（図3）．

　ESAT-6の分泌にはシャペロンであるCFP-10が必要であり，両者は1：1の複合

体で分泌される（図4）．一方，EspBという病原因子は単独で分泌される．ESX分泌装置は，ESX-1〜5までのパラログが存在しており，分泌タンパク質の共通シグナル配列（YxxxD/E）は，N末端側の80〜95アミノ酸配列上に位置している．しかし，分泌タンパク質がどのようにしてESX-1やESX-5に選別されるのか，そのしくみについてはよくわかっていない．

2）宿主による殺菌排除の回避—ファゴリソーム形成阻害

結核菌はマクロファージに貪食された後，ファゴソーム（phagosome）とリソソーム（lysosome）の融合を阻害することで，ファゴリソーム（phagolysosome）による殺菌排除から逃れている．ファゴリソーム形成の詳細については第3部1章で解説しているので，そちらも参照してほしい．

ここからは，結核菌がどのようにしてファゴソームとリソソームの融合を阻害するのかについて，ステップごとに解説する．まずはじめに結核菌は，マクロファージの貪食作用で細胞内に取り込まれ，形質膜の性質を残した発生期ファゴソームのなかに封じ込められる．通常の貪食過程では，この発生期ファゴソームが初期エンドソームと融合することで，初期ファゴソームへと成熟していく．このような膜成熟の段階を経て，最終的にリソソームと融合してファゴリソームが形成される．しかし，結核菌では，後述するように膜上のPI(3)P（ホスファチジルイノシトール3-リン酸）の枯渇を誘導することで，ファゴソーム-リソソーム融合を阻害している．なお，マクロファージに取り込まれた結核菌は*Mycobacterium*-containing vacuole（MCV）とよばれる特殊な液胞をつくり出し，そのなかで菌が増殖している．

発生期ファゴソームと初期エンドソームの融合に必要なタンパク質として，EEA1（early endosome antigen 1）やHrs（hepatocyte growth factor-regulated tyrosine kinase substrate）があげられる．これらのタンパク質はFYVEドメインを介してファゴソーム膜上のPI(3)Pに結合することで，膜にリクルートされる．PI(3)Pはファゴソーム膜に局在しているhVps34（クラスⅢ PI3キナーゼ）によって産生される（図7）．このあたりを結核菌はターゲットにしているので，PI(3)Pの生成過程について，もう少し詳しく説明してみよう．

hVps34はカルモジュリン（CaM）結合ドメインを有する．細胞内のカルシウム濃度の上昇に伴い，カルシウム結合タンパク質であるCaMは，カルシウムと結合することで構造変換を引き起こす．この結果，CaMはhVps34と結合できるようになり，CaM結合型のhVps34は活性化型へと変換され，ファゴソーム膜上のRabex-5, Rab5, Rabaptin-5からなるプラットフォームにリクルートされ，PI(3)Pが生成される（図7）．

本菌の細胞壁成分であるLAMは，細胞内カルシウム濃度の上昇を抑制する働きをもつ．これにより，CaMを介したhVps34の活性化が抑制され，膜上へのPI(3)Pの供給が減少する．さらに，本菌が産生するSapM（lipid phosphatase）は，PI(3)Pを

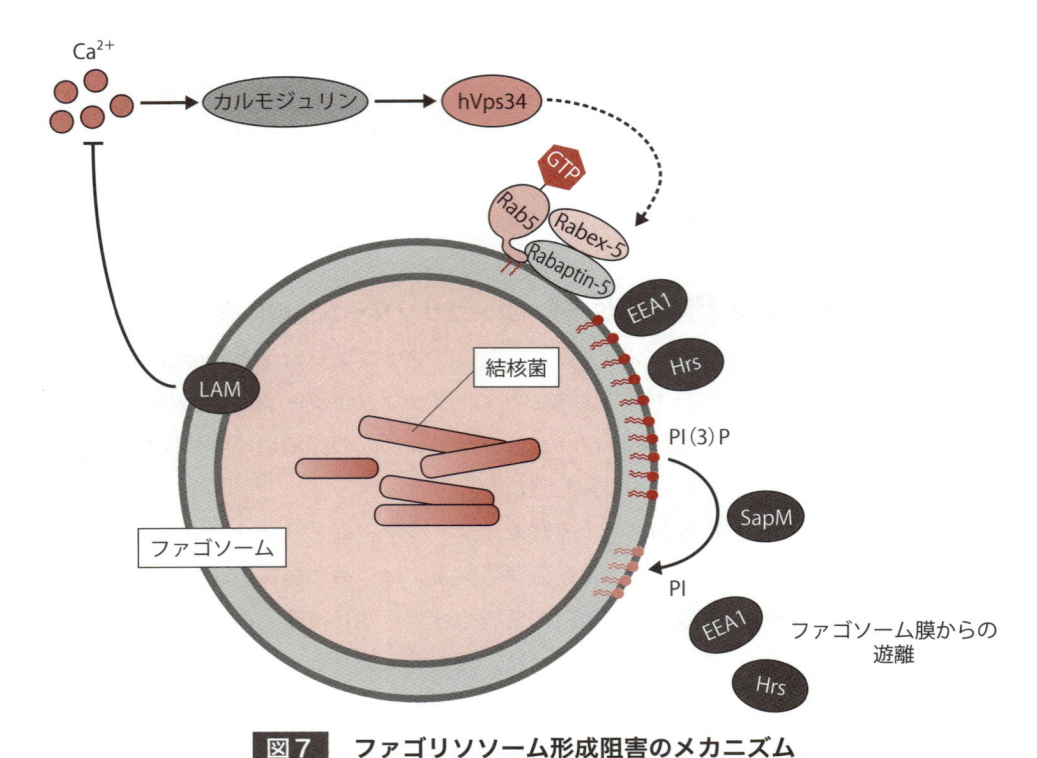

図7　ファゴリソソーム形成阻害のメカニズム

Rab5，Rabex-5，Rabaptin-5については**第3部1章：ファゴリソソーム形成**も参照

直接脱リン酸化することで，その枯渇を誘導している．ファゴソーム膜上のPI(3)Pが枯渇すると，この分子を介して膜にアンカリングしていたEEA1やHrsがファゴソーム膜から遊離するために，発生期ファゴソームと初期エンドソームの融合が阻害される．このように結核菌の感染では，ファゴソーム膜成熟の初期段階に作用することで，リソソーム融合のステップを阻害している．

3）オートファジーによる殺菌排除

　MCVのなかで増殖した結核菌は，ESAT-6を菌体外に分泌することでMCV膜を破壊し，細胞質へエスケープする（**図8**）．ESAT-6の欠損株では，病原性が著しく低下することが，マウスを用いた感染実験で確認されていることから，このステップは結核菌のマクロファージ内生存において，必須なイベントであると考えられている．その一方でMCV膜のダメージは，**オートファジー誘導のシグナル**にもなるので，結核菌の生存戦略と宿主の殺菌排除がしのぎを削る場でもある．

　オートファジーは細胞のなかにいる細菌を排除する自然免疫機構として，近年，注目されている．MCVから細胞質に逃れようとする結核菌も，このオートファジーによって捕捉され，最終的にはオートリソソーム形成により殺菌排除されるのである（**図8**）．これについては**第3部2章：選択的オートファジー**で解説しているので，そちら

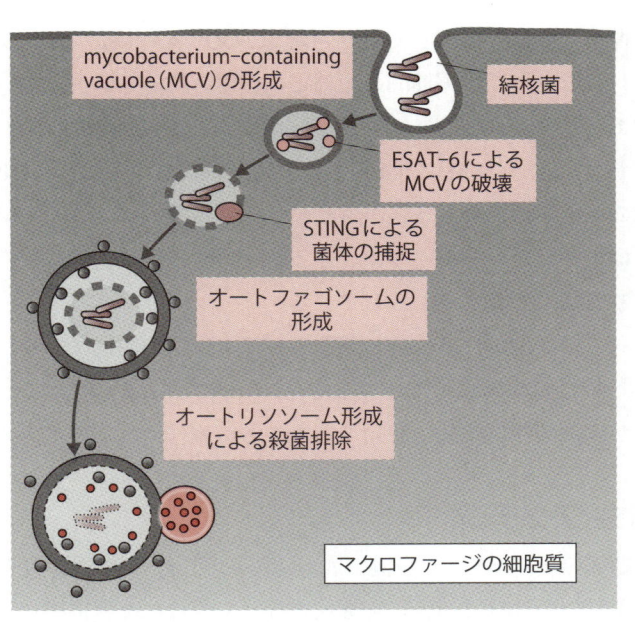

図8 マクロファージ内での結核菌の動態

を参照してほしい．

　余談になるが，ESAT-6は宿主マクロファージ内での結核菌の生存にかかわるだけではなく，TLR2/MyD88依存的にIL-6とTGF-β産生を樹状細胞から促すことで，宿主側のTh17細胞の分化を誘導している．ESAT-6のこのような性質から，ワクチン候補としても注目されている．

4）休眠（dormancy）という潜伏感染のかたち

　肉芽腫で覆われた結核菌は完全には死滅しておらず，その一部は**休眠状態**（**dormancy**）にある．休眠状態にある結核菌は，増殖と代謝が顕著に抑制され，抗菌薬の標的となる細胞壁の合成もほとんどおこなわれていない．このような理由から，休眠状態にある結核菌の排除は，困難をきわめている．休眠状態を制御している菌側の因子として，MDP1（microbacterial DNA-binding protein 1）が同定されている．MDP1は複製，転写，翻訳過程を顕著に抑制することで，結核菌の増殖を停止させている．この休眠期を人為的に制御することができれば，本菌の新たな感染制御に結びつく可能性があり，今後の展開が期待されている．

6　治療・予防—抗菌薬の併用とBCG生ワクチン

1）薬剤併用療法

　日本結核病学会では2008年に結核医療基準の見直しを行い，初回治療患者に対し

て標準治療法を提案している（巻末の文献4）．具体的には**抗菌薬**[※5]の4剤併用療法を行うことで，治療期間の短縮と結核菌の排除をめざしている．推奨される治療法として，リファンピシン（RFP），イソニアジド（INH），ピラジナミド（PZA），ストレプトマイシン（SM）の4剤を2カ月間継続し，その後，RFPとINHの2剤で4カ月間の治療をおこなう．副作用などでPZAが投与できない場合は，RFP，INH，SM（またはエタンブトール）の3剤を2カ月間投与し，その後，RFNとINHを7カ月間投与する方法に変更する，としている．

一方，多剤耐性結核菌の感染者が徐々に増加傾向にあり，その制御が危惧されている．最近の臨床試験で，ニトロ-ジヒドロ-イミダゾオキサゾール誘導体のデラマニドが多剤耐性結核菌に有効であることが報告されている．

2）BCG生ワクチン

結核の予防として，前述したBCG生ワクチンの接種があげられる．本ワクチンはウシ型結核菌（*M. bovis*）を継代培養して得られた弱毒株で，結核菌の初回感染における感染拡大を抑制すると考えられている．以前は，乳幼児に対して結核菌感染の有無をツベルクリン反応にて判定し，陰性者を対象としてBCG生ワクチンを接種していた．2005年の結核予防法の改正に伴い，ツベルクリン反応検査を行わないで，生後6カ月までに直接BCG生ワクチンを接種することになった．

👉 もっと詳しく

超多剤耐性結核菌とは？

イソニアジドとリファンピシンは，結核領域で一次薬（first-line drugs）と定義されており，結核菌に対して最も強力な抗菌作用を示す．一方，一次薬と比較すると抗菌力は劣るが，多剤併用で効果が期待される薬剤が二次薬（second-line drugs）である．カナマイシン，アミカシン，カプレオマイシン，エチオナミドなどがこれに相当する．近年，一次薬であるイソニアジドとリファンピシンの両者に耐性を示す**多剤耐性結核菌**（multi-drug-resistant tuberculosis：MDR-TB）が世界レベルで拡散しつつあり，また，**超多剤耐性結核菌**（extensively drug-resistant tuberculosis：XDR-TB）が出現している．WHOは，MDR-TBのなかでもフルオロキノロン系抗菌薬のいずれかに耐性で，かつ，注射用二次薬（カナマイシン，アミカシン，カプレオマイシン）の少なくとも1つに耐性を示す結核菌を，XDR-TBと定義している．2011年，佐賀県においてXDR-TBによる院内感染および家族内感染が原因と疑われる4名の結核患者が報告されている．XDR-TBによる感染は，もはや対岸の火事ではないことを認識

[※5] 抗菌薬：微生物代謝産物によって作られたものが抗生物質であり，一方，化学合成で得られたものが合成抗菌薬である．現在では，抗生物質であっても，化学修飾されたものや全合成のものがほとんどである．抗生物質と合成抗菌薬の境界があいまいになってきたので，これらをすべて含め抗菌薬と総称されている．

し，その感染制御に取り組むべきであろう．

7 クォンティフェロン—結核菌の新たな診断技術

　結核菌感染の有無を知る検査法として，長らく**ツベルクリン反応**が用いられてきた．この反応は，結核菌やBCGに感作されたT細胞と抗原物質であるツベルクリンとの特異的結合によって，注射部位で現れる発赤の大きさで，陰性・陽性の判定をおこなうものである．しかしこの反応は，非結核性抗酸菌に感染したときやBCG接種でも現れるのが，欠点であった．このためクォンティフェロンという検査法が新たに導入されている．BCG株ならびに大部分の非結核性抗酸菌には存在しないESAT-6とCFP-10を抗原として，Th1細胞を刺激後，Th1細胞より産生されるインターフェロンγ量を測定することで，結核感染の有無を判定する．この検査法は2006年より保険適応となった．BCG接種の影響を受けない結核菌の感染診断として普及しつつある．

第2部 わが国で危惧される感染症　I．新興・再興感染症

3章 劇症型溶血性レンサ球菌感染症（STSS）
―わずかな変異がもたらす劇症化

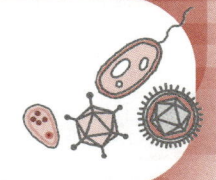

- **類型**　五類感染症・全数把握
- **病原体**　β型溶血を示すレンサ球菌（主に化膿レンサ球菌）
- **BSL**　BSL2
- **伝播様式**　皮膚損傷が侵入門戸の1つであるが，感染経路が不明な場合も多い
- **潜伏期間**　明確ではない
- **治療**　ペニシリン系抗菌薬，クリンダマイシン

1　人喰いバクテリア―ありふれた細菌が変異により劇症化する

　A群β溶血性のレンサ球菌（後述するGAS）は世の中で，いわゆる「人喰いバクテリア」として恐れられている．本菌による感染は，ときとして症状の進展が非常に速い壊死性疾患をもたらし，患者は手足の切断を余儀なくされる場合がある．しかしその一方で，本菌による咽頭炎は，5〜15歳の小児がもっとも罹患する感染症の1つであることも忘れてはならない．すなわち，GASに罹患してもほとんどの場合は，重症化しないのである．このような理由から，GASの病原性うんぬんではなく，日和見感染のように宿主側の要因が**劇症化**[※1]に関与すると考えられていたこともあった．しかし，そうではなかった．GASの染色体DNAに生じたごくわずかな変異が，本菌の劇症化に関与していたのである．この章ではGASの病原性と劇症化のメカニズムについて解説したい．

2　レンサ球菌属の分類と特徴―STSSの起因菌

　米国の細菌学者 Rebecca **Lancefield** は，レンサ球菌（*Streptococcus*）属を細胞壁の多糖の抗原性によって血清学的に分類する方法（群抗原による分類方法）を考案した．これにより本属菌は，A〜V群（IとJは欠番）に分類されるようになった．また，血液寒天培地における溶血反応により，本属菌は，β型（完全溶血，コロニー周辺部が透明），α型（部分溶血，部分的溶血でコロニー周辺部が緑色），γ型（非溶血）に型別される（図1A）．

※1　劇症化：病態が急激に進行して重篤化すること．一般的に予後不良のケースに用いられる．

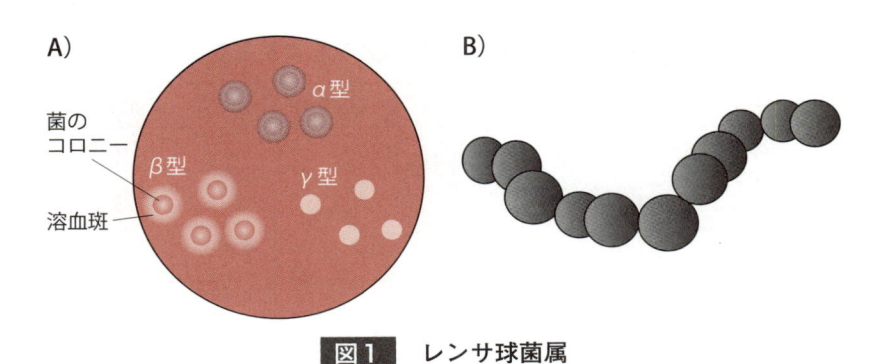

図1　レンサ球菌属
A）レンサ球菌の模式図．B）レンサ球菌における溶血の型別

　劇症型溶血性レンサ球菌感染症（streptococcal toxic shock syndrome：STSS）の主な起因菌は，化膿レンサ球菌（*Streptococcus pyogenes*）である．本菌はLancefield分類法のA群に分類されβ型の溶血を示す．このため，A群β溶血性レンサ球菌ともよばれ臨床領域ではこちらの名称が一般的である．また，**GAS**（Group A *Streptococcus*）と略記されることもある．GAS以外でヒトに感染症を起こす主な菌種として，GBS（*S. agalactiae*）とSDSE（*S. dysgalactiae* subsp. *equisimilis*）があげられる（表）．GASやGBSといったよび名は，菌種名の雰囲気があまり感じられないので少々なじみにくいが，コンパクトにまとまるのでこの章でもこれにしたがった．

　レンサ球菌属は，球形または卵円形の通性嫌気性のグラム陽性菌で，芽胞やべん毛をもたない（図1 B）．前述のようにLancefieldは，レンサ球菌属の細胞壁に群特異的な多糖体（C多糖体，C-polysaccharide）が存在することを見出し，血清学的な分類法を確立した．例えば，GAS判別の決め手となるA群抗原は，ラムノースに*N*-アセチルグルコサミンがβ（1-3）結合した多糖体である．

Column　人喰いバクテリアとは？

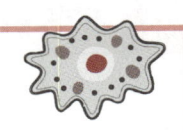

　ある種の細菌に感染すると，非常に速いスピードで壊死（壊死性筋膜炎）が進行し，ショックや多臓器不全を伴う致死性疾患を惹起する．感染の拡大を防ぐためには，壊死性筋膜炎の広い部位を緊急手術で取り除く必要がある．人を食べつくす勢いで壊死が進展するので，このような症状を起こす菌は「人喰いバクテリア」と総称されるようになった．

　GASのほかにビブリオ・バルニフィカス（*Vibrio vulnificus*）やエロモナス・ハイドロフィラ（*Aeromonas hydrophila*）が，人喰いバクテリアに該当する．ビブリオ・バルニフィカスは，汽水域や河口域でとれる魚介類に棲息しており，刺身や加熱不足の調理品を食べて感染する場合（経口感染）と，創傷からの感染があげられる．特に肝臓疾患がある場合には，重篤化する傾向がある．一方，エロモナス・ハイドロフィラは，河川や湖沼に常在するありふれた菌であり，魚介類にも棲息している．その一方で，下痢症の起因菌としても知られているが，ビブリオ・バルニフィカスと同様に創傷感染を起こすことがある．創傷部が大量の菌に曝され感染して，壊死性の筋膜炎を起こし重篤化にいたったケースが報告されている．

表 ヒトに病気を起こす主なレンサ球菌

菌種	名称	群抗原	溶血性	宿主
S. pyogenes	GAS	A	β	ヒト
S. agalactiae	GBS	B	β	ヒト，ウシ
S. dysgalactiae subsp. equisimilis	SDSE	A，C，G	β	ヒト

（巻末の文献1を元に作成）

菌体表層には，多糖体のほかにMタンパク質やTタンパク質（機能未知）などが存在している．Mタンパク質は血清学的に100種以上に分類され，GASの血清学的分類（M1，M2，M3など）に利用されている．現在では，Mタンパク質をコードする遺伝子（emm）の多型を利用して，タイピングが可能となっている．

3 わが国のSTSSの感染事例—死亡率は30〜40％

STSSは1987年に米国ではじめて報告され，わが国での最初の報告例は1992年である．STSSの主な起因菌は，Lancefield分類法のA群であるが，B，C，D，G群のβ型溶血性レンサ球菌もSTSSを起こすことがある．これを受け，2006年の感染症法改正で届出基準が一部変更された．STSSの起因菌は，GASだけではなく，β型溶血を示すレンサ球菌にまで広げられたのである．改正以降のSTSS年別報告数（**図2**）をみてみると，2006〜2011年における報告総数は698例で，死亡例は248例であった．STSSは死亡率が非常に高く，感染患者の30〜40％が死亡するのが特徴である．また，起因菌は各年においてA群が最も多く，全体の7割を占めている．

4 STSSの症状—数十時間以内に死亡するケースが多い

A群溶血性レンサ球菌咽頭炎［五類感染症・定点把握〔小児科定点医療機関（週単位）〕］は，前述したように小児領域ではごくありふれた感染症で，GASが起因菌である．一方，GASによって起きるSTSSは，進行性の重篤な感染症である（**図3**）．STSSの初期症状として，四肢の疼痛，腫脹，発熱，悪心，嘔吐，血圧低下などがみられる．また，下痢などの非特異的な病態を起こすことがある．しかし，いったん病態が進行すると，数十時間以内に，軟部組織壊死，多臓器不全，成人呼吸窮迫症候群（acute respiratory distress syndrome：ARDS，重症者に突然起こる呼吸不全の一種），播種性血管内凝固症候群（disseminated intravascular coagulation：DIC，全身の血管内で血液凝固反応が無秩序に起こる症候群）などを引き起こし，ショック症状から死にいたるケースが多い．

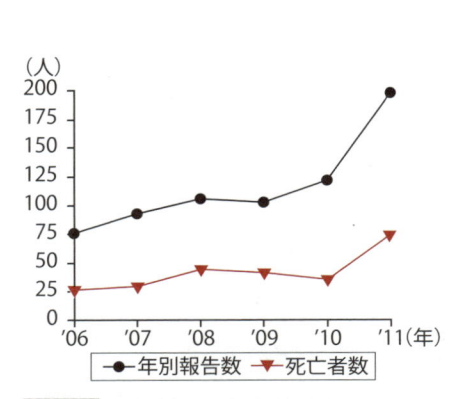

図2 わが国の劇症型溶血性レンサ球菌感染症（STSS）の年別報告数
（巻末の文献1を元に作成）

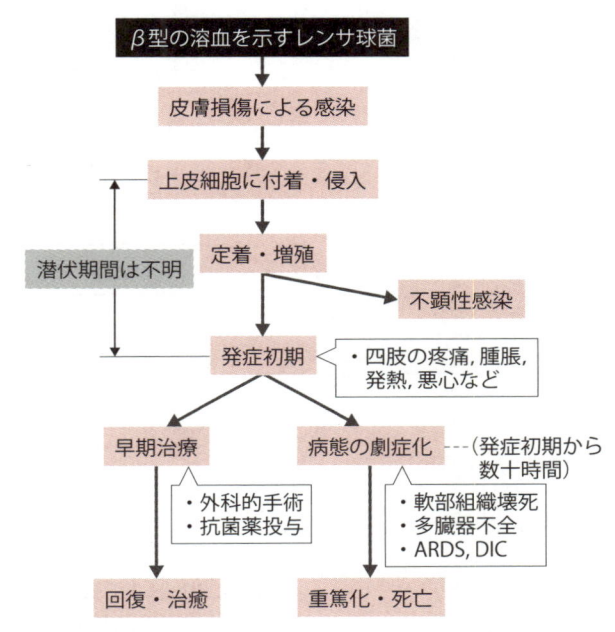

図3 GAS感染におけるSTSSの病態進行

5 GASの主要な病原因子──劇症化の分子メカニズム

GASは種々多様な病原因子を産生する（図4）．ここではGASの主な病原因子について述べるとともに，GASの劇症化のメカニズムについて解説する．

1）宿主細胞への付着・侵入に関与する因子

GASは皮膚や粘膜などの上皮細胞に付着後，細胞内に侵入する．上皮細胞の付着に関与するのは，細胞壁を構成するリポタイコ酸である．また，菌体表層で発現しているMタンパク質は，αヘリックス構造をもつ線状タンパク質で，細胞外マトリックスのフィブリノーゲンと結合する（図5）．菌体表層をフィブリノーゲンで覆いつくすことで，宿主から非自己として認識される菌体の表層抗原を積極的に隠しているのである．このような細菌の感染戦略は「**分子擬態**」とよばれている．一方，菌体表層のフィブロネクチン結合タンパク質（FbaA，FbaB，PrtF1，Pfbp）は，フィブロネクチンと結合することで，細胞侵入に関与している（図6❶）．

2）抗オプソニンと貪食阻害作用

細菌に結合したIgG抗体は，補体の古典的経路を活性化することで貪食作用を促進する．一方，**補体経路**の調節因子であるC4bPは，補体成分C4bに結合し分解することで，補体経路の過剰な活性化を調節している．菌体表層に発現しているMタンパク

		CsrS 変異で産生増強
	ストレプトリジンO（SLO）	膜傷害毒素
	Nga	NAD分解酵素
	ストレプトキナーゼ（Ska）	血液凝固阻止
	ScpA	C5a，C3を分解
	HasA，HasB，HasC	莢膜合成
GASの病原因子	Mac/IdeS	抗体を分解
	ScpC/SpyCEP	IL-8プロテアーゼ
	Sda1	NETsの分解
	Sic	補体阻害因子
	Mタンパク質	フィブリノーゲン付着因子
	FbaA，FbaB，PrtF1，Pfbp	フィブロネクチン結合タンパク質
	SpeB	抗菌ペプチド，抗体の分解

図4 GASの主要な病原因子

質は，分子擬態の材料となるフィブリノーゲンと結合する一方で，N末端の超可変領域を介して，C4bPとも結合する能力を有している（**図5**）．菌体に結合したC4bPが，菌のまわりに近づいてきたC4bを分解することで，宿主の**オプソニン作用**[※2]から積極的に逃れているのである（**図6❷**）．

一方，システインプロテアーゼであるSpeBは，感染局所のタンパク質を分解するとともに，C3およびC3bを分解することで，オプソニン作用を阻害している．また，IgGプロテアーゼであるMacは，IgGを分解することで宿主の免疫応答に対抗している（**図6❸**）．

3）好中球との果てしない戦い

細菌が侵入した感染局所では組織マクロファージが素速く反応し，炎症性サイトカインを放出する．次いで，炎症を起こした感染局所の組織やマクロファージからIL-8が放出され，これをめがけて好中球が集まってくる．これに対しGASは，ScpC（SpyCEP）と**ストレプトリジンO（SLO）**を菌体外に放出することで，好中球の貪食作用に対抗している（**図5**）．

ScpCはIL-8プロテアーゼの1つで，IL-8を分解することで感染局所への好中球遊走を阻害している（**図6❹**）．それでも好中球の一部は感染局所のGASを嗅ぎつけ，

[※2] オプソニン作用（opsonization）：微生物の表層抗原に抗体や補体が結合することで，補体受容体やFc受容体を介した食細胞の貪食作用が増強されること．

図5 GAS劇症化のメカニズム

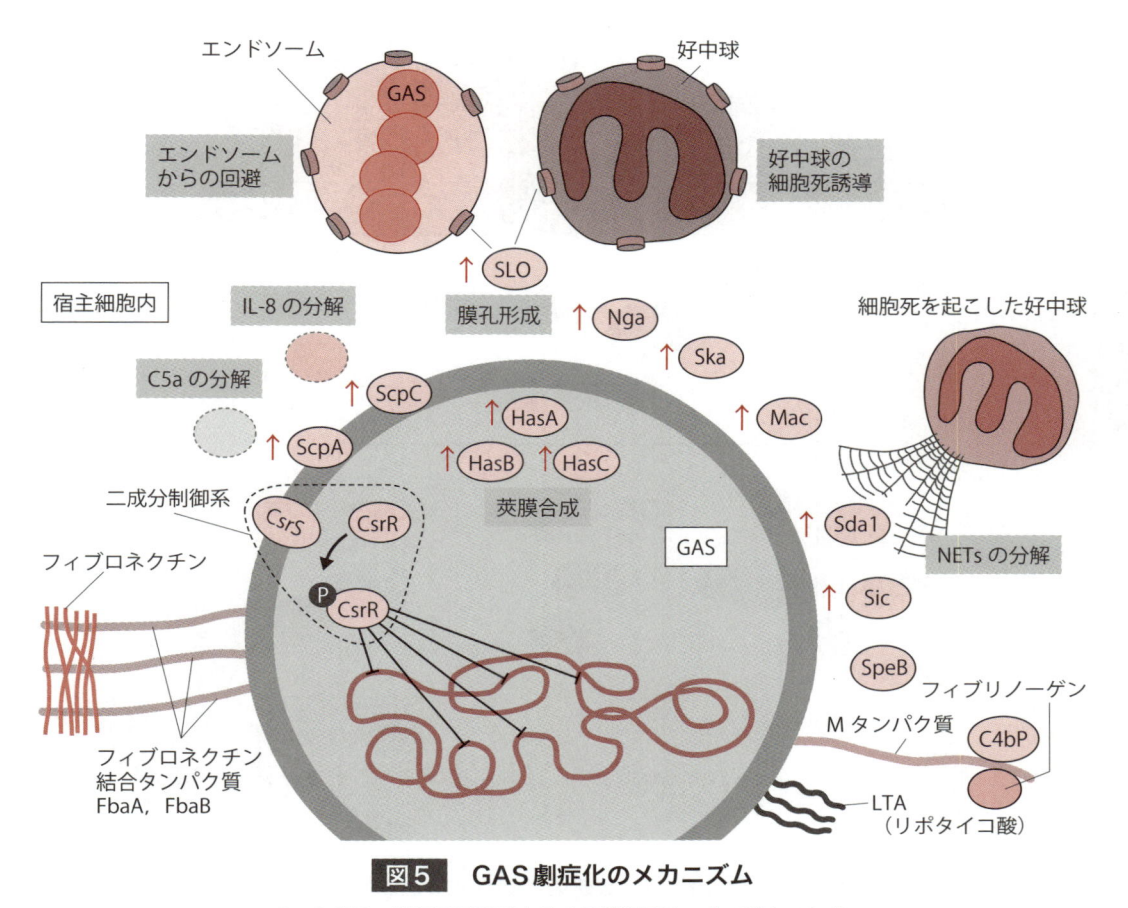

CsrS変異で遺伝子発現が上昇する遺伝子は，↑で表している

排除しようと襲いかかる．これに対しGASは，孔形成毒素であるSLOを放出し，好中球に反撃する．この毒素は細胞膜成分に作用し，膜孔を形成することで，好中球に細胞死をもたらす．好中球はその死に際で，GASに最後の一撃を与えようとする．

好中球に細胞死が誘導されると，染色体DNAと抗菌タンパク質を成分とする**好中球細胞外トラップ**（neutrophil extracellular traps：NETs）が，細胞外に放出される（図5）．好中球はNETsを細胞周辺にバラまき，その網目構造でGASを絡め取り，道連れにして死んでいくのである．これに対しGASは，Sda1とよばれるDNAaseを菌体外に産生し，DNAから構成されるNETsを分解することで，好中球の命を賭した最後の罠から逃れようとする（図6❺）．

好中球による攻撃力とGASの抵抗力が，どちらか一方に傾くことで，宿主と病原体の運命が左右される．後述する変異によって，好中球に対する抵抗力が圧倒的に強くなった株が，劇症型GASなのである．

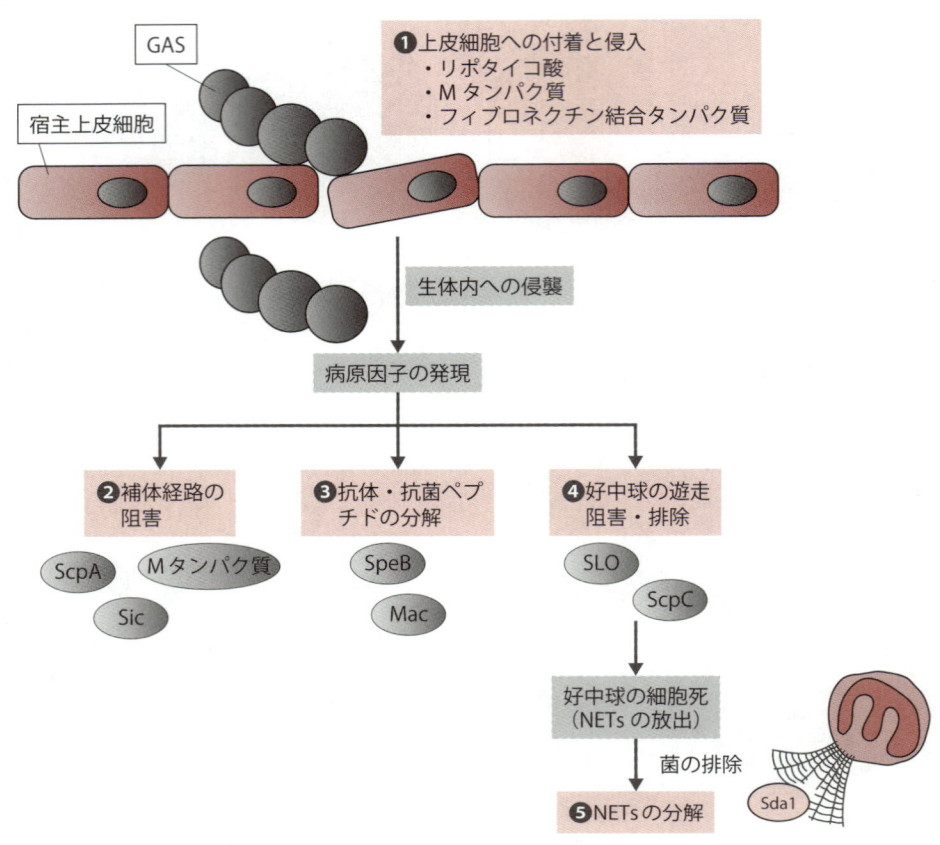

図6 GAS感染に関与する病原因子の役割

4）劇症型の獲得メカニズム

　STSSにおける病理学的特徴は，病巣部において菌が集積しているのにもかかわらず，好中球浸潤が認められないことである．事実，STSS患者分離株のGAS *emm49*型は，好中球遊走能を低下させ，また，遊走してきた好中球のほとんどを死滅させる能力を有していた．

　好中球に対するGASの病原因子として，前述したScpCとSLOがあげられる．劇症型ならびに非劇症型GASの患者分離株について，SLOとScpCをコードする遺伝子を比較した場合，それらのコード領域には変異が存在しなかった．しかし，遺伝子発現量を調べたところ，劇症型GASのほうでSLOとScpCの発現が増強されていた．ゲノム解析の結果，STSSの患者分離株では，CsrS（CovS）とよばれる**二成分制御系**のセンサータンパク質に変異が生じていたのである（図5，図7）．

　CsrSは膜結合型のセンサーキナーゼで，菌体内の転写調節因子であるCsrRをリン酸化する．リン酸化されたCsrRが遺伝子のプロモーター上に結合すると，転写が強く抑制される．CsrSに変異が生じることで，CsrRによる負の制御が解除される．その結果，ScpCやSLOを含む多くの病原遺伝子の発現が増大したのである．

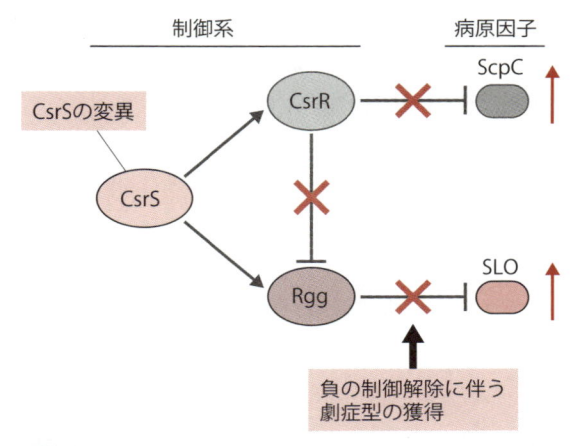

図7 二成分制御系CsrS/CsrRとRgg制御系

　一方，転写調節因子であるRggの変異による劇症化も報告されている（**図7**）．RggはCsrSセンサーの下流に位置している．このためRggの変異によって，SLOの産生は増加するが，ScpCの産生は増加しない．事実，CsrS変異のほうがRgg変異よりも病原性が強いことが，マウスの感染実験で確認されている．このようにGASの劇症化は，病原遺伝子を支配する制御系の逸脱で，ようやく説明可能となったのである．

5）細胞質へ逃れたGASの運命

　GASは菌体表層のフィブロネクチン結合タンパク質を介し，宿主細胞内に侵入する．細胞内に侵入したGASは，すぐさま**エンドソーム膜**に囲まれてしまうが，SLOによってエンドソーム膜を破壊し細胞質へ逃れることが可能である（**図5**）．しかしながら宿主側の自然免疫も巧妙で，細胞質に逃れたGASはオートファジーによって殺菌排除されるのである．GASの細胞質内における運命については**第3部2章：選択的オートファジー**で解説しているので，参照してほしい．

6　治療──壊死組織の切除と投薬による治療

　本症では，早期診断とともに，外科的処置（壊死組織の切除）を含む早期治療が重要である．GASに感染していると判定された場合には，アンピシリンあるいはペニシリンGを4時間ごとに静脈注射する．また，クリンダマイシンの静脈注射を8時間ごとに併用する．集中治療室での管理が必要である．

第2部 わが国で危惧される感染症　Ⅰ.新興・再興感染症

4章　重症熱性血小板減少症候群（SFTS）
—マダニに要注意!!

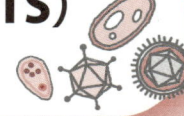

類　型	四類感染症
病原体	重症熱性血小板減少症候群（severe fever with thrombocytopenia syndrome：SFTS）ウイルス
BSL	BSL3
伝播様式	マダニによるベクター感染．血液・体液を介した直接接触感染
潜伏期間	6日〜2週間
治療・予防	治療は対症療法しかなく，有効なワクチンもない

1　重症熱性血小板減少症候群とは？—マダニを介した新興感染症

　重症熱性血小板減少症候群（severe fever with thrombocytopenia syndrome：SFTS）は，2011年に中国で発見された新型ウイルスによるダニ媒介性の新興感染症である．症状はかなり重く，死にいたることもある．わが国においても2013年1月，SFTSの感染事例がはじめて確認された．このとき死亡した患者に明らかなダニ咬傷は認められなかったが，採取された血液から**SFTSウイルス**が分離・同定されている．この患者は海外渡航歴がなかったことから，国内に生息しているマダニを媒介動物（ベクター）として感染したことが強く疑われた（ダニ咬傷後の発症がこれ以降の患者で確認されている）．これを受けて，本疾患は四類感染症として届出の対象（2013年3月4日から）となり，本格的なサーベイランスが開始されたのである．

　この章では，SFTSとその起因病原体であるSFTSウイルスの性状について解説するとともに，節足動物が媒介となる**ベクター感染**についても取り上げてみたい．

2　ベクター感染とは？—節足動物が運ぶ感染症

　ベクター感染は，動物のなかでも特に節足動物が病原体のベクターとなって，咬傷や吸血によって感染が成立するものをさしている．この章のテーマであるSFTSでは，SFTSウイルスを保有するマダニがベクターであり，わが国では，フタトゲチマダニとタカサゴキララマダニからSFTSウイルスが検出されている．したがって，SFTSは，マダニの活動期にあたる春先から秋にかけて発生することが多い．一方で，国内のマダニがどれぐらいの割合でSFTSウイルスを保有してるのかは不明である．中国で行

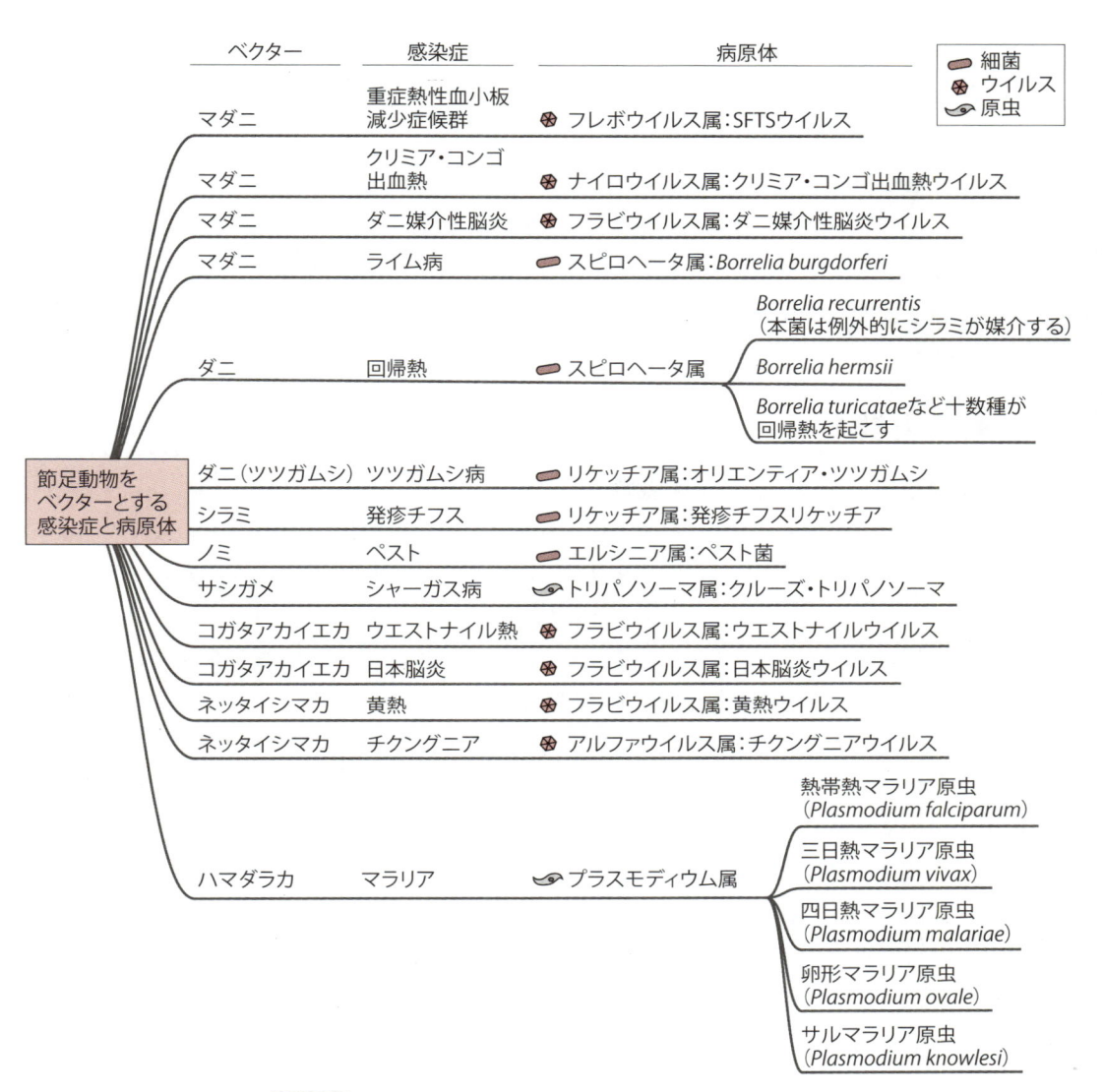

ベクター	感染症	病原体	
マダニ	重症熱性血小板減少症候群	フレボウイルス属：SFTSウイルス	
マダニ	クリミア・コンゴ出血熱	ナイロウイルス属：クリミア・コンゴ出血熱ウイルス	
マダニ	ダニ媒介性脳炎	フラビウイルス属：ダニ媒介性脳炎ウイルス	
マダニ	ライム病	スピロヘータ属：*Borrelia burgdorferi*	
ダニ	回帰熱	スピロヘータ属	*Borrelia recurrentis*（本菌は例外的にシラミが媒介する）
			Borrelia hermsii
			*Borrelia turicatae*など十数種が回帰熱を起こす
ダニ（ツツガムシ）	ツツガムシ病	リケッチア属：オリエンティア・ツツガムシ	
シラミ	発疹チフス	リケッチア属：発疹チフスリケッチア	
ノミ	ペスト	エルシニア属：ペスト菌	
サシガメ	シャーガス病	トリパノソーマ属：クルーズ・トリパノソーマ	
コガタアカイエカ	ウエストナイル熱	フラビウイルス属：ウエストナイルウイルス	
コガタアカイエカ	日本脳炎	フラビウイルス属：日本脳炎ウイルス	
ネッタイシマカ	黄熱	フラビウイルス属：黄熱ウイルス	
ネッタイシマカ	チクングニア	アルファウイルス属：チクングニアウイルス	
ハマダラカ	マラリア	プラスモディウム属	熱帯熱マラリア原虫（*Plasmodium falciparum*）
			三日熱マラリア原虫（*Plasmodium vivax*）
			四日熱マラリア原虫（*Plasmodium malariae*）
			卵形マラリア原虫（*Plasmodium ovale*）
			サルマラリア原虫（*Plasmodium knowlesi*）

凡例：細菌／ウイルス／原虫

図1 節足動物をベクターとする感染症と病原体

われた調査ではあるが，患者発生地域で採取されたフタトゲチマダニの数％から，SFTSウイルス遺伝子が検出されている．

それでは節足動物をベクターとして，どのような病原体がどのような感染症を起こすのであろうか．SFTSの解説に入る前に，節足動物をベクターとする感染症について，大まかに解説してみたい．図1に示されるように，カ，ダニ，シラミ，ノミ，サシガメ（カメムシ目）などをベクターとした感染症は意外に多いことがわかる．また，ベクターによって伝播される病原体も，ウイルス，細菌，原虫と種々多様である．

今後危惧されるべきこととして，アフリカや中南米などに土着していた感染症が，グローバル化に伴いヒトをキャリアとして国内にもち込まれるケースが増加しつつあ

ることである．例えば，**クルーズ・トリパノソーマ**を病原体とする**シャーガス病**はサシガメをベクターとして感染するが，輸血によってヒト−ヒト感染を起こす可能性がある．血液製剤中の原虫（クルーズ・トリパノソーマ）は，4℃で18日以上生存することが可能であるので，献血時における病原体のスクリーニング徹底が重要である．

　一方，わが国における**マラリア**の年間患者数は，ここ数年のあいだ50〜70人前後を推移しており，まれな感染症であるといえる．しかし世界に目を向けてみれば，年間2億人もの人々がマラリアに罹患し，49〜84万人がその感染で死亡しているのが現状である．

👉 もっと詳しく

マラリアとは？　その感染戦略

　グローバル化に加え，温暖化による媒介蚊の生息域拡大の可能性もあるため，ここでは熱帯病の代表格でもあるマラリアについて，もう少し解説してみたい．

　マラリアは，ハマダラカが吸血する際にマラリア原虫の**スポロゾイト**[※1]がヒト体内に侵入し，赤血球のなかで増殖することでさまざまな病態を示す感染症である．プラスモディウム属には多くの原虫が存在しているが，ヒトに感染して臨床上問題となるのは，マラリア原虫である（**図1**）．このなかでも熱帯熱マラリア原虫による感染が重篤化しやすい．また，近年，マレーシアのボルネオ島で，サルマラリア原虫によるヒトの集団感染事例が報告され，人獣共通感染症として感染拡大が危惧されている．

　マラリアの主症状として，40℃を超える高熱，赤血球破壊に伴う貧血，脾腫（脾臓の腫大）などがあげられる．また，熱帯熱マラリアでは，発熱以外に，重度貧血，脳症，肺水腫，急性腎不全，出血，低血糖，肝障害などを併発する場合があり，適切な処置をしなければ死にいたる．

　熱帯熱マラリアが重篤化する要因として，熱帯熱マラリア原虫の赤血球に対する「好き嫌いのなさ」があげられる．三日熱マラリア原虫と卵形マラリア原虫は幼弱な赤血球に寄生し，一方，四日熱マラリア原虫は成熟赤血球を好んで寄生する．したがって，これら原虫の増殖は，赤血球のあるステージに制約されることになる．一方，熱帯熱マラリア原虫は，すべてのステージの赤血球に寄生・増殖することができる．そのため赤血球破壊が他のマラリア原虫より激しくなり，症状が重篤化するのである．

　さらに，熱帯熱マラリア原虫が寄生した赤血球は，細胞表面に種々の原虫由来物質を発現するようになる．そのなかでもPfEMP1は，血管内皮細胞表面の接着分子であるICAM-1やCD36と結合する性質を有している．このため，熱帯熱マラリア原虫が寄生した赤血球は，血管に付着するために末梢血に現れない（sequestration）．この結果，毛細血管が詰まって内出血を起こす．これらの付着が脳で起きると昏睡，てん

※1　スポロゾイト：マラリア原虫に感染したハマダラカが吸血するときに，ハマダラカの唾液腺で生育した虫体「スポロゾイト」が宿主体内に注入される．スポロゾイトは皮内を移動し血管に侵入後，血流を介して肝臓に到達する．

かんなどを発症し，一方，腎臓で起きれば血管破壊による血尿を惹起する（黒水熱）．

マラリアの予防・治療

　マラリアの感染リスクが高い地域を旅行する場合は，予防内服という選択肢もある．ハマダラカに刺されてもマラリアを発症しないように，あらかじめ抗マラリア薬を服用しておく方法である．しかし，薬剤耐性を獲得したマラリアは広い地域に分布しており，どの予防薬も効果が完璧ではないことを認識しておく必要がある．現在使用されている予防薬は，クロロキン/プログアニル併用，メフロキン，ドキシサイクリン，アトバコン/プログアニル合剤（商品名マラロン®）などがある．このなかで，わが国でマラリア予防薬として認可されているのはメフロキンのみである．

　マラリアの治療は，早期診断と早期治療が重要である．治療薬として，前述したメフロキンやマラロン®のほかに，アルテミシニン系薬剤やスルファドキシン/ピリメタミン合剤などがある．なお，海外でのマラリア流行状況については，厚生労働省検疫所FORTHのホームページ（http://www.forth.go.jp/）で把握することができる．

3　わが国の感染事例—北上しつつあるSFTS

1）西日本の感染事例

　2013年1～8月までのSFTSの患者数とそのうちの死亡者数についてまとめたのが**図2**である（2013年8月16日現在）．九州・四国・中国地方を中心として，これまで38例が報告され計16人がその感染で死亡している．死亡率は42%である．一方で隣国の中国の統計では，SFTSによる死亡率は12～30%で，わが国での死亡率の高さの原因は不明である．

　図2における患者年齢層は40～90歳代で，中国での感染事例とおおむね一致している．また，過去にさかのぼって調査したところ，2005～2012年までの間に10名

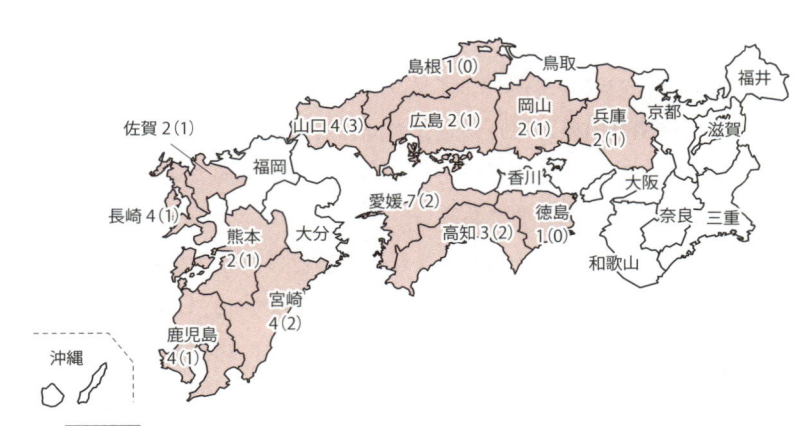

図2　SFTSの患者数と死亡者数（2013年8月16日現在）
患者数（死亡者数）で表わした（**巻末の文献1**を元に作成）

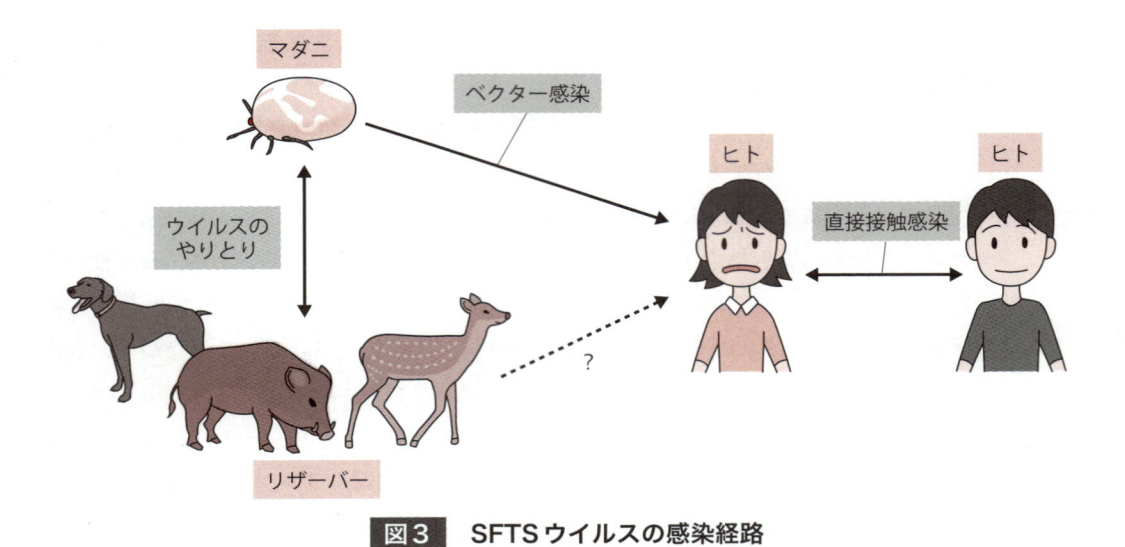

図3 SFTSウイルスの感染経路

がSFTSに罹っていることが判明した．いずれも九州・四国・中国地方での感染であり，全体を通して高齢者が罹患しやすい傾向にある．

2）感染経路とリザーバー

前述したようにSFTSは，マダニの咬傷によりSFTSウイルスがヒトに伝播することで起きる（図3）．その一方で，中国では患者血液を介した感染事例も報告されており，血液や体液による直接接触感染も成立することが判明している．

節足動物を介したベクター感染では，環境中に**リザーバー**[※2]（家畜や野生動物など）が存在している．厚生労働省研究班が実施したSFTSウイルスの抗体調査によると，リザーバーとしてシカ，イノシシ，猟犬が浮かび上がった．これらリザーバーのウイルス抗体の保有状況は，患者発生地域とおおむね一致している．危惧されるべき点として，患者が発生していない地域において，ウイルス抗体陽性の動物が存在していたことである．ウイルス陽性のイノシシは患者発生地域に限局していたが，その一方で，シカでは和歌山県と長野県，猟犬では三重県，富山県，岐阜県において，ウイルス陽性が検出されている．SFTSウイルスの拡散を防ぐために，これら地域におけるサーベイランスの徹底が必要である．

リザーバーに野生動物が含まれると，その病原体を撲滅することは事実上不可能となる．その一方で，非常に強い感染力があっても，ヒトが唯一の宿主である場合には，病原体の撲滅は可能である（例えば天然痘ウイルスは地球上から根絶されている）．閑話休題．SFTSウイルスによる感染拡大を防ぐためには，サーベランスに加えてマダニ

[※2] リザーバー：病原体が宿主（ここではヒトをさしている）に定着するまでの間，その生命を維持する環境が必要であり，そのような場所はリザーバーと定義される．

属	病原体	ベクター	自然宿主	感染症
フレボウイルス属	SFTSウイルス	マダニ	シカ, イノシシ, イヌ	SFTS
	リフトバレー熱ウイルス	カ	家畜, げっ歯類	リフトバレー熱
ナイロウイルス属	クリミア・コンゴ出血熱ウイルス	マダニ	家畜, トリ	クリミア・コンゴ出血熱
ハンタウイルス属	ハンターンウイルス	なし	げっ歯類	腎症候性出血熱
オルトブニヤウイルス属	ブニヤムベラウイルス	カ	げっ歯類	熱性疾患
トスポウイルス属	トマト黄化萎縮ウイルス	アザミウマ	多数の植物	植物の萎縮, 壊死(ヒトには無害)

(ブニヤウイルス科)

図4 ブニヤウイルス科のウイルスによる感染症

と感染サイクルをともにする環境中のリザーバーを完全に特定することが重要である.

このような観点から，SFTSの発生地域と患者動向を照らし合わせると，気がかりなことがある．これまでのサーベイランスでは，2005年からのデータも含めて発生地域はいずれも，九州・四国・中国地方に限局していた．しかし，2013年8月になって発生地域は，兵庫県まで北上したのである．

後述するブニヤウイルス科のウイルスに，重篤な出血熱を起こす**クリミア・コンゴ出血熱ウイルス**が含まれる（図4）．このウイルスは家畜・野生動物・トリが環境中のリザーバーとなって，マダニを介しヒトに感染する．ウイルスを保有するマダニが，渡り鳥に寄生し運ばれることで，クリミアとコンゴという遠く離れた場所で，同一ウイルスによる感染が起きたと推察されている（病名の由来でもある）．もし，トリを介してシカやイノシシにSFTSウイルスが伝播しているのであれば，SFTSの拡大を抑えることは，かなり困難となる．しつこいようであるが，マダニと感染サイクルをともにするリザーバーの徹底調査が，最優先事項である．

Column　もしマダニに咬まれたら

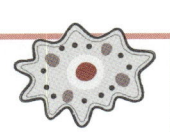

マダニは皮膚に口器を突き刺して吸血するが，咬まれたことに気がつかない場合も多い．無理に引き抜くと体液を逆流させることがあるので，医療機関でマダニを除去してもらったほうがよい．医療機関での診療をただちに受けることができなければ，ワセリンでマダニを被い30分ぐらい放置する．窒息して死んでしまうので，あとはガーゼなどで拭き取ることで，マダニ除去が可能である．もしマダニに咬まれたら，数週間は体調変化に留意して，発熱症状が認められたときには，ただちに医療機関で診てもらったほうがよい．

4 SFTSウイルスの譜系と構造——アルボウイルスと出血熱

1) ブニヤウイルスの譜系

　　SFTSウイルスは，ブニヤウイルス科**フレボウイルス属**（*Bunyaviridae Phlevovirus*）に属している．実は，哺乳動物に感染するウイルスの300種以上がこのブニヤウイルス科に含まれ，その多くが節足動物を媒介とする**アルボウイルス**である．この科にはフレボウイルス属をはじめとして，5つのウイルス属が含まれる（**図4**）．このうち植物に感染するトスポウイルス属以外は，ヒトに重篤な出血熱を起こすウイルスが含まれる．SFTSウイルスも広義において，出血熱ウイルスである．

　　ウイルス性出血熱の共通する特徴として，著明な発熱，めまい，疲労感，筋肉痛，脱力などがあげられる．また，重篤化に伴い，皮下，内臓，目や耳から出血を起こしショック症状をきたす．クリミア・コンゴ出血熱，エボラ出血熱，マールブルグ出血熱，ラッサ熱は，**4大出血熱**とよばれ，重篤な症状を示すことが知られている．

👉 もっと詳しく

アルボウイルス（arbovirus）とは？

　　アルボウイルスという名称は arthropod-borne virus からきており，カやダニなどの節足動物（arthropod）を媒介として，脊椎動物に種々の感染症を起こすウイルスの総称である．媒介の過程で節足動物がウイルス血症にある動物を吸血することでその体内にウイルスを取り込むが，節足動物のなかでは不顕性感染状態にある．アルボウイルスにはフラビウイルス科，トガウイルス科，ブニヤウイルス科，レオウイルス科のウイルスが含まれ，そのなかでも約70種がヒトに感染する．

2) SFTSウイルスのゲノム構造と粒子

　　このウイルスは2011年に発見されたので，詳細な性状については今後の解析を待たなければならない．幸いなことに，SFTSウイルスは種々の培養細胞に感染しウイルス粒子を産生すること，またマウスに感染することが確認されている．これらの実験系を用いて，ウイルスゲノムと粒子形態，それにいくつかのウイルスタンパク質の性状が明らかになっている．

　　SFTSウイルスは直径80〜100 nmの球状ウイルスで，解読されたゲノム情報から，ブニヤウイルス科フレボウイルス属に分類された（**図4**）．その他のフレボウイルス属ウイルスの1つに**リフトバレー熱ウイルス**があげられ，カが媒介となってヒトに感染を起こす．

　　SFTSウイルスと他のブニヤウイルス科ウイルスとの比較解析から，**図5**に示されるゲノム構造とウイルス粒子が推察される．SFTSウイルスのゲノムは，3分節からなる1本鎖のマイナス鎖RNAである．それぞれのゲノム分節は末端配列が相補的であるた

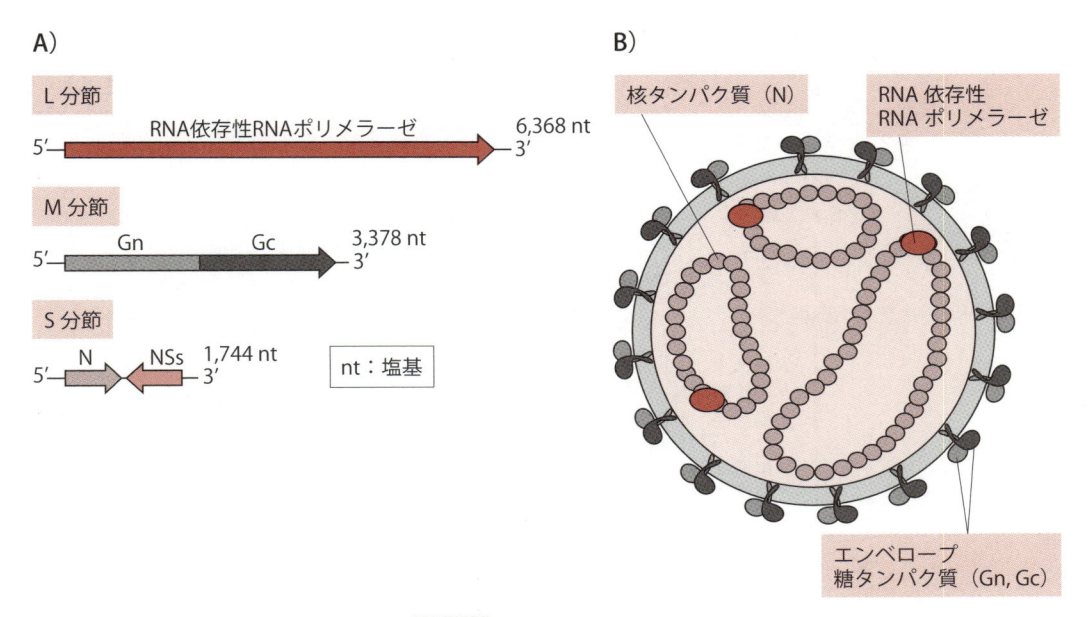

図5　SFTSウイルス
A）ゲノム構造．B）ウイルス粒子の構造

めに，塩基対形成によって**パンハンドル構造**※3を形成する．ウイルスの表面は，エンベロープ糖タンパク質であるGnとGcで被われている．M分節のRNAにコードされるタンパク質は翻訳後に切断され，GnとGcを生成する．一方，S分節にコードされる核タンパク質（N）は，ウイルス粒子内でゲノムRNAと結合することでリボヌクレオタンパク質複合体を形成する．さらに，S分節からウイルス非構造タンパク質であるNSsが産生され，このタンパク質は宿主応答の制御に関与している（後述）．マイナス鎖RNAウイルスの場合は，ウイルス粒子中にもちこんだ**RNA依存性RNAポリメラーゼ**を用いてゲノムRNAからプラス鎖RNAを生成し，これがmRNAとなって，新たなRNA依存性RNAポリメラーゼが翻訳される．以上が現在推定されているSFTSウイルスの性状である．

5　SFTSの症状とその定義──自覚症状は風邪のようだが…

SFTSウイルスに感染すると，6日〜2週間の潜伏期間を経た後に，発熱，各種消化器症状（食欲低下，嘔吐，下痢，腹痛）が認められる．そのほか，筋肉痛，頭痛，神経症状，リンパ節腫脹，出血症状（皮下出血，下血），呼吸不全症状などを認めることがある（図6）．

※3　パンハンドル構造：各ゲノム分節における5′および3′末端側の十数塩基は互いに相補的で，フライパンの柄（パンハンドル）のような構造をとる．これについては**第2部5章：鳥インフルエンザ**で図説しているので，そちらを参照してほしい．

図6 SFTSウイルス感染と臨床症状

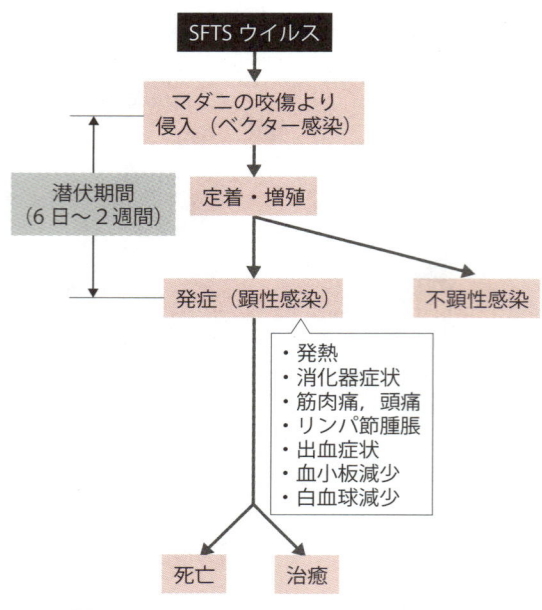

表 SFTSの定義（1〜7のすべてを満たす患者）

番号	症状
1	38℃以上の発熱
2	消化器症状（嘔気，嘔吐，腹痛，下痢，下血のいずれか）
3	血小板減少（10万/mm³未満）
4	白血球減少（4,000/mm³未満）
5	血清酵素（AST，ALT，LDHのいずれも）の基準値上限を超える値
6	集中治療を要する・要した，または死亡した
7	他に明らかな原因がない

（厚生労働省による定義）

厚生労働省では，各都道府県の保健センターにSFTSの情報提供をよびかけており，表に記載する事項をすべて満たすものを，本疾患の定義としている．

6 病態発症のメカニズム —マクロファージによる血小板の貪食

1) 血小板減少症のメカニズム

　脾臓はリンパ節とともにT細胞やB細胞が免疫応答をおこなっている場所であり，主に血液中に存在する病原体の排除に関与している．また，古くなった赤血球や血小板は，脾臓に局在するマクロファージによって処理されることが知られている．

　マウスを用いた感染実験の結果，SFTSウイルスの複製は脾臓で起きており，本ウイルスは脾臓に組織指向性をもつことが推察されている．さらに，SFTSウイルスはマウスの**血小板**に結合し，ウイルスが結合した血小板はマクロファージによって効率よく貪食されることが明らかとなった．このように，SFTSの特徴的症状である血小板減少は，ウイルスが結合した血小板をマクロファージが貪食することで起きると考えられている．

2) SFTSウイルスによる免疫応答の制御メカニズム

　S分節のRNAゲノム上には，非構造タンパク質（NSs）と核タンパク質（N）がコードされている．非構造タンパク質NSsは，IFN-βとNF-κBのプロモーター活性を抑制するというデータが得られている．また，NSsはTBK1（TANK-binding kinase 1）

と結合するため，この下流に存在するIFN調節因子（IRF）やNF-κBを介したシグナル伝達経路を阻害することが推察されている．詳しいメカニズムは不明であるが，核タンパク質NもIFN-βとNF-κBのプロモーター活性を抑制している．現時点では断片的な情報しか得られていないが，NSsやNタンパク質は，宿主の免疫応答を制御することで，感染維持に働いている可能性がある．

7 治療・予防——一番よいのはマダニに咬まれないこと

2013年8月現在，SFTSウイルスに対する抗ウイルス薬による治療法はなく，また，有効なワクチンも存在しない．したがって対症療法が中心となる．一方，中国ではSFTSの患者にリバビリンを使用しているが，その効果は確認されていない．

現段階で有効なのはマダニに咬まれないようにすることである．マダニは春先から秋にかけて活発化するので，マダニが多く生息する藪，草むらに入るときには，肌の露出を少なくした服装にすべきである．また，DEET（ディート）とよばれる虫除け剤を皮膚または衣服に塗布することで，マダニの吸血を防ぐことができる．

なお，一般的にブニヤウイルス科のウイルスは，酸や熱に弱く，消毒用アルコールや台所用洗剤で急激に失活する．

Column　マダニの生息域とその防御方法

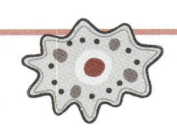

マダニは大型のダニで，全国にわたり広く分布している．主に，森林や草地などに生息しており，また，市街地周辺でもみられる．国内では，フタトゲチマダニ，ヒゲナガマダニ，オオトゲチマダニ，キチマダニ，タカサゴキララマダニなどのマダニからSFTSウイルスの遺伝子検出例がある．マダニは自然環境において，シカ，イノシシ，タヌキなどをリザーバーとしているが，シカとイノシシからのSFTS抗体陽性の検出例がある．マダニは草むらの葉の裏や茎の先で，寄生する動物を待ち伏せしており，ヒトが草むらに入ったときに吸血されることがある．マダニによる吸血予防には，薬局で一般に市販されているDEET（N, N-diethyl-3-methylbenzamide）を含む忌避剤が有効である．

第2部 わが国で危惧される感染症　Ⅰ. 新興・再興感染症

5章 鳥インフルエンザ
―パンデミックの恐怖

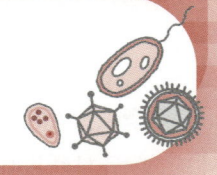

類　型	亜型によって指定感染症，二類感染症，四類感染症に分類される
病原体	鳥インフルエンザウイルス
BSL	BSL3（H5N1とH7N9の強毒株） BSL2（H5N1とH7N9の弱毒株，H5N1とH7N9以外の株）
伝播様式	感染した鳥やその排泄物，死体，臓器などに接触することで感染
潜伏期間	2〜8日（H5N1亜型），1〜10日（H7N9亜型）
治療・予防	抗インフルエンザ薬（オセルタミビル）の投与

1 インフルエンザとは？―種の壁を超えてパンデミックへ

　インフルエンザ感染症は**季節性インフルエンザ**のほかに，**鳥インフルエンザ**と**新型インフルエンザ**に分けられる．これらの疾患を起こすインフルエンザウイルスは，A，B，Cの3つの型があり，さらにA型には種々の亜型（サブタイプ）が存在する（**図1**）．A型インフルエンザウイルスは，ヒト，トリ，ブタなどさまざまな動物に感染する．一方で，B型とC型のウイルスは一般にヒトにのみ感染する．このなかで特に問題となるのは，抗原変異を繰り返し世界レベルでの**パンデミック**を起こすA型インフルエンザウイルスである．

　1997年以降，A型のなかの**H5N1亜型**の鳥インフルエンザウイルスが家禽からヒトへ感染した事例が散発しており，ヒトに対しても致死性の高病原性を有していた．こ

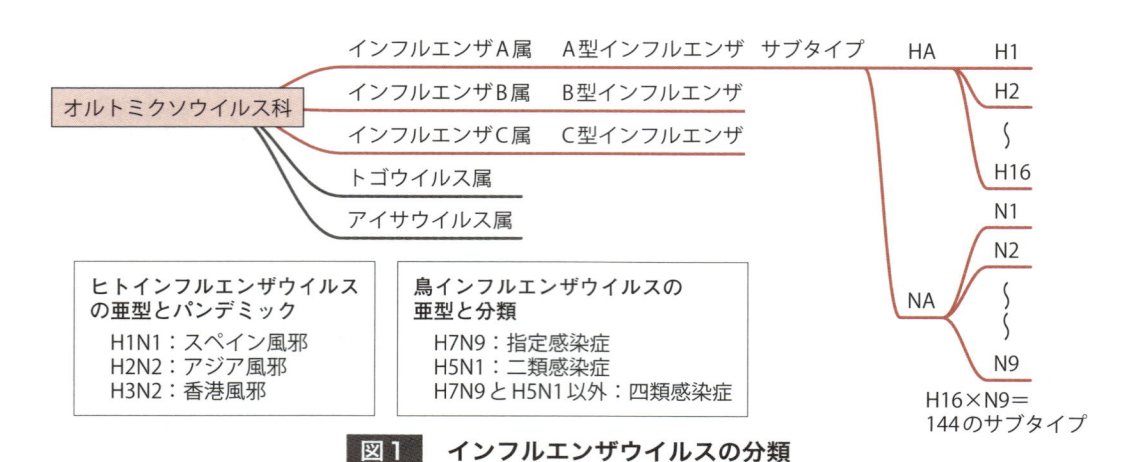

図1 インフルエンザウイルスの分類

ヒトインフルエンザウイルスの亜型とパンデミック
- H1N1：スペイン風邪
- H2N2：アジア風邪
- H3N2：香港風邪

鳥インフルエンザウイルスの亜型と分類
- H7N9：指定感染症
- H5N1：二類感染症
- H7N9とH5N1以外：四類感染症

H16×N9＝144のサブタイプ

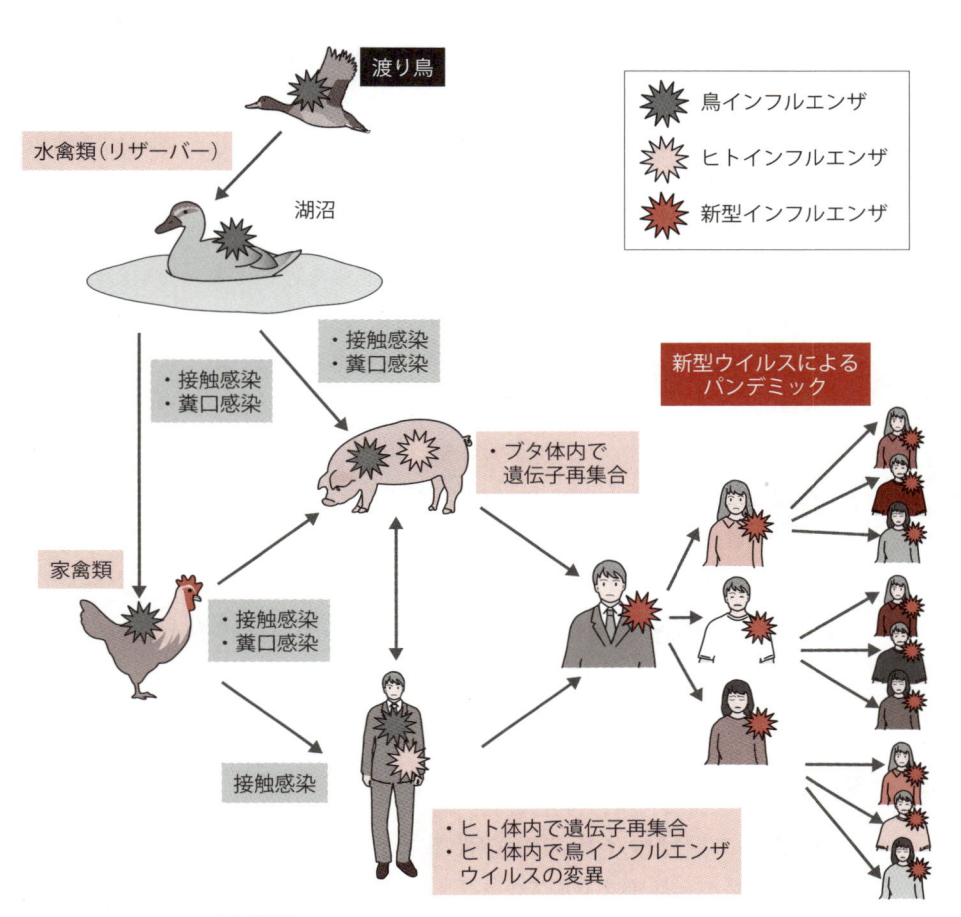

図2 新型インフルエンザの出現メカニズム

のH5N1亜型によるヒトからヒトへの伝播は今のところ確認されていない．しかしながら，トリからヒトへの感染が繰り返される過程で，ウイルスに変異が生じてヒトからヒトへ容易に伝播する新型インフルエンザが出現する可能性は否定できない．

　鳥インフルエンザウイルスは，本来トリに感染するものであるが，ウイルスに変異が生じた場合はパンデミックと密接にかかわるので，感染症法の厳しい監視下におかれている．この章では鳥インフルエンザの疫学と感染サイクルについて触れてから，ウイルスの高病原性化についてその詳細を解説してみたい．

2　鳥インフルエンザとは？──リザーバーと高病性の関連

　A型インフルエンザウイルスの自然宿主は水禽類（アヒル，カモなどの水鳥）で，ウイルスはそれらの腸管内で増殖するが病気を起こすことはない．このような性質から，カモなどの渡り鳥がインフルエンザウイルスの**リザーバー**となって，ウイルスが広く拡散することが知られている（**図2**）．一方，家禽類（ニワトリ，ウズラ，七面鳥

など）に病気を起こすA型インフルエンザウイルスは「鳥インフルエンザウイルス」とよばれ，低病原性と高病原性を示すものがある．低病原性のウイルスは，軽度の呼吸器症状や下痢などの局所感染を起こすに過ぎない．しかし，H5亜型あるいはH7亜型に属する一部のウイルスは，ニワトリなどの家禽類に感染すると致死的であり，「**高病原性鳥インフルエンザウイルス**」とよばれている．これについては，家禽類に低病原性であったウイルスが家禽間での長期感染を通じて変異の末に高病原性を獲得したと推察されている．また，H5亜型のうちH5N1亜型の鳥インフルエンザウイルスは，元来，水鳥に病原性を示さなかったが，2000年のはじめごろから水鳥にも高病原性を示すウイルスがみつかっている．2005年には青海省の青海湖で数千羽の野生水鳥が死んでいるのが確認され，原因はH5N1亜型ウイルスであった．このように，高病原性を獲得したH5N1亜型ウイルスは，渡り鳥の飛行ルートに沿って水鳥のあいだで拡散していることがわかっている．

感染症法ではウイルス亜型の違いによって，鳥インフルエンザ感染症が分類される．すなわち，**H7N9亜型**とH5N1亜型ウイルスが起こす鳥インフルエンザは，それぞれ，指定感染症と二類感染症に分類されている．一方，それ以外のウイルスが起こす鳥インフルエンザは四類感染症に分類される．

👉 もっと詳しく

インフルエンザウイルスの型別

インフルエンザウイルスのA型とB型は，ヒトにインフルエンザを起こし世界中で毎冬流行を繰り返している．特にA型は表面抗原のHAの変異が頻繁であり，新たなHAをもったウイルスが出現すると，そのウイルスに対する免疫をもたないために，世界的なパンデミックを引き起こすことがある．**第1部2章**でも述べているがパンデミックとは，ある感染症が広範囲にわたって世界的流行を起こすことで，また，非常に多くの感染者数を出す流行をさしている．歴史上，パンデミックを起こした1918年のスペイン風邪，1957年のアジア風邪，1968年の香港風邪は，すべてA型のインフルエンザウイルスによるものである．ちなみに，第一次世界大戦中に起きたスペイン風邪では，世界人口の3分の1が感染し，4,000～5,000万人が死亡している．わが国では約2,300万人の患者を出し，約38万人が感染により死亡したとの報告がある．一方，B型のインフルエンザウイルスは，流行規模は小さいものの，世界的・地域的な流行を毎年繰り返している．なお，C型インフルエンザは6歳以下の小児に感染するが，多くの場合，重篤化にはいたらない．C型ウイルスはその表面に**ヘマグルチニンエステラーゼ**を発現しており，HAをもたないのが特徴である．

感染症法での新型インフルエンザの定義として，「新たに人から人に伝染する能力を有することとなったウイルスを病原体とするインフルエンザであって，一般に国民が当該感染症に対する免疫を獲得していないことから，当該感染症の全国的かつ急速な

まん延により国民の生命及び健康に重大な影響を与えるおそれがあると認められるもの」としている．この章で解説する鳥インフルエンザウイルスは，その変異により，新型インフルエンザウイルスになりうるので，サーベイランス体制が強化されている．

3 鳥インフルエンザの疫学—H7N9に要注意！

　WHOによると，ヒトにおけるH5N1亜型鳥インフルエンザ感染症の確定例は637例で，感染による死亡者は378人であった（2003〜2013年8月29日までの集計）．死亡率は59％で非常に高率である．H5N1亜型ウイルスによる感染は，東南アジア，中東地域で拡大しており，アフリカ地域でも2名の発症例が確認されている．特にインドネシア，エジプト，ベトナムにおける感染事例をあわせると，全体の77％を占めているのが特徴である．なお，わが国では家禽からのH5N1亜型ウイルスの検出例があるが，ヒトにおける発症例はこれまでのところ確認されていない（2013年10月現在）．

　さて，ここからは2013年3月末から中国で発生しているH7N9亜型ウイルスに起因する鳥インフルエンザ感染症についての情報である．WHOによると，感染が確定した患者は131人で，感染による死亡者は36人であった（2013年5月17日現在）．これまでは中国本土（安徽省，河南省，江西省，江蘇省，湖南省，山東省，浙江省，福建省，上海市，北京市）のみの報告であったが，2013年4月になって台湾において鳥インフルエンザウイルス（H7N9）の海を渡った症例がはじめて確認された．この患者は発病前に江蘇省で働いており，江蘇省と台湾のあいだを定期的に往来していた．ちなみにH7N9に感染した場合の死亡率は27％である．

　H5N1亜型の高病原性ウイルスは家禽に対し致死的である．ニワトリなどの家禽が感染するとバタバタと死亡するので，日本ではその感染拡大を防ぐために全頭殺処分となる．これに対しH7N9亜型は，ヒトに感染すると重篤な症状を示すのにもかかわらず，家禽や野鳥においては低病原性で，発症しないことが多い．また，H7亜型のウイルスは一般にブタにおいても症状を示さないことが知られている．

　このような理由から，これらの動物がリザーバーとなってH7N9亜型ウイルスが環境中に拡散する可能性があり，また，リザーバーを介した長期的な感染サイクルにより，パンデミックをもたらす変異を獲得する可能性がある．

4 ウイルスのゲノムと粒子構造—亜型が派生するしくみ

1）ウイルスのゲノム構造

　インフルエンザウイルスは**オルトミクソウイルス科インフルエンザ属（*Orthomyxoviridae*, *Influenzavirus*）**に分類される．ウイルスゲノムは8分節（C型インフルエン

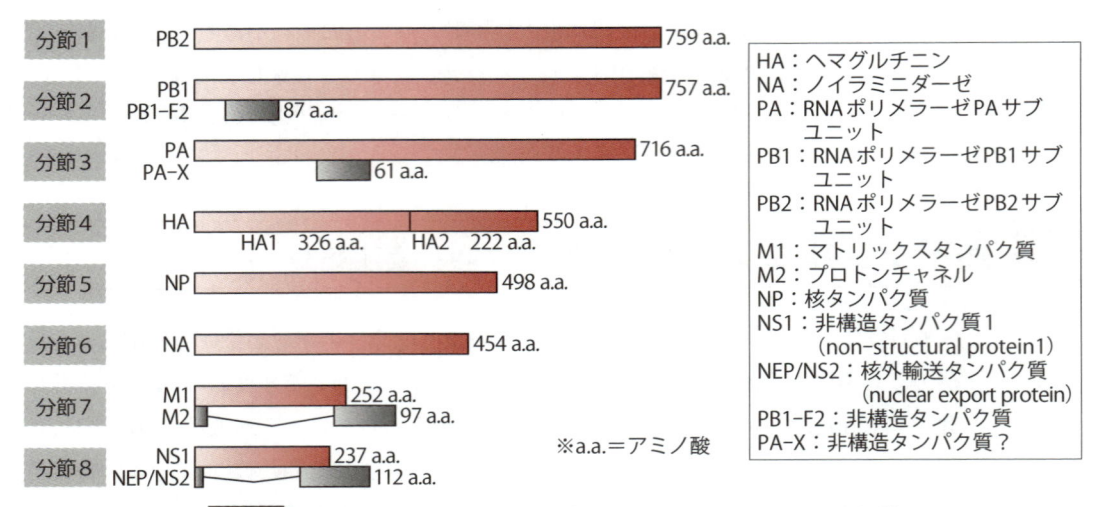

分節1	PB2	759 a.a.
分節2	PB1 / PB1-F2 87 a.a.	757 a.a.
分節3	PA / PA-X 61 a.a.	716 a.a.
分節4	HA（HA1 326 a.a. / HA2 222 a.a.）	550 a.a.
分節5	NP	498 a.a.
分節6	NA	454 a.a.
分節7	M1 252 a.a. / M2 97 a.a.	
分節8	NS1 237 a.a. / NEP/NS2 112 a.a.	

HA：ヘマグルチニン
NA：ノイラミニダーゼ
PA：RNAポリメラーゼPAサブユニット
PB1：RNAポリメラーゼPB1サブユニット
PB2：RNAポリメラーゼPB2サブユニット
M1：マトリックスタンパク質
M2：プロトンチャネル
NP：核タンパク質
NS1：非構造タンパク質1（non-structural protein1）
NEP/NS2：核外輸送タンパク質（nuclear export protein）
PB1-F2：非構造タンパク質
PA-X：非構造タンパク質？

※a.a.＝アミノ酸

図3　A型インフルエンザのゲノムがコードするタンパク質

ザは7分節）でマイナス鎖RNAである（図3）．各々のRNA（vRNA）は，5′および3′末端側の十数塩基が部分的に相補的であるので，その両端で二本鎖を形成しフライパンの柄のような構造（パンハンドル）をとる（図4）．この末端部分にウイルスのポリメラーゼ複合体が結合しており，各分節RNAの転写ならびに複製をおこなっている．

2）ウイルス粒子の構造

ウイルス粒子は直径80〜120 nmの球状粒子で，ウイルス株の違いや培養条件によってヒモ状の形態をとることがある．ウイルス粒子のエンベロープは，宿主細胞膜由来の脂質二重層からなり，A型ウイルスでは**HA**（ヘマグルチニン，Hとも表記）と**NA**（ノイラミニダーゼ，Nとも表記）の2種類の糖タンパク質がスパイク状に発現している（HAとNAの機能は **6** で後述）．HAは三量体でこん棒様の形態を取り，NAは四量体でマッシュルーム様の形をしている（図5）．図1に示すように，A型インフルエンザウイルスは，HAが16種（H1〜H16），NAが9種（N1〜N9）の亜型を有するので，HAとNAの組合せで，$16 \times 9 = 144$種のウイルス亜型が派生することになる．

マトリックスタンパク質にはM1とM2があり，前者はエンベロープの裏打ちタンパク質でウイルス粒子の殻を形成している．また，後者は四量体でH^+を通過させる**プロトンチャネル**として機能する．外界のpHが低下するとM2プロトンチャネルのゲートが開いてプロトンがウイルス粒子内に取り込まれる．これが引き金となりウイルス粒子が脱殻し，vRNAが細胞質内に放出される．

ウイルス粒子内ではvRNAと**NPタンパク質**，それにRNAポリメラーゼ複合体が会合し，**リボ核タンパク質（RNP）複合体**を構成している．前述したようにvRNAは分

図4 リボ核タンパク質複合体の構造

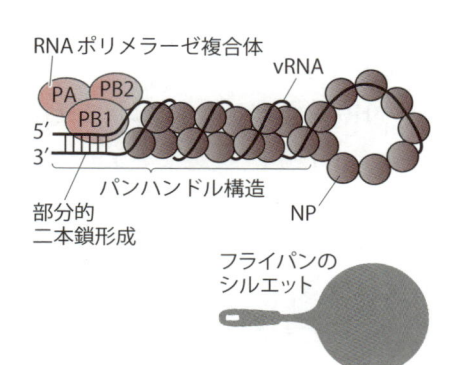

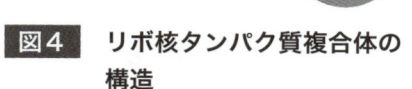

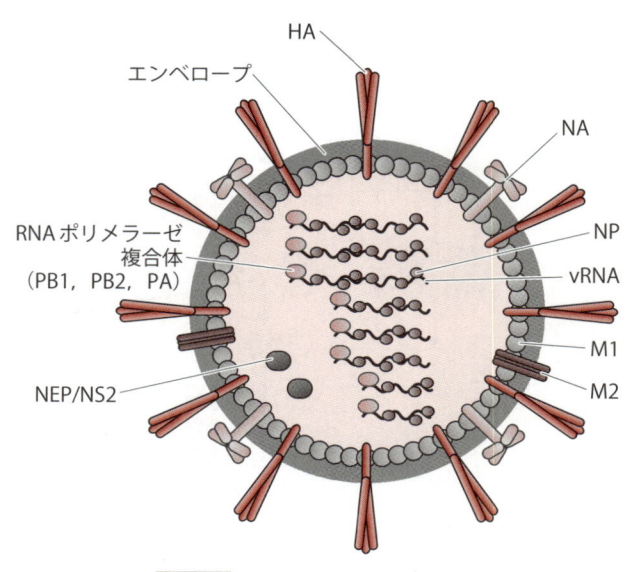

図5 ウイルス粒子の構造

鳥インフルエンザウイルスにおいて，哺乳動物間で伝播が可能となったHAの変異．Science誌：H103Y，T156A，Q222L，G224S．Nature誌：N154D，Q222L，N220K，T315I

節しているので，RNPもそれぞれ独立したかたちでウイルス粒子内に収まっている．**NEP2/NS2**タンパク質はウイルス粒子に少量含まれ，vRNAの複製を制御するとともに，感染細胞のなかでRNPの核外輸送に関与している．

ウイルスで産生された**NS1**と**PB1-F2**タンパク質は感染した宿主の細胞質内に局在している．NS1にはヒストン様配列が存在しており，宿主の転写伸長複合体PAF1に結合することで，転写伸長を抑制する．これにより，抗ウイルス応答に関与する遺伝子を抑制している．また，PB1-F2タンパク質はNLRP3-インフラマソームを活性化することで，肺における炎症反応を誘導する．さらに，新たにみつかったウイルスタンパク質**PA-X**は，PAのフレームシフトによって翻訳され，宿主の遺伝子発現に影響をおよぼしている．

5 ヒトでの症状——10日ほどで死にいたることがある

　鳥インフルエンザウイルスは，トリの病気であるが，感染したトリやその排泄物，死体，臓器などにヒトが濃厚に接触することで，まれに感染することがある（**図6**）．
　ちなみに，潜伏期間はH5N1亜型ウイルスが2〜8日で，H7N9亜型ウイルスは1〜10日である．
　感染初期に高熱ならびに急性呼吸器症状を伴うインフルエンザ様の症状がみられる．また，吸窮迫，頻呼吸，呼吸時の異常音などの下気道症状が早期に発症し，顕著な肺

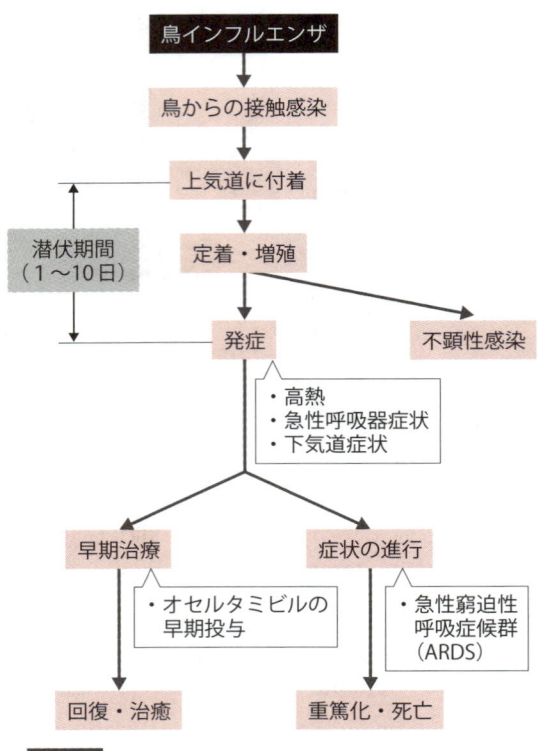

```
鳥インフルエンザ
      ↓
   鳥からの接触感染
      ↓
┌─ 上気道に付着
│     ↓
潜伏期間  定着・増殖
(1〜10日)   ↓
│     ├──────────┐
└─ 発症        不顕性感染
      │
   ・高熱
   ・急性呼吸器症状
   ・下気道症状
   ┌──┴──┐
 早期治療   症状の進行
   │        │
・オセルタミビルの  ・急性窮迫性
 早期投与       呼吸症候群
   │        (ARDS)
   ↓        ↓
 回復・治癒   重篤化・死亡
```

図6 鳥インフルエンザの感染から発症，治癒・重篤化の流れ

炎症状が認められ，呼吸不全に進行すると，びまん性のスリガラス様陰影が両肺に現れ，急性窮迫性呼吸症候群（acute respiratory distress syndrome：ARDS）の症状を呈する．

H5N1亜型ウイルスによる死亡例は，平均すると発症から9〜10日目に発生する場合があり，その多くは進行性の呼吸不全による死亡である．一方，H7N9亜型の場合，死亡までの中央値は11日であり，どちらのウイルスもヒトに対して高病原性を維持している．

蛇足になるが，季節性のインフルエンザは下気道ではなく上気道感染を主とする．これら症状の違いは，後述するウイルス受容体の体内分布の違いに起因している．

☞ もっと詳しく

急性窮迫性呼吸症候群（ARDS）

鳥インフルエンザ症状が進行すると，息切れや呼吸困難を惹起し，胸部のX線写真で肺に影（浸潤影）が認められる．また，動脈血液中の酸素分圧が低下し，低酸素血症になる．ARDSに進展した場合，酸素吸入のみでは不十分で，人工呼吸器の装着を必要とする．

6 哺乳動物への伝播機構—*in vivo* による実験的証明へ

1）ウイルスは宿主のなかでどのように複製するのか

まず，ウイルス表面にあるHAが宿主細胞の受容体であるシアル酸と結合し，ウイルス粒子がエンドサイトーシスによって宿主細胞内に取り込まれる（**図7**）．細胞質内で，HAがウイルス膜とエンドソーム膜の融合を誘導することで，vRNAとウイルスタンパク質（RNP）複合体が細胞質に放出される（脱殻）．vRNAは宿主の核内へ移行する．核内で増幅したvRNAと細胞質内で合成されたウイルスタンパク質は，宿主の細胞膜に運ばれようやく出芽する．

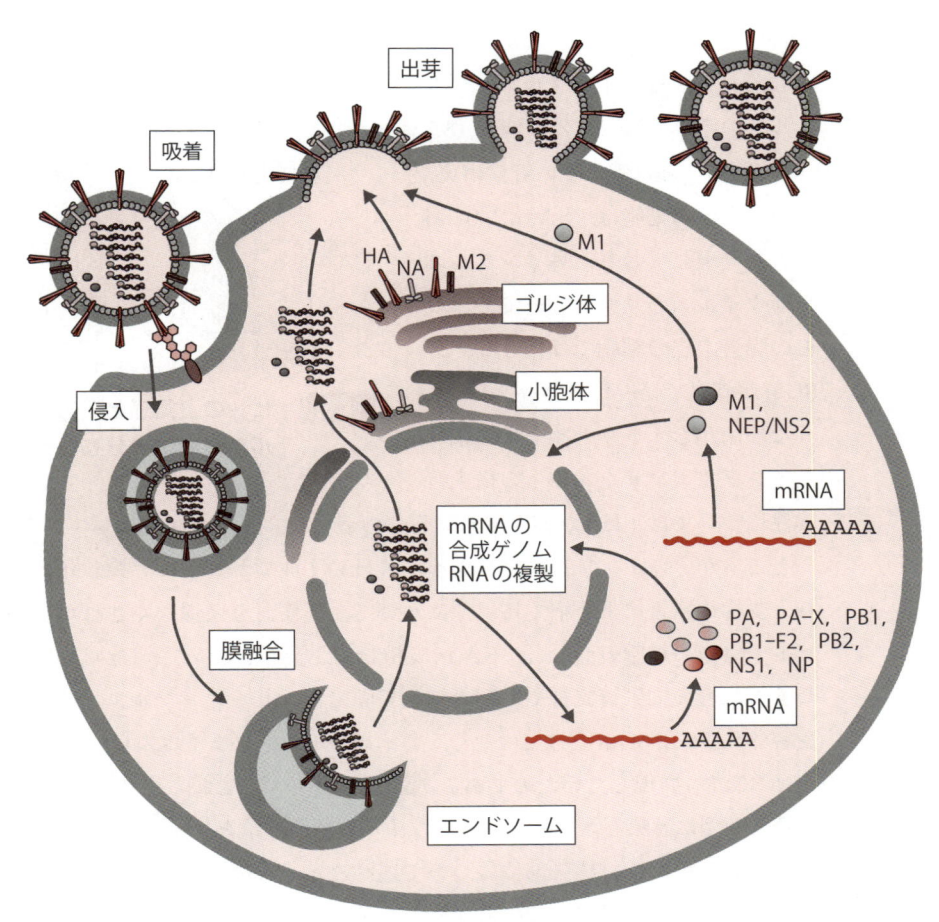

図7　A型インフルエンザウイルスの複製

　一方，ウイルス粒子が宿主細胞外へ出ようとするとき，HAは細胞表面の**シアル酸**と再び結合する．このままだとウイルス粒子は細胞外に放出されないが，もう一方のウイルス表面のスパイクタンパク質であるノイラミニダーゼ（NA）が機能し，HAが結合している宿主糖タンパク質のシアル酸を切断する．これによりウイルス粒子は細胞外に放出される．

　ちなみに，NAの切断活性を阻害する薬剤が，**オセルタミビル**（商品名：**タミフル®**）である．オセルタミビルリン酸塩がNAと結合することで切断活性を阻害している．

2）宿主特異性のカギをにぎる受容体のはずが…

　インフルエンザウイルスのHAは，宿主の細胞表面に発現している「シアル酸を末端に有する糖鎖」を受容体としている．また，HAと受容体の結合強度は，シアル酸と結合しているガラクトースの結合様式に大きく左右される．

　すなわち，鳥インフルエンザウイルスのHAは，シアル酸とガラクトースがα2,3

結合したもの（SAα2,3Gal）を認識し，一方，ヒトインフルエンザウイルスのそれでは，α2,6結合（SAα2,6Gal）を認識している．事実，ヒトの上気道細胞は，SAα2,6Galが多く発現しており，鳥インフルエンザウイルスのリザーバーであるカモの腸管上皮の細胞では，SAα2,3Galが高率で発現している．このような理由から，トリとヒトに感染するインフルエンザウイルスの宿主特異性については，HAが結合する受容体の違いから説明が可能なはずであった．

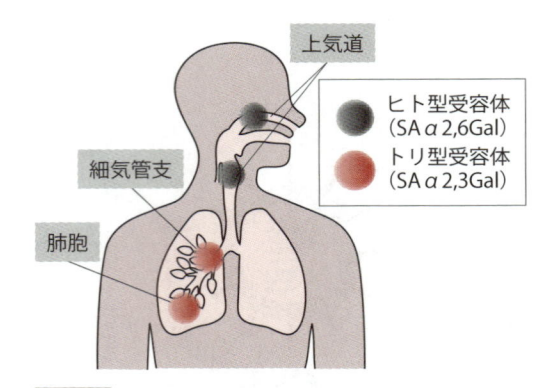

図8 ヒトの上気道と下気道におけるウイルス受容体の分布

　ところが，鳥インフルエンザウイルスH5N1亜型がヒトに感染し死亡者を出しており，受容体認識による宿主特異性について，再検討を余儀なくされた．前述のようにヒト上気道の細胞表面には，SAα2,6Galが発現している．しかし驚くべきことに，ヒト下気道の細気管支管や肺胞の細胞表面では，ヒトインフルエンザウイルスHAの受容体SAα2,6Galだけではなく，鳥インフルエンザウイルスHAの受容体であるSAα2,3Galも発現していたのである（図8）．そして，これらウイルス受容体の分布は，H5N1亜型に感染した患者におけるウイルス増殖部位とウイルスRNAの検出部位と見事に一致していた．感染部位について述べると，季節性のヒトインフルエンザが上部気道感染が主な症状であるのに対し，鳥インフルエンザウイルスH5N1亜型は，重篤な下気道感染を惹起する．これら症状の違いは，体内におけるウイルス受容体分布に起因していたのである．

👉 もっと詳しく

ウイルス変異の場としてのブタ

　ブタの上気道ではヒトインフルエンザウイルスと鳥インフルエンザウイルスの両方の受容体を発現している．すなわち，これらのウイルスがブタに同時に感染することで，両者のゲノムが交雑（**遺伝子再集合**）しハイブリッドウイルスが作出される可能性がある．ブタでの感染サイクルを通して，鳥インフルエンザウイルスがヒトインフルエンザウイルスと交雑し，ヒト–ヒト間を伝播できるような変異が起きてパンデミックを起こす可能性が危惧されている（図2）．

3）H5N1亜型ウイルスは変異によりヒトからヒトへの伝播を起こしうるのか

　現実問題として，鳥インフルエンザウイルスH5N1亜型はヒトからヒトへ容易に伝

播しパンデミックを起こす新型ウイルスに変異しうるだろうか．これを立証するために，独立した2つのグループで確認実験がおこなわれた．

◆ 遺伝子変異による飛沫感染形質の獲得

　Fouchierのグループ（オランダのErasmus医療センター）は，ヒトから分離された鳥インフルエンザウイルスH5N1亜型（A/Indonesia/ 5 /2005）を出発材料として，実験をおこなった．まずはじめに，ヒト型受容体を認識できるHAの変異ウイルスを作製しフェレット※に感染させた．

　HAに2つの変異（Q222L，G224S）を導入したH5N1亜型の組換えウイルスが，フェレットで最もよく増殖した．さらにこのHA変異に加え，哺乳動物内でのウイルス増殖が上昇することが明らかになっているRNAポリメラーゼPB2サブユニットに遺伝子変異（E627K）を導入した組換えウイルスを作製し感染実験をおこなったが，フェレット間での伝播は確認できなかった．

　そこで，HAとPB2に変異をもつ組換えH5N1亜型ウイルス（HA：Q222L，G224S＋PB2：E627K）をフェレットに感染させ，フェレット内で計10回の連続継代をおこなった（図9）．この連続継代感染によって，$in\ vivo$での自然変異による哺乳動物伝播の形質獲得を期待したのである．

　継代終了後に得られたウイルスを用いて，飛沫感染実験がついにおこなわれた．ウイルスをフェレットに経鼻接種後，動物個体は直接接触しないが空気は流れている隣接ケージに非感染フェレットを置いた（図9）．その結果，ウイルス粒子の飛沫によってフェレットは感染を起こしたのである．人為的に組換えたウイルスを使用しての実験であるが，ウイルスはたった10継代でフェレット内で変異を起こし，哺乳動物間で飛沫感染を起こす形質を獲得したのである．

　さて，ここからが米国の**バイオセキュリティー国家科学諮問委員会（NSABB）**が危惧していた問題のポイントである．ウイルスのどこに変異が生じ，哺乳動物間の伝播が可能となったのであろうか．

　$in\ vivo$では多種多様な組換えによってさまざまな亜型が生じるため，変異の生じた部位を解析するためにはウイルスを純化する必要がある．そこで，飛沫感染を起こしたフェレットのなかでもウイルス増加量が多かった個体の喉洗浄液を，非感染フェレットに鼻腔接種した．次いでフェレット内で増殖したウイルスを鼻腔より分離し再度別の非感染フェレットに飛沫感染させた．飛沫感染を起こしたフェレットからウイルスの回収をおこない解析した．このように感染を繰り返すことで，$in\ vivo$の組換えで生じる多種多様亜型ウイルスから，哺乳動物間で伝播するウイルスクローンを純化している．

　6匹のフェレットから回収したウイルスについて全ゲノム解析した結果，新たな変異はたった2カ所のみで，いずれもHAに変異（H103YとT156A）が生じていた．ま

※　フェレット：フェレットはヒトと同じようなSAα2, 6Gal，SAα2, 3Galの分布をしており，インフルエンザウイルスの伝播を調べるために用いられる．

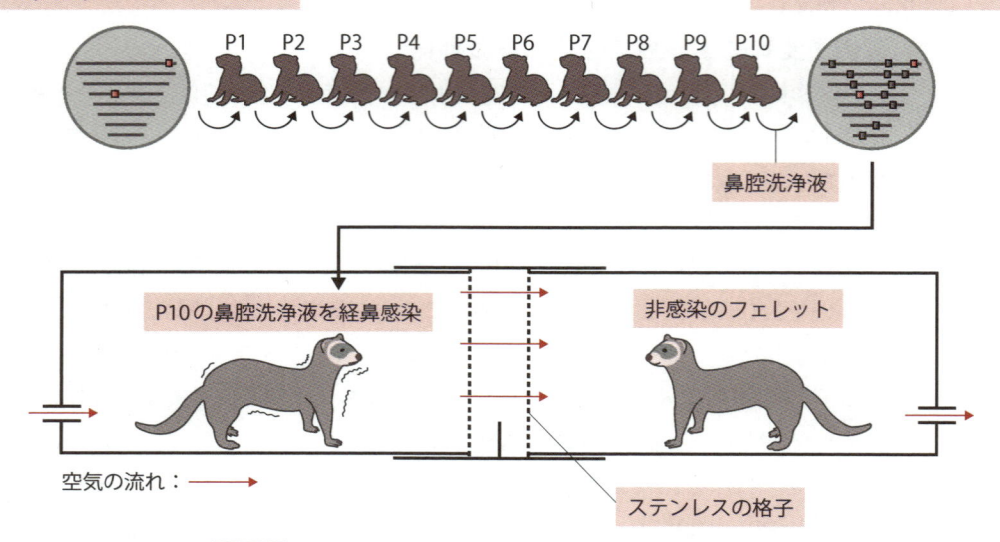

図9 飛沫感染によるフェレット間の伝播実験

た，最初に導入したHAとPB2変異は維持されていた．すべての回収ウイルスで同じ位置に変異が起きていたことは，ランダムな変異ではないことを示している．

以上をまとめると，鳥インフルエンザH5N1亜型においては，HA（Q222L, G224S）とPB2（E627K）の変異以外に，HAのなかでH103YとT156Aに変異が起きることで，哺乳動物間で伝播するウイルスになることが示唆された．ただし，この飛沫感染系による実験で死亡したフェレットは，一頭もいなかったことを書き足しておく．

◆ ハイブリッドによる飛沫感染形質の獲得

また，河岡らのグループ（東京大学医科学研究所）では，H5N1亜型ウイルスのHA遺伝子と2009年にパンデミックを起こした新型H1N1インフルエンザウイルスに由来する遺伝子（HA以外の7分節の遺伝子）を組合わせたハイブリッドウイルスを作製し，HAの4個のアミノ酸変異（N154D, N220K, Q222L, T315I）でフェレット間に飛沫感染が起きることを確認している．河岡らの結果でもフェレットに対して致死性ではなく，ヒトにおける高病原性は維持されなかった．また，ワクチンや抗ウイルス薬が変異ウイルスに対して有効なことが確認された．

このなかで特に興味深いのは，Fouchierらが見出したHA変異（Q222LとG224S）と，河岡らが見出したHA変異（Q222L, N220K）であろう．これらのHA変異によって，ヒト型のシアル酸受容体との親和性が高くなったのである．このことからも，鳥インフルエンザが哺乳動物間で伝播するためには，HAがヒト型受容体を認識するように変異することが重要であると考えられる．

このように異なったグループの独立したデータは，鳥インフルエンザウイルスのわ

ずかな変異によって，哺乳動物間での伝播が可能な変異ウイルスが出現しうることを示している．当初，米国のNSABBは，哺乳動物間での伝播力を付与する変異などの公表を限定的な範囲にとどめるべきであるとの勧告を出していた．パンデミックをもたらすバイオテロを懸念しての見解であるが，これらの感染実験は非常に厳格なセキュリティー体制でおこなわれていること，また，公衆衛生や科学にとっての利益があれば，論文公開すべきだという議論の結果，現在では，Science誌とNature誌に掲載された2つの論文をみることができる．

4) H7N9亜型はヒトに適応しつつある？

中国でのヒト死亡例から分離された2種類の**H7N9亜型**ウイルス（A/Anhui/ 1 /2013, A/Shanghai/ 1 /2013）の解析結果によると，これらのウイルスは，鳥インフルエンザウイルスH7N9亜型（A/duck/Gunma/466/2011）や2009年にパンデミックを起こしたH1N1pdm09ウイルス（A/California/ 4 /2009）よりもマウスでの感染性および致死性が高いことが明らかになっている．

また，H7N9亜型ウイルスは，ヒト気道上皮細胞およびフェレット気道で，季節性のH3N2ウイルスよりも高い力価で増殖したが，その一方で，飛沫感染による伝播は限定的であった．これについては，フェレットでの継代により，トリ型受容体への結合がより強くなるような変異が選択されるために，哺乳動物での伝播力が低下すると推察された．しかしながらこのウイルスは，ヒトの気道上皮細胞で効率よく増殖し，またヒトが免疫をもたないことも明らかとなっており，効率よく飛沫感染するような変異が生じればパンデミックを起こす可能性がある．

7 治療・予防—オセルタミビル耐性ウイルスの懸念

鳥インフルエンザウイルスに対して，ノイラミニダーゼ阻害薬は発症早期の投与で有効性が高いと考えられている．このため，鳥インフルエンザウイルス感染の診断が確定した段階で，抗インフルエンザウイルス薬をただちに投与すべきである．事実，中国からの報告では，**オセルタミビル**の早期投与により重症度を下げる可能性があると言及されている．また，発症後5日以内の投与が重篤化や死亡リスクを軽減するとの報告もある．その一方で，中国で流行しているH7N9亜型ウイルスに感染した患者を対象とした臨床検査では，このオセルタミビルに対する耐性ウイルスが確認されており，その拡散が危惧されている．

現在H7N9亜型に対するワクチンが世界になく，また，ヒトはこのウイルスに対して免疫を有していない．本ウイルスからパンデミックを起こす新型インフルエンザが発生した場合に備えて，各国でワクチン開発が進められている段階である．

第2部 わが国で危惧される感染症　I. 新興・再興感染症

6章 後天性免疫不全症候群（エイズ）
―かつては死にいたる病であったが…

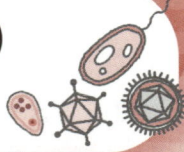

類　型	五類感染症・全数把握
病原体	ヒト免疫不全ウイルス（human immunodeficiency virus：HIV）
BSL	BSL3
伝播様式	HIV感染者との性的接触，母子感染，血液感染など
無症候期	平均10年
治療・予防	逆転写酵素阻害剤，プロテアーゼ阻害剤などによる多剤併用療法．妊娠時の抗HIV薬の服用による母子感染の予防

1　HIV感染とエイズ―混同していませんか？

　後天性免疫不全症候群（acquired immunodeficiency syndrome：AIDS, エイズ）とHIV感染は同意語ではない．
　HIV感染とは，**ヒト免疫不全ウイルス**（human immunodeficiency virus：HIV）に感染した状態のことをさしている．HIV感染によって免疫力が低下し，種々の日和見感染症や悪性腫瘍を合併することで，エイズへと進展する．この章では，HIV感染とエイズへの進展について述べるとともに，HIV感染のメカニズムならびに宿主側のHIV抑制因子についても解説したい．

2　HIV感染者の推移―制御が少しずつ進んでいる

1）世界のHIVの新規感染者は少しずつ減っている

　国連合同エイズ計画（UNAIDS）の報告「世界のエイズ流行2012年版」によれば，2011年における世界のHIV陽性者数は3,400万人で，新たなHIV感染者数は年間250万人と推定されている．特にサハラ以南のアフリカにおけるHIV陽性率は非常に深刻であり，成人の20人に1人（4.9％）がHIV陽性者である．驚くべきことに，同地域のHIV陽性者数は世界の69％を占めているのである．また，サハラ以南はいわゆる「髄膜炎ベルト」ともよばれ髄膜炎（**第2部13〜15参照**）が多発している地域であるため，複合感染によるエイズ重篤化も念頭におく必要がある．
　その一方でよいニュースもある．2011年におけるHIVの新規感染者数は，2001年のそれと比較すると20％も減少しているのである．最も大きく減少したのは，カリブ

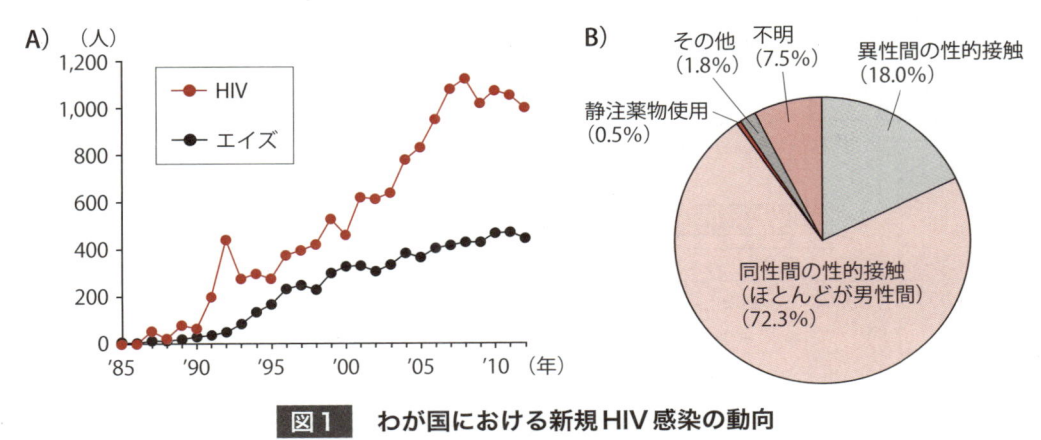

図1 わが国における新規HIV感染の動向
A) 新規HIV感染者ならびにエイズ患者報告数の年次推移. B) 新規HIV患者の感染経路（2012年）
（巻末の文献1を元に作成）

諸国（42％の減少）とサハラ以南のアフリカ（25％の減少）である．さらに，抗HIV薬が飛躍的に改善された結果，アフリカ流行地域における死亡者数の増加に歯止めをかけ，HIV感染者数全体における死亡率も減少している．一方で，HIV感染者数（生存者数）は若干の増加傾向にある．これは，抗HIV薬が奏効しエイズによる死亡者数が減少しているからである．

抗HIV薬の開発と予防プログラムが普及しつつあるなかで，治療体制の不備により感染者が今なお増加している地域もある．少なくとも下記に示す9カ国は，2011年の新規HIV感染者数が，2001年のそれと比較して25％も増加している．アフリカのギニアビサウ，東南アジアのバングラディシュ，インドネシア，フィリピン，スリランカ，東ヨーロッパのカザフスタン，キルギス，モルドバ，グルジアなどの国々である．

2）日本のHIV感染はほぼ横ばい

厚生労働省エイズ動向委員会の報告によると，わが国における2012年の新規HIV感染者は1,002人で，エイズ患者は447人であった．どちらも9割近くが日本国籍をもつ男性であった．HIV感染者数は2004年ごろから急増しているが，2008年以降は，ほぼ横ばいで推移している（図1A）．また，2012年における新規HIV感染者の感染経路をみてみると，72.3％が同性間（ほとんどが男性間）における性的接触によるもので，次いで異性間の性的接触（18.0％）であった．感染経路のほとんどは性的接触に起因しており（図1B），この傾向は保たれている．

3　HIVの構造と感染サイクル—増殖の場としての免疫担当細胞

1）HIVのゲノム構造

HIVはレトロウイルス科レンチウイルス属（*Retroviridae Lentivirus*）に分類され，

図2　HIV-1のゲノム構成

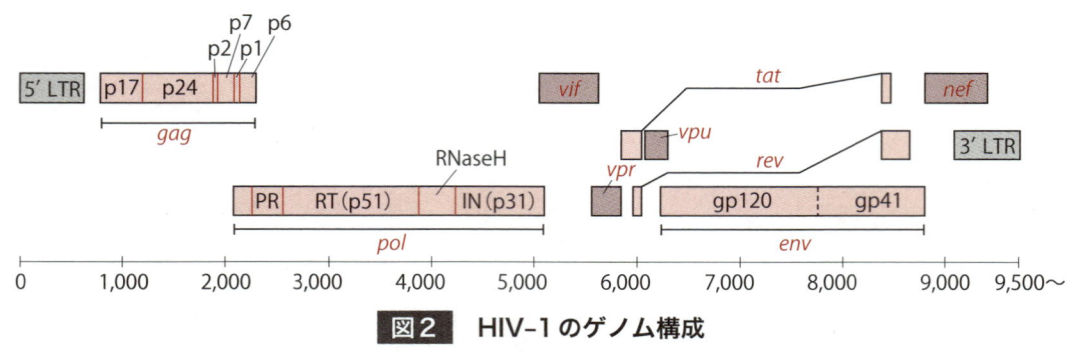

各ゲノムがコードするタンパク質は表を参照

　遺伝学的性状の異なるHIV-1とHIV-2に大別される．HIV-1はチンパンジーの免疫不全ウイルス（SIVcpz）から，一方，HIV-2はスーティマンガベイとよばれるサル由来のウイルス（SIVsmm）から進化したと推測されている．

　HIV-1ウイルスゲノムは約9,500塩基のプラス鎖RNAを2コピーもっている．そのゲノム構成を図2に示した．ゲノムの両端にはLTR（long terminal repeat）とよばれる繰り返し配列があり，転写制御に必要なプロモーターとエンハンサー，また，ウイルスのゲノムDNAを宿主染色体に挿入するインテグラーゼの認識配列がある．

　LTRではさまれたゲノム内には，構造遺伝子（gag, pol, env），調節遺伝子（tat, rev），さらに後述するアクセサリータンパク質をコードする遺伝子を含んでいる．このなかでも3種の構造タンパク質（Gag, Pol, Env）は，すべてのレトロウイルスに保存され，ウイルス粒子形成やゲノム複製における逆転写反応，組込みの過程で機能している．また，調節タンパク質であるTatとRevはウイルスの遺伝子発現を制御しており，HIV-1とHIV-2で共通である．一方，アクセサリータンパク質Vif, Vpr, Nefは，HIV-1とHIV-2の両者に共通しているが，VpuはHIV-1特異的で，VpxはHIV-2に特異的である．

　なお，ゲノムがコードする遺伝子産物の機能・作用については表に示した．

👉 もっと詳しく

HIVのサブタイプによる分類

　HIVはそのゲノム構造からHIV-1とHIV-2に大別され，さらにHIV-1はその遺伝学的系統から4つのグループに分類される（図3）．そのなかでもグループMは，いくつかのサブタイプに分類される．さらに，サブタイプ間での組換えも起きており，ある地域の流行に関与しているものを組換え型流行株（circulating recombinant form：CRF），それ以外のものを unique recombinant form（URF）と定義している．グループMのなかでもサブタイプCに属するHIV-1が世界における流行の約半数を占めている．一方，2003～2008年にかけて分離されたHIV臨床分離株の解析の結

表　HIVの遺伝子産物の機能・作用

遺伝子産物	機能・作用
Gag	
・MA/p17	マトリックス．エンベロープの裏打ちタンパク質で，エンベロープとカプシドを連結している
・CA/p24	カプシドコアの基本骨格を構成する
・NC/p7	ヌクレオカプシド．ウイルスのゲノムRNAに結合しRNAの凝集・保護をおこなっている
・p6	Vprと結合して，この分子を細胞膜に局在させる
Pol	
・PR/p11	プロテアーゼ．Gag-Polを切断し各ウイルスタンパク質を切り出すことで，ウイルス粒子の成熟に関与する
・RT/p66	逆転写酵素．プロテアーゼ処理によって完全長のp66と一部がプロセスされたp51が二量体を構成している
・RNaseH	RTのプロセシングによって生じる分子でRNaseHとして機能する
・IN	インテグラーゼ．逆転写によって生成された二本鎖DNAゲノムを宿主染色体に組み込む役目を有している
Env/gp120 + gp41	エンベロープタンパク質．gp160として産生され，宿主のプロテアーゼで切断されてgp120とgp41になる．宿主受容体を認識する
Tat	転写活性化因子
Rev	ウイルスゲノムRNAの核外輸送を制御している
Vif	APOBECに結合しユビキチン-プロテアソーム系で分解する．APOBECの抗HIV活性を阻害
Vpr	ユビキチン-プロテアソーム系を介して，細胞周期の停止を誘導する．アポトーシスの制御に関与している
Vpu	HIV-1はこの因子を有する．CD4のダウンレギュレーションとTetherinに結合しユビキチン-プロテアソーム系で分解する
Vpx	HIV-2はこの因子を有する．ユビキチン-プロテアソーム系を介して，RNAゲノムの効率的な逆転写に関与する
Nef	細胞表面分子（CD4，MHC-I，CXCR4）のダウンレギュレーションに関与する

果，意外にもわが国では，9割近くがサブタイプBであった．

2）HIV粒子の構造

　直径110 nmのウイルス粒子はエンベロープで被われ，そのなかに2コピーのプラス鎖RNAゲノム，逆転写酵素，インテグラーゼなどのウイルスタンパク質を含んでいる（図4）．ウイルス粒子の外殻を構成するエンベロープは，

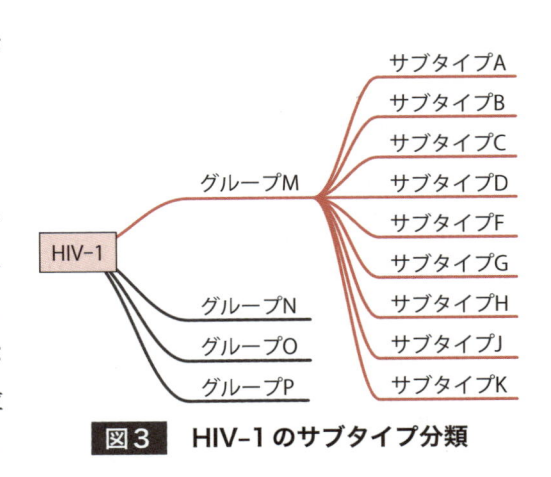

図3　HIV-1のサブタイプ分類

HIV-1
- グループM
  - サブタイプA
  - サブタイプB
  - サブタイプC
  - サブタイプD
  - サブタイプF
  - サブタイプG
  - サブタイプH
  - サブタイプJ
  - サブタイプK
- グループN
- グループO
- グループP

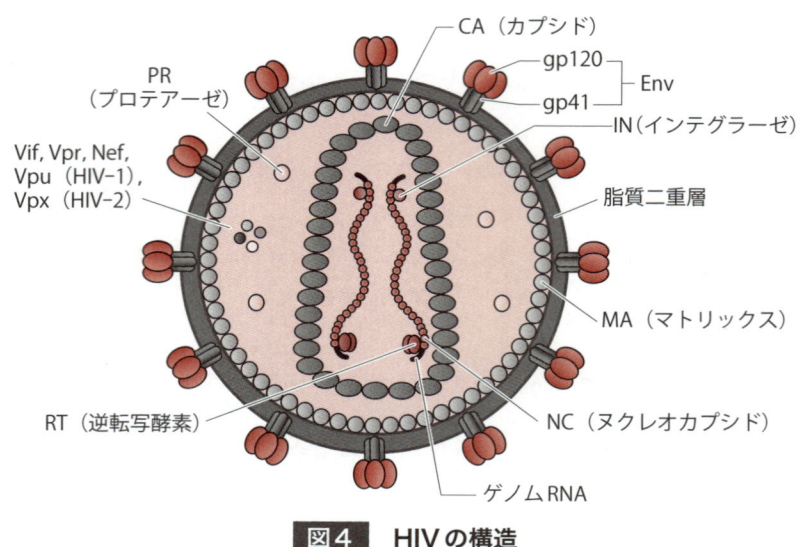

図4　HIVの構造
各因子の詳細は**表**を参照

　gp120とgp41（三量体）からなるエンベロープタンパク質（Env）が，ウイルス表面上に発現している．このEnvは，標的細胞であるヘルパーT細胞やマクロファージに発現している受容体と結合することで，ウイルスの宿主細胞内侵入に関与している．ヘルパーT細胞におけるEnvの受容体は，**CD4受容体**と**ケモカイン受容体**CXCR4であり，一方，マクロファージではCD4受容体とケモカイン受容体CCR5である．ケモカイン受容体は補助受容体ともよばれ，CXCR4を補助受容体として使用するHIVはT細胞指向性であり，CCR5を利用するHIVはマクロファージ指向性となる．また，両者の補助受容体を認識するHIVも存在している．

3）HIVの複製

　HIVの感染サイクルは，宿主細胞のゲノムに組み込まれ**プロウイルス**になるまでの前期過程と，プロウイルスを鋳型としてウイルス粒子を細胞外に放出する後期課程に大別される（図5）．

◆ 前期過程

　HIVはヘルパーT細胞やマクロファージの受容体に吸着し，次いでウイルス膜と宿主の細胞形質膜を融合させて（膜融合），ウイルスのコアを宿主細胞内に注入する．続くコアの脱殻に伴いウイルスのRNAゲノムは，ウイルス由来の逆転写酵素によって二本鎖DNAに逆転写された後，宿主細胞の核に移行する．その後核内に移行した二本鎖DNAは，ウイルス由来のインテグラーゼで宿主の染色体内に組込まれてプロウイルスとなる．ここまでが前期過程である．

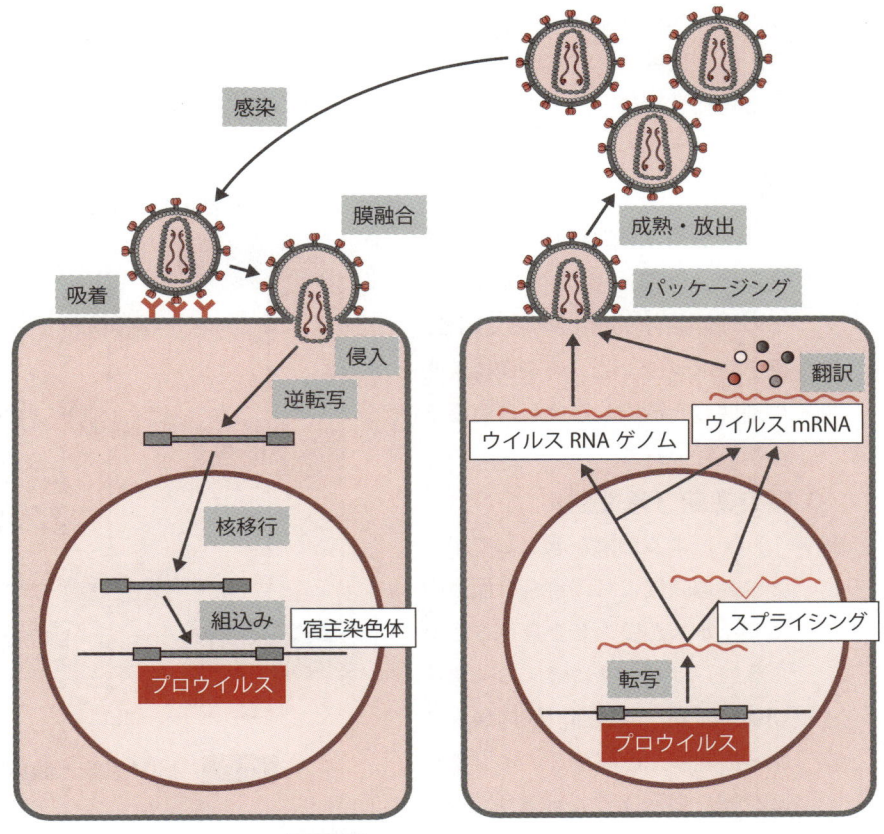

図5　HIVの感染サイクル

左側が，宿主細胞のゲノムにプロウイルスとして組み込まれる前期過程．右側が，プロウイルスからウイルス粒子を細胞外に放出するまでの後期過程

◆後期過程

　後期過程では，まずウイルスDNAが宿主のRNAポリメラーゼと調節タンパク質であるTatの働きによって，ウイルスmRNAに転写される．続いて，生成されたウイルスmRNAは調節タンパク質Revを利用し，核外へ輸送される．その後，細胞質中でこのウイルスmRNAから，ウイルス構造タンパク質，ウイルス酵素（逆転写酵素，プロテアーゼ，インテグラーゼ）などが産生される．最終的に，細胞膜直下で複合体を形成し（パッケージング），ウイルス粒子が細胞外へと遊離される．

4　感染から発症までの経過——長い無症候期が続く

1）感染経路

　HIVの主な感染経路として，性的接触による感染，母子感染（胎盤感染や母乳感染），血液感染（輸血，臓器移植，医療事故，麻薬などの静脈注射）などがあげられる（図6）．

血液や体液を介した接触がない限り，日常生活においてHIVに感染する可能性はほとんどない．

2）経過

HIV感染の自然経過は，①感染初期（急性期），②無症候期，③エイズ発症期に分類される（**図6**，**図7**）．そのあいだ，感染が持続的に進展し，治療しなければ免疫不全状態にいたる．

①感染初期（急性期）

HIVによる感染が成立してから2～3週間後にHIV血症（血液中にウイルスが侵入し全身へと広がる状態）はピークに達する．急性期は，発熱，咽頭痛，筋肉痛，リンパ節腫脹，頭痛など，インフルエンザに似たような症状を示す．

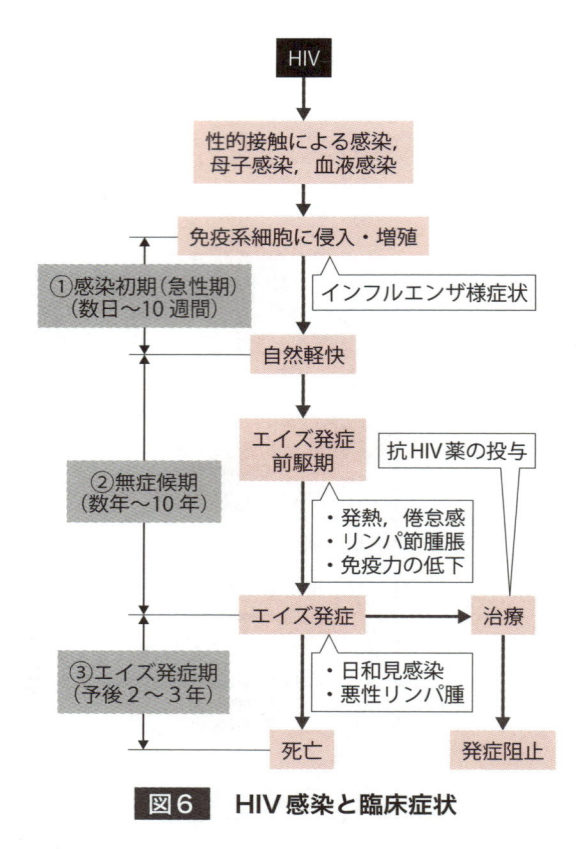

図6　HIV感染と臨床症状

この初期症状は数日から10週間ぐらい継続し，そのあと自然に軽快する．

②無症候期

HIVに感染して6～8カ月経過すると，細胞傷害性Tリンパ球の誘導や抗体産生によって，HIVの増加速度と排除される速度において平衡状態が保たれ，血中のHIV RNA量も一定のレベルを保つようになる．このレベルを**ウイルス学的セットポイント**とよんでいる．ウイルス学的セットポイントが低いレベルにあればエイズ発症のリスクは少なくなり，高いほど症状がはやく進行するとされている．

そしてその後，数年から10年間ほどの無症候期に入る．この期間にある感染者は自覚症状はないが他人にウイルスを移す危険性があり，「無症候キャリア」とよばれている．このような無症候期においてもHIVは増殖し続けており，CD4陽性リンパ球に感染を繰り返している時期でもある．無症候期を過ぎてエイズ発症前駆期になると，発熱や倦怠感，リンパ節腫脹などが出現し，免疫力が低下しつつあるので，帯状疱疹などを発症しやすくなる．

③エイズ発症期

HIV感染後に適切な治療がおこなわれないと，感染がさらに進行し，CD4陽性のT細胞は急速に減少していく．進行に伴ってCD4陽性のリンパ球数が200/mm^{3}以下になるとカリニ肺炎などの日和見感染症を発症し，50/mm^{3}を下回ると非定型抗酸菌症，

サイトメガロウイルス感染症，中枢神経系の悪性リンパ腫などを発症するようになる．これらの症状に伴い，食欲低下，下痢，衰弱などが顕著になる．エイズを発症して未治療の場合，予後2〜3年で死亡すると推測されている．

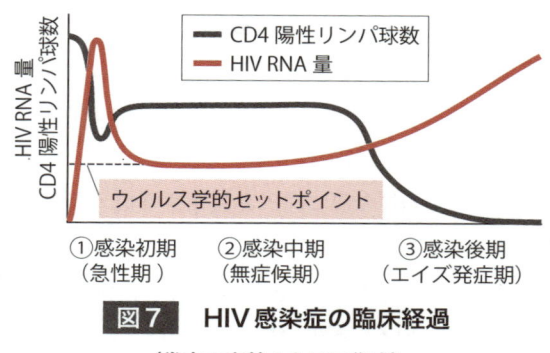

現在では，抗HIV薬の大幅な進歩によって，治療によってウイルス量を測定感度以下まで抑制しエイズ発症を阻止することが可能である．

図7　HIV感染症の臨床経過
（巻末の文献1を元に作成）

5　HIVを抑制する宿主側因子と拮抗するウイルス側因子

われわれの体内は，HIVに対する抑制因子（細胞性HIV抑制因子）を生来もっていることが，最近の研究で明らかになった．一方，HIVのアクセサリータンパク質のなかには，細胞性のHIV抑制因子に作用し，その機能を阻害することもわかってきた．ここでは細胞性HIV抑制因子の作用機構について解説するとともに，これに拮抗するウイルス側のアクセサリータンパク質についても述べてみたい．

1）TRIM5α

HIV-1はアカゲザルやカニクイザルには感染が成立せず，宿主特異性が厳密である．TRIM5αはアカゲザルにおける感染不成立に働く抗HIV-1因子として，最初に報告された．この因子はHIV-1のカプシドタンパク質に結合することで，ウイルスの逆転写反応とゲノムDNAの核移行プロセスを阻害している．しかし残念ながらヒトTRIM5αは，HIV-1感染を抑制できない．その一方で，ヒトTRIM5αは，アカゲザルのそれよりもマウス白血病ウイルスの感染を効果的に阻止することがわかっている．このようにTRIM5αは動物種によって異なっており，感染阻止が可能なウイルス種も限られている．

2）APOBECタンパク質

APOBEC3G（A3G）をはじめとする**APOBEC**タンパク質は，HIVの感染過程でウイルス粒子に取り込まれると，次の感染サイクルの逆転写反応を阻害する．A3Gの酵素機能は核酸のシトシン残基を脱アミノ化しウラシル残基に変換するシチジンデアミナーゼである．

このA3Gは，*vif*欠損ウイルスではウイルスRNAと結合しウイルス粒子内へ取り込

まれる．A3Gを取り込んだHIVが細胞に感染すると，ウイルスRNAから逆転写されたマイナス鎖DNAのシトシンは脱アミノ化されウラシルに変換されてしまう．結果的にプラス鎖DNAにグアニンからアデニンへの変異が挿入され，これによりアミノ酸変異や停止コドンが生じウイルスのタンパク質合成が完全に阻害される．さらにDNA鎖に挿入されたウラシルDNAは，ウラシルDNA分解酵素により分解されると推察されている．

A3Gに対抗するウイルス側の因子として，アクセサリータンパク質Vifが知られている．感染細胞内でVifがA3Gに結合すると，Vif-A3G複合体はユビキチン-プロテアソーム分解系で処理される．その結果，A3Gのウイルス粒子内への取り込みが阻害され，ウイルスは細胞内で変異を起こすことなく増殖できるようになる．

3）Tetherin

Tetherinは，N末端側に膜貫通ドメイン，C末端側にGPIアンカードメインをもつユニークな膜タンパク質である．この因子はI型インターフェロンによって誘導され，HIV感染細胞から産生されたウイルス粒子を細胞膜で繋留（tether）し，ウイルス粒子の放出を阻害する．さらにTetherinは，HIV-1だけではなくHIV-2やサル免疫不全ウイルス（simian immunodeficiency virus：SIV）にも作用し，また，エンベロープを有する他のウイルスも細胞膜上で繋留することが知られている．

Tetherinによって膜上に繋留されたウイルス粒子は，エンドサイトーシスによって再び細胞内に取り込まれ，初期エンドソームを経由してリソソームで分解される．

Tetherinに対するHIV-1側の因子として，アクセサリータンパク質であるVpuが知られている．VpuとTetherinは互いに膜貫通ドメインを介して結合する．Vpuの細胞質ドメインに存在するセリン残基（Ser52, Ser56）が宿主由来のカゼインキナーゼによってリン酸化されると，アダプタータンパク質であるβ-TrCPが結合し，ユビキチンリガーゼ複合体が形成される．この複合体により，Tetherinが**ユビキチン化**され**ユビキチン-プロテアソーム分解系**で処理されるのである．

一方，前述したようにHIV-2はVpuを有していないが，HIV-2のEnvに抗Tetherin活性があることが報告されている．HIV-2 Envは細胞外ドメインでTetherinと相互作用しTetherinを細胞膜からトランスゴルジネットワークに隔離する．また，**カポジ肉腫関連ヘルペスウイルス**は，ウイルス由来のK5タンパク質がユビキチンリガーゼとして機能し，Tetherinのリジン残基（Lys18）をユビキチン化することで，ユビキチン-プロテアソーム分解系で分解している．

👉 もっと詳しく

ユビキチン-プロテアソーム系による分解

細胞内では常にタンパク質が合成されているが，なかには正しい構造を保てないも

図8 ユビキチン–プロテアソーム系によるタンパク質の分解

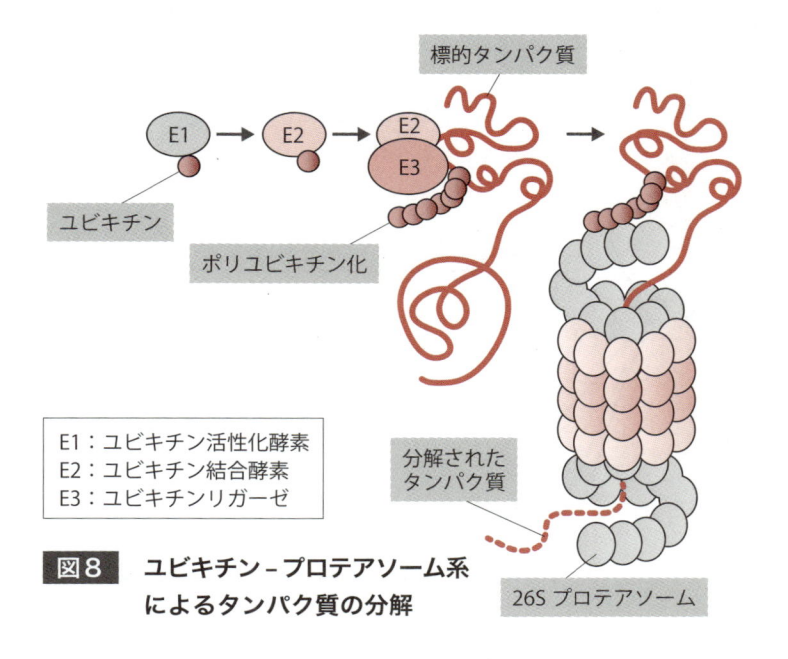

E1：ユビキチン活性化酵素
E2：ユビキチン結合酵素
E3：ユビキチンリガーゼ

のや，酸化ストレスなどによって変性タンパク質が出現してくる．そこでこれらタンパク質の品質管理をおこなうのが，ユビキチン–プロテアソーム系である（**図8**）．細胞のなかの異常タンパク質はユビキチンリガーゼによってポリユビキチン化され，それがマーカーとなり26Sプロテアソームによって認識・分解処理される．その一方で，ウイルスや細菌のなかにはユビキチン–プロテアソーム系を巧妙に利用することで感染を成立させるものがある．前述したように，病原体のなかにはK5タンパク質のようにユビキチンリガーゼ活性をもつものがあり，感染成立の邪魔になる宿主タンパク質を積極的に分解することで，宿主側の排除機構に対抗しているのである．このユビキチン化は選択的オートファジーにも関連しているので，**第3部2章：選択的オートファジー**も参照してほしい．

6 治療・予防 — HIV感染症は一生つき合う病気となった

　HIV感染症の治療法として，**図9**に示す抗HIV薬（その一部を示した）が実用化され臨床で使用されている．このような抗HIV薬の3剤以上を組合わせる**多剤併用療法（combination antiretroviral therapy：cART）**が，HIV感染症の標準的な治療法である．
　これまでに多くの抗HIV薬が開発され，わが国では承認されていないが（2013年10月現在），欧米では融合阻害剤enfuvirtideなどの新規薬剤も登場し使用されている．抗HIV薬はその改良が予断なく続けられており，抗ウイルス活性，血中半減期などが飛躍的に改善され，それらがHIV治療の向上に直接結びついている．
　厚生労働省研究班「薬剤耐性HIVの動向把握のための調査体制確立及びその対策に

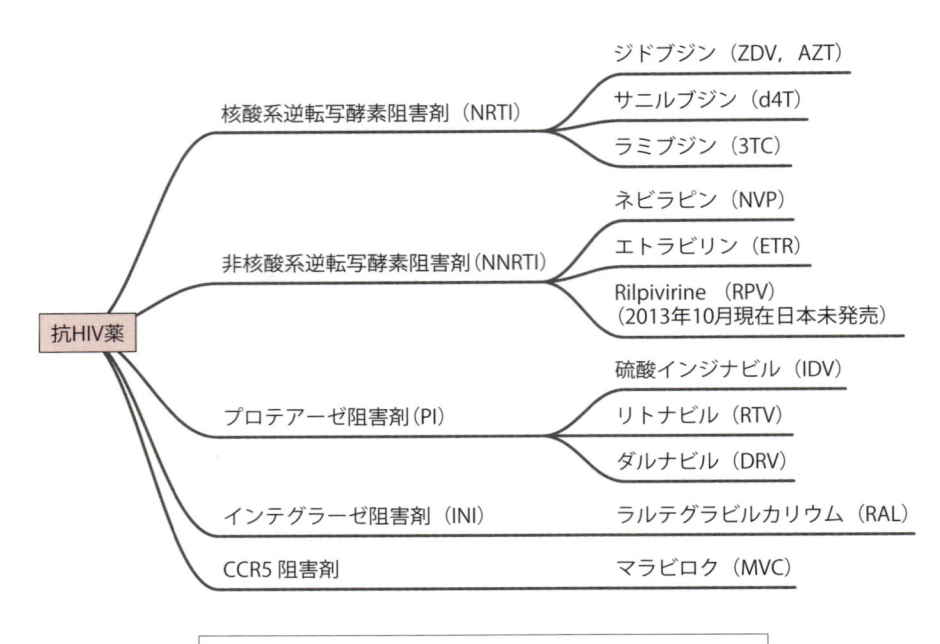

```
                                    ┌── ジドブジン（ZDV, AZT）
          核酸系逆転写酵素阻害剤（NRTI）──┼── サニルブジン（d4T）
                                    └── ラミブジン（3TC）

                                     ┌── ネビラピン（NVP）
          非核酸系逆転写酵素阻害剤（NNRTI）─┼── エトラビリン（ETR）
抗HIV薬 ──┤                            └── Rilpivirine（RPV）
                                         （2013年10月現在日本未発売）

                                     ┌── 硫酸インジナビル（IDV）
          プロテアーゼ阻害剤（PI）─────────┼── リトナビル（RTV）
                                     └── ダルナビル（DRV）

          インテグラーゼ阻害剤（INI）────── ラルテグラビルカリウム（RAL）

          CCR5 阻害剤 ───────────────── マラビロク（MVC）
```

NRTI：nucleoside analogue reverse transcriptase inhibitor
NNRTI：non-nucleoside reverse transcriptase inhibitor
PI：protease inhibitor
INI：integrase inhibitor

図9　代表的な抗HIV薬の分類と種類

関する研究」によると，薬剤耐性変異のタイプは，核酸系逆転写酵素阻害剤（NRTI）に対するものが最も多く，次いでプロテアーゼ阻害剤（PI），そして非核酸系逆転写酵素阻害剤（NNRTI）の順となっている．それでもなお多様な抗HIV薬を選択することが可能であり，薬剤耐性が原因となってcARTが失敗するケースは劇的に低下している．また，HIVによる母子感染は，妊娠14週以降に抗HIV薬を服用する，分娩時に抗HIV薬を点滴するなどの適切な予防処置を施すことで，乳児へのHIV感染率を1％未満にまで低下させることが可能である．

　HIVが出現した当初は「HIV感染＝死にいたる病」であったが，治療薬が発達した現在，HIV感染症は根気よく一生つき合う病気になりつつある．

第2部　わが国で危惧される感染症　Ⅱ．腸管感染症

7章 ディフィシル菌感染症
―強毒化した菌がもたらしたアウトブレイク

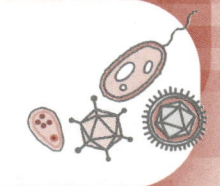

類　型	なし
病原体	クロストリジウム・ディフィシル（*Clostridium difficile*）
BSL	BSL2
伝播様式	医療従事者の手指，病院内の汚染された器物を介しての感染
潜伏期間	腸内細菌叢[※1]などの個人差で異なる
治　療	腸内細菌叢の破壊を引き起こす抗菌薬投与の中止．治療には糞便移入法が有効

1 クロストリジウム属の意外な伏兵―ディフィシル菌

　クロストリジウム属は芽胞を形成するグラム陽性の**偏性嫌気性桿菌**[※2]で150種を超える菌種が含まれる．それらの多くは土壌などの自然環境やヒトを含めた動物の腸管などに生息している（図1）．北里柴三郎は空気を水素で置換することで，細菌を嫌気的条件下で培養する方法を考案し，**破傷風菌（*Clostridium tetani*）**の純粋培養に成功した．破傷風菌と**ボツリヌス菌（*Clostridium botulinum*）**は，自然界に存在するなかでも最強クラスの神経毒を産生する．一方，**ウェルシュ菌（*Clostridium perfringens*）**は，食中毒や化膿性感染症の起因菌であり，種々の毒素を産生する．今回，本書で取り上げるのは，本属のなかでもあまり耳慣れない**クロストリジウム・ディフィシル（*Clostridium difficile*，ディフィシル菌）**である（図2）．

　ディフィシル菌は，1935年にIvan HallとElizabeth O' Tooleによってはじめて分離された．菌名はその分離培養が非常に困難（difficult）であったことに由来しているが，今ではディフィシル菌の選択培地で嫌気培養することで，容易に検出が可能である．強毒であるがゆえに研究が進んできた破傷風菌やボツリヌス菌とは裏腹に，ディフィシル菌はこれまで注目されることはなかった．しかし1980年ごろから，本菌による感染が北米やヨーロッパの医療現場で，じわじわと拡大してきたのである．事実，イギリスではディフィシル菌による感染で，2006年だけでも3,393名の死亡者を出しており，その感染制御が喫緊の課題となっている．

　このように，ディフィシル菌による感染は諸外国において広く知れ渡っているが，

※1 腸内細菌叢：ヒトの腸管内には多様な細菌群が存在している．これらは互いに生存競争を繰り広げつつも，その一方では共生関係にある．このように，ある一定のバランスが保たれた微生物生態系を細菌叢とよんでいる．

※2 偏性嫌気性菌：遊離酸素があると生育できない菌は偏性嫌気性菌とよばれ，一方，酸素の有無にかかわらず生育できる菌は通性嫌気性菌とよばれている．

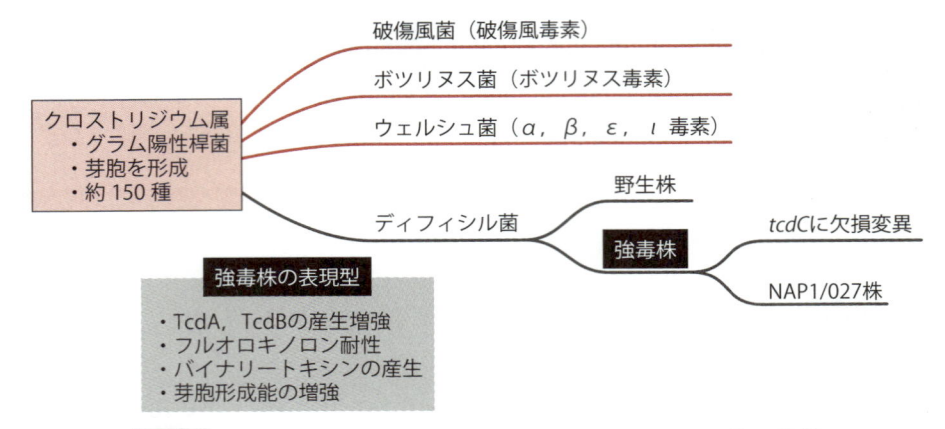

```
クロストリジウム属          ─── 破傷風菌（破傷風毒素）
・グラム陽性桿菌            ─── ボツリヌス菌（ボツリヌス毒素）
・芽胞を形成                ─── ウェルシュ菌（α, β, ε, ι 毒素）
・約150種                   ─── ディフィシル菌 ── 野生株
                                              └─ 強毒株 ── tcdCに欠損変異
                                                        └─ NAP1/027株
```

強毒株の表現型
- TcdA, TcdBの産生増強
- フルオロキノロン耐性
- バイナリートキシンの産生
- 芽胞形成能の増強

図1 クロストリジウム属菌と強毒型ディフィシル菌の特徴

わが国においては今1つ表面化していないのが現状である．その理由として，ディフィシル菌の検出には嫌気的培養が必要であること，抗菌薬関連下痢症の主要な起因菌としての認識が浸透していないこと，などがあげられる．この章では，北米で**アウトブレイク**[※3]を起こしたディフィシル菌NAP1/027株の伝播について触れるとともに，ディフィシル菌の特徴と強毒化機構について解説したい．

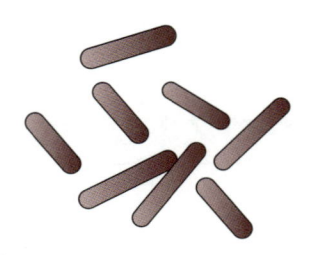

図2 クロストリジウム・ディフィシル

👉 もっと詳しく

クロストリジウム属の毒素について

　ボツリヌス菌（A〜G型）と破傷風菌が産生する150 kDaのタンパク質毒素（**ボツリヌス毒素，破傷風毒素**）は，神経障害を誘導する．菌体から分泌された毒素は，プロテアーゼによって，50 kDaの軽鎖（活性サブユニット）と100 kDaの重鎖（結合サブユニット）に切断される．軽鎖は基質特異性がきわめて高い亜鉛依存性の金属プロテアーゼである．体内に取り込まれた毒素が神経筋接合部に到達すると，シナプス前膜にある受容体と結合し，エンドサイトーシスによって取り込まれる．

　ここで，毒素の標的である神経伝達システムについて，軽く触れてみよう．興奮がシナプスに達するとシナプス小胞が細胞膜と膜融合を起こすことで，小胞内部に貯蔵してあった神経伝達物質がシナプス間隙（細胞の外側）に放出される．それがシナプス後細胞表面に存在する受容体と結合することで，刺激が伝達されていく．このとき

※3　アウトブレイク：同一の病原体に起因する感染症が，通常予測される症例数より多く発生したとき，または，その発生に統計的な有意差が認められるときに，アウトブレイクと判断される．一方，多剤耐性菌によるアウトブレイクを疑う基準として，一例目の発見から4週間以内に，同一病棟において，新たに同一菌種による感染症の発症例が計3例以上報告された場合があげられる．

の膜融合は，**SNAREタンパク質**（膜融合にかかわる）であるシナプトブレビン，シンタキシン，SNAP-25が複合体を形成することで誘導される．

　毒素はこの3つのSNAREタンパク質のいずれかに作用し特異的に切断することで，神経伝達を遮断している．ボツリヌス毒素と破傷風毒素の作用機序は同一であるが，ボツリヌス中毒では弛緩性麻痺を起こし，一方，破傷風では痙攣性麻痺を惹起する．このような麻痺の違いは，毒素の作用部位に帰結している．すなわちボツリヌス毒素は神経筋接合部で限定的に作用するのに対し，破傷風毒素は神経軸索にそって上行する．そして中枢神経のなかでも抑制性ニューロンの神経伝達を阻害するために，強直性の痙攣を起こすのである．

2　抗菌薬関連下痢症―起因菌の20～30％がディフィシル菌

　ディフィシル菌は新生児の糞便から検出されるごくありふれた菌である．しかし，成長するにつれてその保菌率は低下し，健常人におけるディフィシル菌の保菌率は，7～8％である．問題となるのは約3％の健常人が無症候性キャリアとして，病原性のディフィシル菌を保菌していることである．ディフィシル菌による感染（*C. difficile* infection：CDI）は，病院などの医療機関で起こるとされていた．しかし，CDIの約20％は**市中感染**（community-aqcuired infection）であることが，米国，カナダ，ヨーロッパのサーベイランスで明らかとなった．ちなみに市中感染は，**医療関連感染**（healthcare associated infection）の対語であり，病院外で起きる感染のことである．

　そもそもディフィシル菌による感染は，なぜ増加傾向にあるのだろうか？　実は本菌による感染増加は，抗菌薬の使用と密接に関連していたのである（図3）．感染症を治療する際に抗菌薬をある程度の期間にわたって投与すると，腸内細菌叢のバランスが崩れ，少数の菌群が腸管で異常に増殖することで，下痢などの臨床症状として現れることがある（菌交代症）．抗菌薬の投与による**抗菌薬関連下痢症**（antibioitc-associated diarrhea：AAD）も，菌交代症の1つである．

　これまでAADの起因菌として，**メチシリン耐性黄色ブドウ球菌（MRSA）**（第2部20章参照），*Klebsiella oxytoca*，緑膿菌（第2部19章参照）などが報告されてきた．しかし，ディフィシル菌の存在が認識されるにつれて，本菌がAAD起因菌の20～30％を占めていることが明らかになった．ヨーロッパの医療機関における大規模なサーベイランスでは，ディフィシル菌のAAD再発率は18％にも上ることが報告され，院内感染の起因菌として脅威の対象となりつつある．

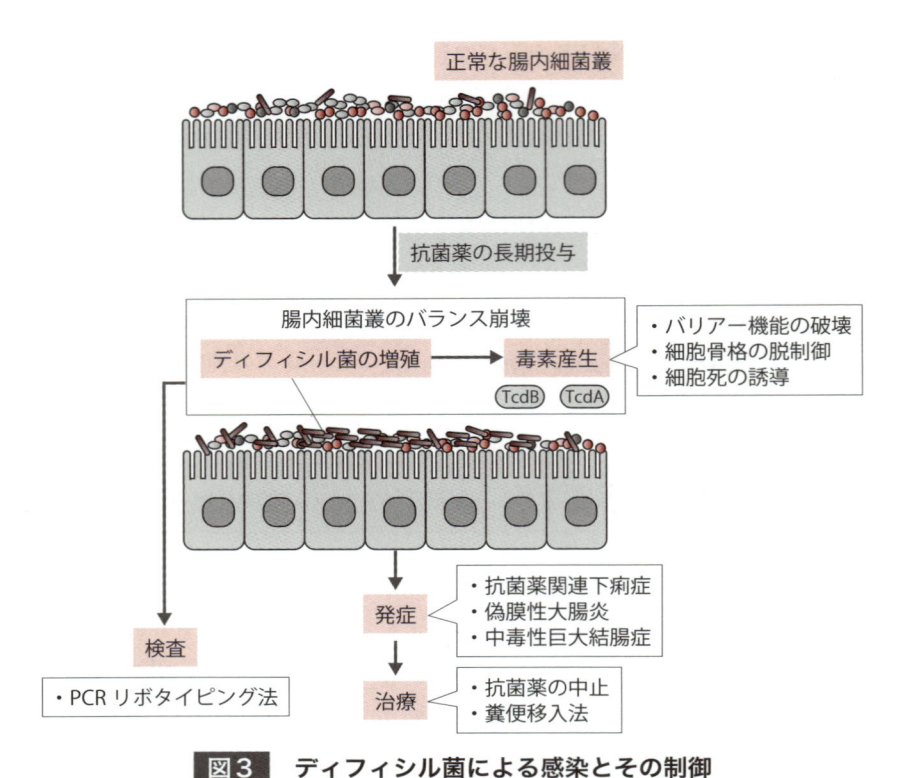

図3 ディフィシル菌による感染とその制御

3 NAP1/027株の出現—強毒型ディフィシル菌

　ディフィシル菌は他のクロストリジウム属菌と同様に，土壌などに生息している．また，河川や海水などからも頻繁に分離される．本菌はヒト以外に，馬，仔豚，仔牛などにも下痢を起こす．豚肉や牛肉から，ヒトに感染しうるタイプのディフィシル菌も検出されているが，本菌による食品汚染がアウトブレイクの引き金になった事例はない．

　米国，カナダ，ヨーロッパでのサーベイランスによると，CDI発症率は過去10年間と比較して，2～4倍の増加傾向を示している．この背景には強毒型ディフィシル菌の出現が関与しており，各国における疫学データは，強毒株が全世界に拡散しつつあることを示している．

　1991年においてカナダのケベック州でのCDI発症例は，10万人当たり22.2件であった．しかし，2003年にCDIのアウトブレイクが勃発すると，その発症例は10万人当たり92.2件まではね上がった．特に高齢者（64歳以上）では，10万人当たり867件と，異常なまでの増加率を示した．さらに，ケベック州のアウトブレイク事例では，重症度と死亡率が高いのが特徴であった．1,703名の患者を対象とした調査で，CDIによる死亡者数は117名を数えたのである．

カナダで起きたディフィシル菌のアウトブレイクは，やがて，隣国である米国へ伝幡していった．米国の8カ所の医療施設で分離されたディフィシル菌を調べた結果，その5カ所でケベック州のアウトブレイク株と同じタイプのディフィシル菌が検出されたのである．**PCRリボタイピング**[※4]とパルスフィールド電気泳動法によるタイピングにより，カナダと米国で検出された強毒株は，NAP1/027（north american pulsed-field gel electrophoresis type 1/PCR ribotype 027）株と命名された．この強毒株は1980年代に分離報告例があり，制限酵素のバンドパターンによる解析から，BI株と命名されていた．そのためNAP1/027株は，BI/NAP1/027株と表記されることもある．

4 強毒型ディフィシル菌のグローバル化—日本も危険！

北米でアウトブレイクを起こした悪名高いNAP1/027株は，その後，感染者や無症候性キャリアの移動によって，世界中に伝播していった．2008〜2010年のあいだに，西オーストラリア，韓国，南米のコスタリカでも検出されるようになった．NAP1/027株は強毒株として認識されているが，その一方で，新たなPCRリボタイプをもつ強毒株も検出されている．ヨーロッパで2008年におこなわれたPCRリボタイピングのサーベイランスによると，027よりも，018と056が重篤化に関連していた．このように027以外のリボタイプをもつ強毒株も出現しているので，本菌のグローバルなサーベイランスは重要である．

わが国ではPCRリボタイプsmz株が，臨床から優位に分離されている．一方，PCRリボタイプ027の分離例は散発的である．わが国においてディフィシル菌の動向は十分に把握されていないのが現状であるが，CDIは対岸の火事ではなく，国内にもその温床がすでに存在しているのも事実である．本菌による感染が拡大する前に，感染症法のもとで基幹定点によるサーベイランスを早急に実施すべきである．

5 ディフィシル菌感染症の特徴—病態とリスクファクター

ディフィシル菌のやっかいなところは，**芽胞**[※5]を形成することである．アルコールなどの消毒剤は無効であり，医療施設から本菌を排除しにくい要因となっている．ディフィシル菌による感染の特徴として，水溶性あるいは泥状の下痢とともに，吐き気，腹痛，発熱，食欲不振などがみられる．また，結腸に円形状の隆起した白色または黄

※4　PCRリボタイピング：16s RNA遺伝子と23s RNA遺伝子間のスペーサー領域を増幅するプライマーを用いてPCRをおこない，増幅産物をアガロース電気泳動で分画する．そのバンドパターンの違いにより型別する手法が，PCRリボタイピングである．

※5　芽胞：バシラス属やクロストリジウム属の細菌は，菌体内に極めて耐久性の高い芽胞とよばれる細胞構造を形成する．芽胞は物理化学処理に対する抵抗性が非常に高く，100℃の加熱に耐えるので，完全に失活させるためにはオートクレーブ処理が必要となる．

白色の偽膜を伴う**偽膜性大腸炎**を起こすことがある．軽い下痢症状で留まる場合もあるが，重篤化すると，**中毒性巨大結腸症（toxic megacolon）**，下血，腸穿孔などに発展し死亡するケースがある．

CDIのリスクファクター（ある特定の疾患を引き起こす確率をあげる因子のこと）として，フルオロキノロン，クリンダマイシン，セファロスポリン，ペニシリンなどの抗菌薬の使用があげられる．一方，ヒト側のリスクファクターとして，高齢，HIV感染などの自己免疫疾患，炎症性腸疾患（inflammatry bowel disease：IBD）などがあげられる．

6 強毒化機構―ディフィシル菌のパワーアップ！

ディフィシル菌の強毒化は，毒素産生，芽胞形成，薬剤耐性など，いくつかの要因が重なりあって起きている．これまでに明らかにされている本菌の強毒化機構について，以下に解説する．

1）TcdAとTcdBの産生増強

◆ 作用機序

TcdA（トキシンA）とTcdB（トキシンB）は，ディフィシル菌の主要な病原因子である．TcdAとTcdBを産生しない二重欠損株では病原性を失うが，どちらか一方あれば病原性をもつことが，ハムスターによる感染実験で証明されている．両毒素のアミノ酸配列は互いに類似しており，**Rho**ファミリータンパク質（Rho, Rac, Ras, Ral, Cdc42）に，グルコースを転移する活性をもつ．毒素は細胞表面に存在する受容体と結合した後，エンドサイトーシスによって細胞内に取り込まれる（**図4**）．エンドソームの酸性条件下で毒素の構造変換が誘導されると，触媒ドメインが細胞質側に露出する．ここで2回目の構造変換が生じ，内在性プロテアーゼが活性化される．これにより触媒ドメイン（グルコシルトランスフェラーゼ）が切断される．細胞質に遊離した触媒ドメインは，Rho GTPaseのスレオニン残基にグルコースを転移することで，GTPase活性を不可逆的に阻害する．その結果，細胞骨格の脱制御，細胞死，バリアー機能の破壊などが誘導される．

◆ 病原性遺伝子座（PaLoc）

TcdAとTcdBは，19.6 kbpからなる病原性遺伝子座（PaLoc）に存在する*tcdA*と*tcdB*遺伝子にそれぞれコードされている（**図5**）．PaLoc上には，そのほか*tcdR*，*tcdC*，*tcdE*が存在し，**シグマ因子**TcdR，負の調節因子TcdC，Holin様のTcdEを，それぞれコードしている．Holinはファージがもつチャネル様構造であることから，TcdEは毒素分泌にかかわると推察されていた．しかし，*tcdE*欠損は毒素の分泌に影響をおよぼさなかったことから，TcdEの機能については依然として不明である．一

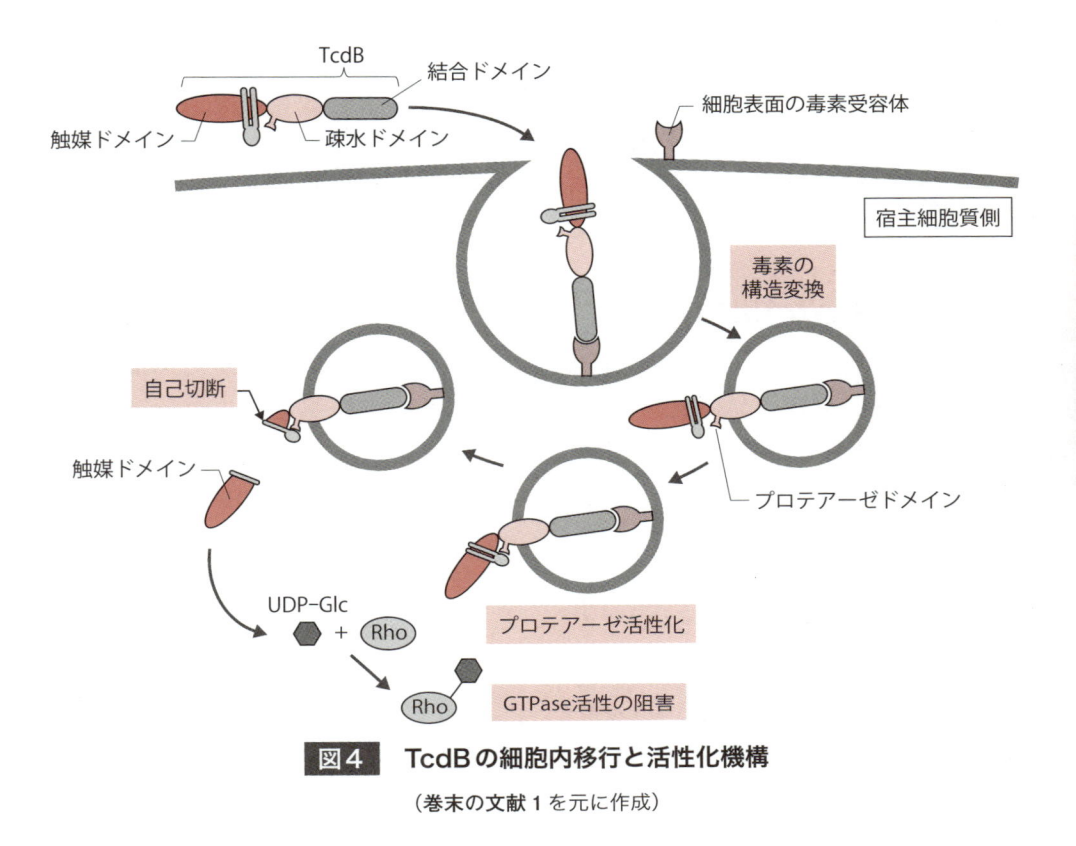

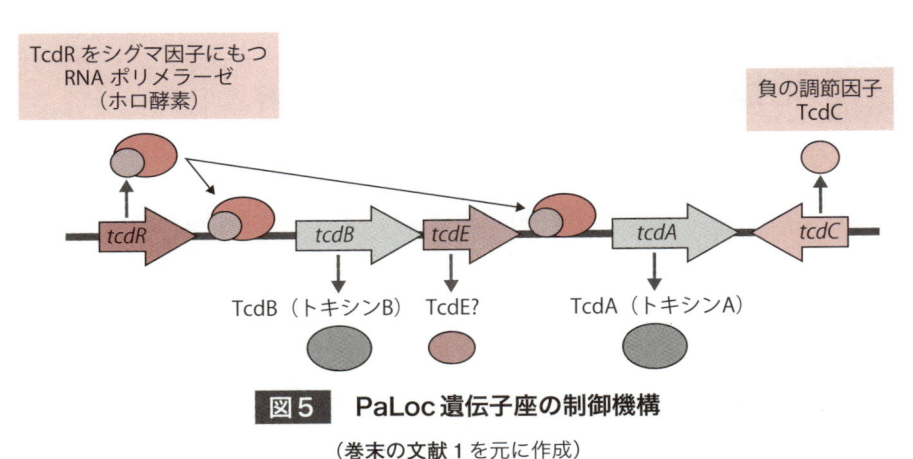

図4　TcdBの細胞内移行と活性化機構
（巻末の文献1を元に作成）

図5　PaLoc遺伝子座の制御機構
（巻末の文献1を元に作成）

方，TcdCはシグマ因子TcdRに作用し，TcdAとTcdBの発現を負に調節している．興味深いことに，アウトブレイクを起こしたNAP1/027株では，tcdCにナンセンス変異が生じていたのである．負の調節因子であるTcdCが機能しないために，TcdAとTcdBの産生増強が起きて，NAP1/027株が強毒化したと考えられている．しかしながら，他の臨床分離株の解析では，TcdC変異は必ずしもTcdAとTcdBの産生増強に結びつかないという報告もあり，毒素の産生増強のメカニズムについては，TcdC以外の因

子が関与している可能性がある．

2）フルオロキノロン系抗菌薬に対する耐性

医療機関ではフルオロキノロン系の抗菌薬が広く使用されている．そのためガチフロキサシンやモノシフロキサシンに対して高度耐性のNAP1/027株が分離されている．

3）芽胞形成の増強

ディフィシル菌は芽胞の状態でも感染しやすく，この芽胞形成がCDIの伝播にも関与している．特にPCRリボタイプ027のなかには，通常のディフィシル菌と比べて，芽胞を多く産生する株が分離されている．このような株は環境中に多くの芽胞をばらまくので，感染効率が増強され，結果的にヒトからヒトへの伝播を高める要因となっている．

4）バイナリートキシン

ディフィシル菌の臨床分離株の約6％がバイナリートキシンを産生している．本毒素はウェルシュ菌の**イオタ毒素**と相同性を有し，微小管の再編成を誘導することで，本菌の上皮細胞への付着効率をあげている．バイナリートキシンは，TcdAとTcdBと協調することで，感染の維持に関与すると推察されているが，*in vivo*での機能については不明な部分が多い．

7 治療—腸内細菌叢の回復のための糞便移入

CDIでは，抗菌薬の投与による腸内細菌叢の破壊がAADの直接的な原因となっているので，抗菌薬の投与中止が最優先される．それでも回復しない場合は，軽度〜中程度の下痢症においてはメトロニダゾールが，重症例ではバンコマイシンの使用が推奨されている．しかし，このような抗菌薬投与を行っても，再発を繰り返すCDIが問題となっていた．そこで脚光を集めつつあるのが，**糞便移入法**である．健常人の糞便懸濁液（腸内細菌叢のバランスを回復しうる多種類の細菌の懸濁液）を，経鼻から十二指腸に達するチューブを用いて，CDI患者に注入するものである．これまで推奨されてきたバンコマイシン療法と比較して，きわめて有効であることが無作為化試験で確認されている．

第2部 わが国で危惧される感染症　Ⅱ. 腸管感染症

8章 細菌性赤痢
―炎症反応をめぐる宿主との攻防

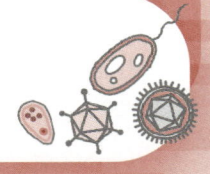

- **類　型**　三類感染症
- **病原体**　赤痢菌（*Shigella*）
- **BSL**　BSL2
- **伝播様式**　汚染された水，食物による経口感染，患者・保菌者との接触感染
- **潜伏期間**　1〜5日
- **治　療**　第一選択薬としてニューキノロン系抗菌薬，小児にはノルフロキサシンあるいはホスホマイシンを使用

1　ひとり歩きした属名？―赤痢菌は4つの亜群がある

　赤痢菌は1897年に発見され，その属名は発見者である**志賀　潔**にちなんで*Shigella*と命名された．赤痢菌発見については，1898年と記されている教科書もあるが，志賀が本菌発見に際し予報と詳報にわけて論文発表したためであり，どちらも間違いではない．「私自身は三十年程前から発見者の名前を病原菌につける習慣は止めたほうがよいと説いてきたのであるが」と，自身の回想録（**巻末の文献1**）で述べているように，*Shigella*という属名は志賀の意図に反して学会のなかでひとり歩きしてしまったようである．

　赤痢菌の研究は古くから盛んになされ，学術振興会分類名（1944年）では，赤痢菌を亜群によって志賀菌，中村菌，大原菌などと定義していた．現在，本菌は国際分類法によって，4つの種（亜群）に分類されている（**図1**）．ちなみに志賀の発見した赤痢菌は，***Shigella dysenteriae*** 血清型1である．本菌のみが志賀毒素を産生し他の亜群よりも病原性が強いのが特徴である．

　志賀は赤痢患者より分離した桿菌が，赤痢患者の血清に対して特異的な免疫反応を示すことを見出し，この実験的検証が赤痢菌発見に大きく寄与した．このように，血清学的に，また，後述するように病原性も大腸菌とは大きく異なる．それにもかかわらず，赤痢菌と大腸菌の両者はDNAハイブリダイゼーション法で区別することができない．したがって，赤痢菌は分類学的に大腸菌に属すべきであるが，感染における固有な病態発症と歴史的な経緯から，大腸菌とは別な属として扱われている．

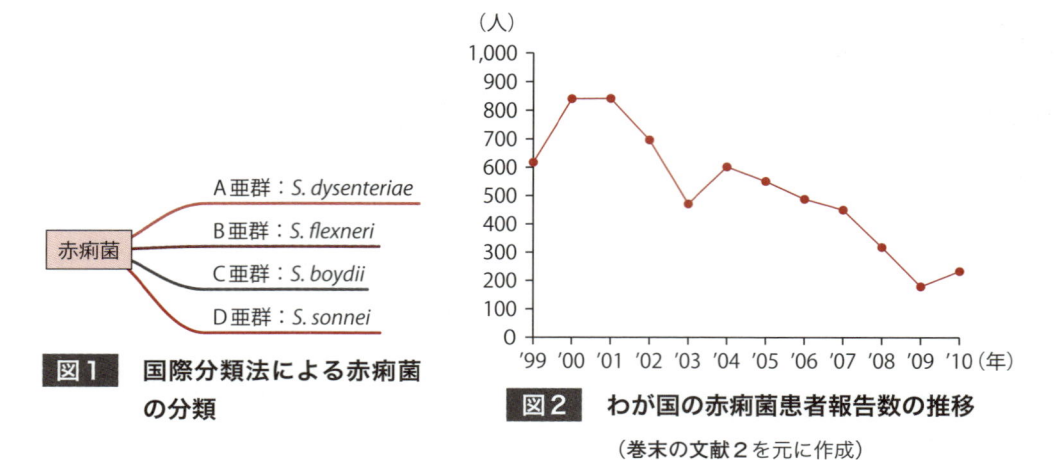

図1 国際分類法による赤痢菌の分類

図2 わが国の赤痢菌患者報告数の推移
（巻末の文献2を元に作成）

2　疫痢の恐怖――戦後の流行

　細菌性赤痢による重症型は**疫痢**とよばれ，人々から恐れられていた存在であった．わが国の赤痢患者数は，戦後しばらくは年間10万人を数え，終戦直後（1946年）の死亡者数は13,585人であった．当時の資料を探ると，疫痢の蔓延はこのまま土着するのではないか，という細菌学者の危惧が散見される．人々が疫痢の流行からようやく解放されるのは，1960年代後半になってからである．

　現在，わが国における赤痢の発症は比較的まれであり，過去10年間における赤痢患者数は年間1,000人を下回っている（**図2**）．しかしながら開発途上国においては，乳幼児を中心に年間1億2,000万人が細菌性赤痢に罹患し，110万人がその感染で死亡している．なお，わが国で発生している細菌性赤痢のほとんどは，海外で感染した患者からの二次感染や輸入食品による食中毒が中心となっている．

Column　青梅と疫痢

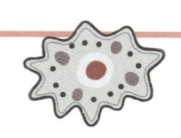

　筆者は1961年生まれである．物心がついて間もないころ，「青梅を食べるとエキリで腹を壊して死んでしまうから，絶対に食べないように」と，母親からきつく言われていたのを思い出す．子供にとっては，得体のしれないエキリという病気で死んでしまうのが，とても怖かった．青梅の種のなかには，青酸配糖体であるアミグダリンという毒素成分が含まれているのは事実であるが，どうして青梅と疫痢が結びついてしまったのか，首をかしげてしまう．青梅による感染事例が過去にあったのであろうか？　厚生労働白書によると1962年における赤痢の死亡者は2,043人であった．筆者の幼少時代は，疫痢で命を落とす子供が少なくなかったので，母親がしつけに使うおどし文句としてちょうどよかったのかもしれない．

図3 赤痢菌

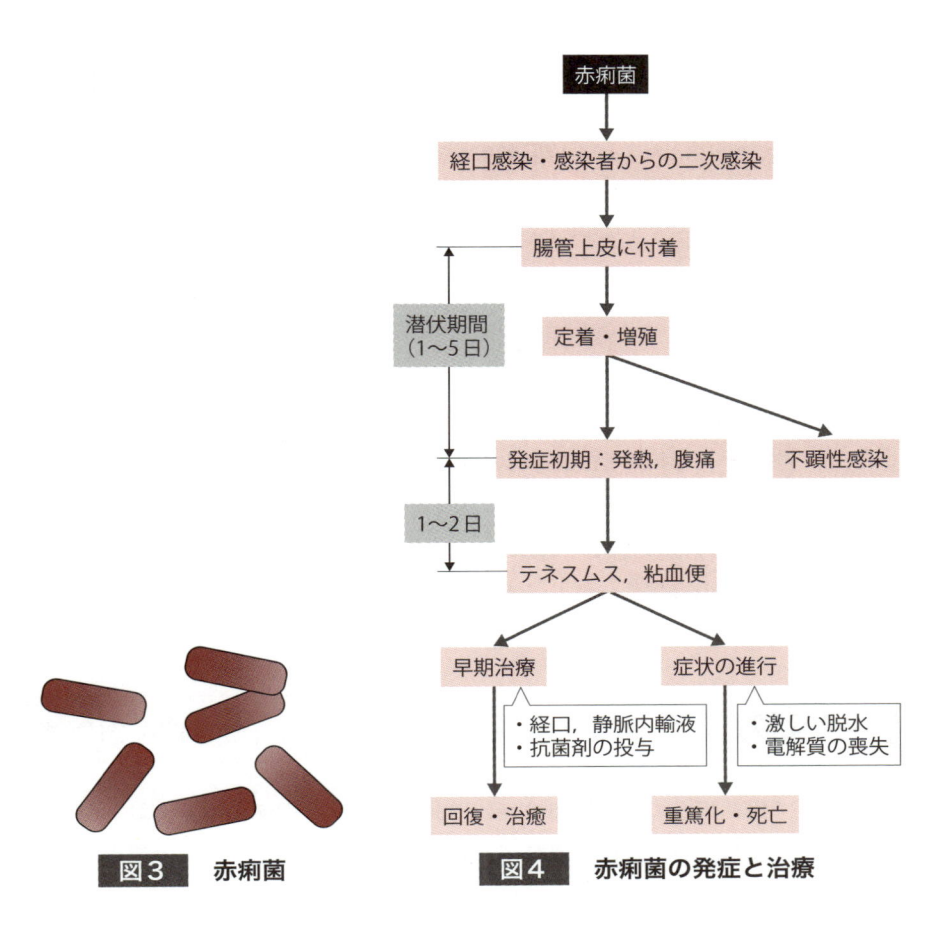

図4 赤痢菌の発症と治療

3 赤痢の症状—腹痛を伴う粘血便

　赤痢菌はグラム陰性桿菌で，べん毛をもたないので運動性がない（**図3**）．本菌の特徴として，10〜100菌数という少ない菌量で経口感染が成立することである．赤痢菌に感染した場合，発熱が1〜2日続いた後，腹痛を伴う下痢を惹起する（**図4**）．典型的な症例として，残便感や**渋り腹**（**テネスムス**：腹痛を伴う便意を繰り返す症状）などがあり，粘血便などを惹起する．小児で重篤化しやすく，赤痢死亡者の約60％は5歳未満である．ちなみに赤痢とは腹痛を伴う頻回の粘血便を表す症状名で，赤痢菌に起因する腸管感染症を，細菌性赤痢と定義している．一方，**赤痢アメーバ**（*Entamoeba histolyca*）による症状は，**アメーバ赤痢**とよばれている．

👉 もっと詳しく

アメーバ赤痢とは？

　原虫である赤痢アメーバ（*Entamoeba histolyca*）の**成熟嚢子（シスト）**で汚染された飲食物を経口摂取することで発症し，粘血便を伴う赤痢症状を示すものはアメー

バ赤痢と定義される．五類感染症の全数把握疾患として扱われている．特にイチゴゼリー様の粘血便の場合は，本疾患である可能性が高い．赤痢アメーバの感染では，細菌性赤痢にはみられない肝膿瘍を起こすことがある．このように消化器以外の病変が認められるのもアメーバ赤痢の特徴である．

経口より侵入したアメーバ赤痢のシストは小腸で脱嚢し，大腸部位で栄養型として偽足を出しながら活発に運動をはじめる．この栄養型が大腸部位で増殖するときに，粘膜上皮細胞の破壊を伴うので赤痢症状になる．さらに，栄養型が大腸粘膜から体内に侵入し肝臓に到達すると膿瘍を起こす．ちなみに，赤痢アメーバの栄養型は胃酸で殺されるので，経口感染を起こすのはシストのみである．

アメーバ赤痢は経口感染以外に，男性同性愛者間での性感染症としても知られ，性行為感染症（sexually transmitted disease：STD）の1つである．赤痢アメーバ感染者の大部分は無症候性で，シスト排出のキャリアとなりうる．治療には大腸炎・肝膿瘍などの組織病変に対しメトロニダゾールが用いられる．一方，シスト排出者に対してはパロモマイシンが用いられる．

4 感染のステップ—侵入門戸から宿主の炎症反応・志賀毒素まで

赤痢菌はどの亜群も200〜220 kbpの巨大プラスミドを有している．このプラスミド上にIII型分泌装置（第3部4章：分泌装置参照）と，この装置によって宿主細胞内に移行するエフェクターがコードされている．赤痢菌は数十ものエフェクターを有し，それらが相乗的に作用することで，細胞への侵入と細胞内運動・隣接細胞への移動を可能にしている．ここでは赤痢菌の病原性について，エフェクターの機能（表）を交えながら，感染のステップごとに解説していきたい．

1）侵入門戸としてのM細胞

前述したように，少ない菌数で感染が成立するのは，本菌が胃酸に対して強い抵抗性を示すからである．胃酸の攻撃をかいくぐって腸管にたどり着いた赤痢菌は，**腸管関連リンパ組織（gut-associated lymphoid tissue：GALT）**のパイエル板から宿主内へ侵入する．具体的には，パイエル板を覆う**特殊上皮層（follicle associated epithelium：FAE）**に散在している**M細胞**[※1]を侵入門戸として，宿主内に入っていく（図5❶）．M細胞基底側の細胞内ポケットにはマクロファージが待ち構えており，M細胞を通過してきた細菌の多くは，すみやかに殺菌排除される．これに対し赤痢菌はマクロファージに細胞死を誘導することで殺菌排除に対抗している（図5❷）．

※1 M細胞：特殊上皮層に存在し抗原取り込みに関与する細胞．微絨毛は隣接する上皮細胞と比べて短くまばらである．このM細胞は細胞内寄生細菌の侵入門戸として利用されることがある．

表 赤痢菌のエフェクターとその機能

エフェクター	生化学的活性	宿主での標的	感染での役割
IpaA	ビンキュリンの活性化	ビンキュリン，β1インテグリン	細胞侵入
IpaB	トランスロコン	カスパーゼ-1，CD44，Mad2L2	マクロファージ細胞死，細胞周期の停止
IpaC	トランスロコン	不明	細胞侵入，アクチン重合
IpaJ	修飾酵素	N-ミリストイル修飾の除去	ゴルジ装置の阻害
IpgB1	RhoG擬態	ELMO	細胞侵入
IpgB2	RhoA擬態	mDia，ROCK	不明
IpgD	イノシトールホスファターゼ	PI(4,5)P$_2$	細胞侵入と細胞内生存
VirA	Rab1のGAP活性，カルパスタチンの分解，システインプロテアーゼ	Rab1，カルパスタチン（内因性カルパイン阻害剤）	細胞侵入・拡散，オートファジー回避，アポトーシス阻害
IcsB	—	VirG	オートファジーの回避
OspC1	—	不明	多形核白血球の浸潤誘導
OspC3	—	カスパーゼ-4	炎症性細胞死の抑制
OspE	—	ILK（インテグリン結合キナーゼ）	細胞接着斑の強化
OspF	リン酸化スレオニンリガーゼ	MAPキナーゼ	炎症反応の抑制（NF-κB活性化の阻害）
OspG	セリン/スレオニンキナーゼ	E2ユビキチン結合酵素	炎症反応の抑制（NF-κB活性化の阻害）
OspI	グルタミン脱アミド化酵素	UBC13	炎症反応の抑制（NF-κB活性化の阻害）
OspZ	メチル基転移酵素	TAB2/TAB3	炎症反応の抑制（NF-κB活性化の阻害）
IpaH4.5	E3ユビキチンリガーゼ	NF-κBのp65サブユニット	炎症反応の抑制（NF-κB活性化の阻害）
IpaH9.8	E3ユビキチンリガーゼ	NEMO/IKKγ	炎症反応の抑制（NF-κB活性化の阻害）
IpaH7.8	E3ユビキチンリガーゼ	不明	貪食細胞の細胞内小胞からの回避

　赤痢菌が誘導する細胞死は，Ⅲ型分泌装置に依存した**インフラマソーム**[※2]形成が引き金になっている．これによりカスパーゼ-1が活性化され，その結果，細胞膜の傷害を伴うピロトーシス（pyroptosis）とよばれる細胞死が，マクロファージに誘導される．さらに，活性化型**カスパーゼ-1**は，IL-1β前駆体ならびにIL-18前駆体をプロセシングし，これらの分子を活性化する．細胞死に伴い成熟型の**IL-1β**と**IL-18**はマクロファージ外へと放出され，感染局所で強い炎症反応が誘導される．しかし後述するように，種々のエフェクターが炎症反応の抑制に関与しており，感染における好中球

※2　インフラマソーム：細胞内の異物をNOD-like receptor（NLR）によって認識するタンパク質複合体．カスパーゼ-1の活性化で，IL-1β前駆体やIL-18前駆体が切断され分泌型になることで炎症反応が起きる．

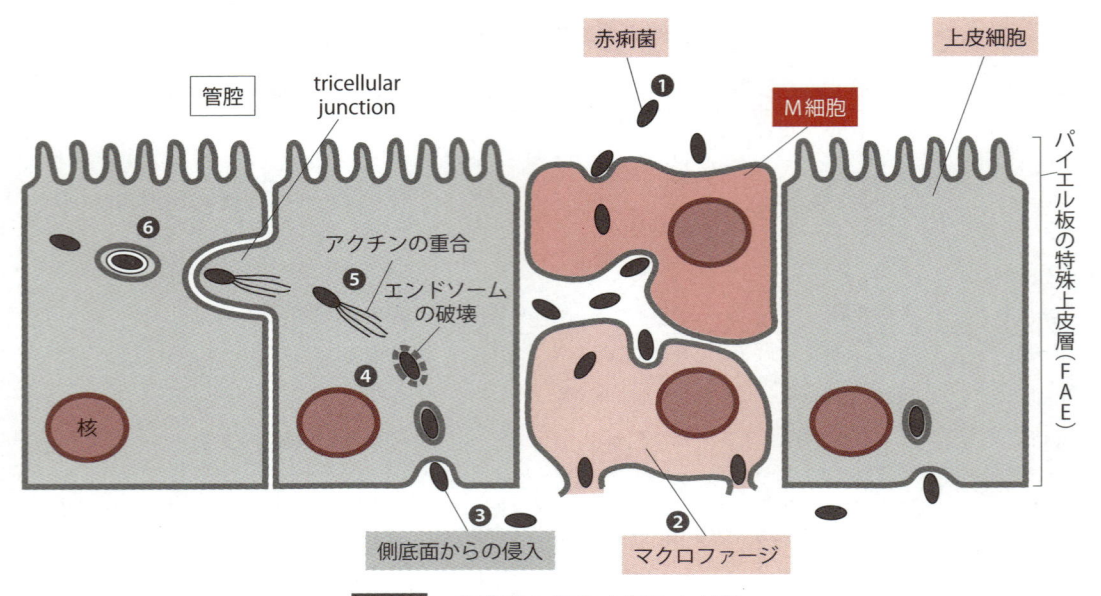

図5　赤痢菌の細胞内侵入と拡散

浸潤を積極的に抑制している．

　このように，赤痢菌はマクロファージに細胞死を誘導する一方で，局所の炎症反応を抑制しつつ，次の標的細胞へ移動するのである．

2）上皮細胞への侵入と隣接細胞への拡散

　マクロファージに細胞死を誘導し外へ逃れた赤痢菌は，血流に乗って全身に移行せずに，近接する上皮細胞の**側底面**から侵入していく（図5❸）．赤痢菌は側底面の付着部位で，細胞骨格の再編成を誘導し**ラフリング**とよばれる大規模な偽足を形成する．これにより本菌のエンドサイトーシスが促進され，本来，貪食能をもたない上皮細胞に侵入することができる．このラフリング形成には，Ⅲ型分泌装置によって宿主に移行するIpaA，IpaC，IpgB1，そしてIpgDエフェクターが関与している．次いで，細胞内に取り込まれた赤痢菌は，菌を取りまく膜胞（エンドソーム）を破壊し細胞質へとエスケープする（図5❹）．

　赤痢菌は鞭毛をもたないので，細胞質内で静的にふるまっているようにみえるが，実際には侵入した細胞のなかで活発に動き回っているのである．本菌の細胞内での運動性はどのように付与されるのであろうか？　細胞内での運動と隣接細胞への移行には，オートトランスポーターであるVirGが関与している（図6）．VirGは内包する分泌システム（第3部4章参照）によって菌体表層に移行し，菌の一極に局在する．このVirGに，アクチン重合に関与する宿主側因子の**N-WASP**や**Arp2/3**複合体が結合する．

　VirG—N-WASP—Arp2/3の相互作用で，菌体一極にGアクチンが重合・伸長して

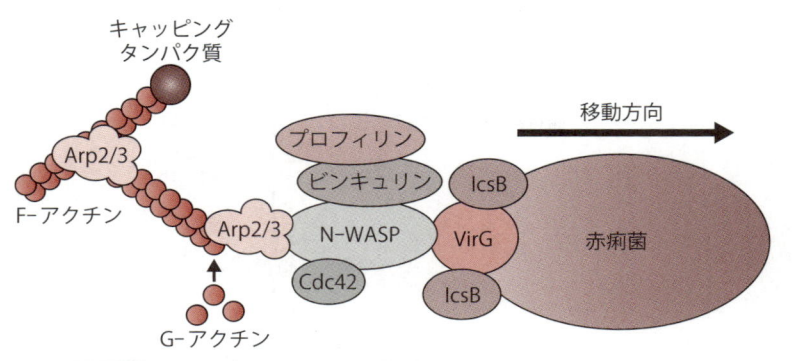

図6 VirGを核とする赤痢菌の細胞内運動のメカニズム

アクチン繊維（F-アクチン）を形成していくことで，本菌に運動能が付与される（図5❺）．なお，N-WASPはCdc42やPI(4,5)P_2で活性化されることで，C末端領域を介しArp2/3複合体と相互作用が可能となる．また，N-WASPに結合しているプロフィリンとビンキュリンは，アクチン重合の制御に働いている．細胞内の赤痢菌を蛍光顕微鏡で観察すると，菌の運動にそってアクチン繊維が彗星の尾のようにみえるため，菌体に付随したアクチンはコメットテイルと表現される．

それでは赤痢菌はどうやって隣接細胞へ移行するのであろうか．細胞内を運動している赤痢菌の一部は，複数の上皮細胞が隣接しあうtricellular junctionとよばれる場所で，形質膜から突起を伸長させる（図5❻）．赤痢菌を包み込んだ突起が伸長し，隣接細胞に触れると，クラスリン依存的に細胞に取り込まれるのである．隣接細胞へ移行した赤痢菌は，菌を囲んでいる膜胞を破壊し移行先の細胞で増殖していく．赤痢菌は，このような感染サイクルを繰り返すことで，上皮細胞での拡散を確立している．また，血流中に乗らないのが感染の特徴であるが，その一方で，本菌が産生する志賀毒素は血中に移行し腎臓の毛細血管に作用することで，溶血性尿毒症候群を惹起する（第2部1章：腸管出血性大腸菌感染症参照）．

3）炎症反応をめぐる宿主と赤痢菌の攻防（図7）

赤痢菌は上皮細胞へ侵入後，隣接細胞へ拡散することで感染の場を広げていく．その結果，感染局所で強い炎症反応が誘導され，好中球を含む炎症性細胞が遊走する．この炎症反応が進展することで，粘膜上皮にびらんや潰瘍が形成され，粘血性の分泌物を伴う下痢が惹起される．炎症反応は生体側に大きなダメージを与える一方で，粘膜上皮の剥離を促進することで，腸管に定着している赤痢菌の感染拡大を阻止している．また，宿主側は感染した細胞に細胞死を誘導することで感染拡大を防いでおり，上皮細胞ではカスパーゼ-4が炎症性の細胞死に関与している．

このような宿主側の応答に対し赤痢菌は作用が異なる複数のエフェクターを動員させることで，定着の長期化を図ろうとする．感染戦略の1つとして，OspIエフェク

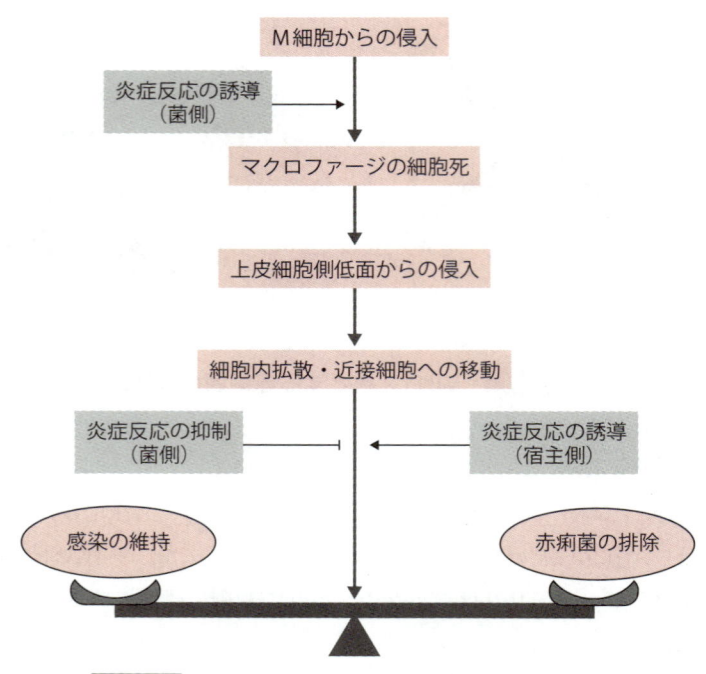

図7　炎症反応をめぐる赤痢菌と宿主の攻防

ターによるユビキチンの制御があげられる．OspIはNF-κBの活性化にかかわるUBC13-TRAF6複合体を標的としている．OspIはユビキチン結合酵素であるUBC13のグルタミン残基を脱アミド化することで，NF-κBの活性化に関与する**ユビキチン経路を阻害する（表）**．これによりNF-κBの活性化が阻害され，その結果として，炎症反応が抑制される．炎症反応を抑制するエフェクターは複数種存在しており，炎症反応の回避は，赤痢菌の宿主内サバイバルに重要な位置を占めていることが推察される．

一方，OspEエフェクターは細胞接着斑の機能を強化することで，上皮細胞への付着を増強している．さらに，OspC3エフェクターは，活性化型カスパーゼ-4に直接結合し阻害することで，カスパーゼ-4に依存した炎症性の細胞死を抑制している．このように赤痢菌は，感染後期において，種々多様なエフェクターを利用することで，炎症反応の抑制，炎症性細胞死の抑制，接着斑の強化などを誘導し上皮細胞における感染維持を確立している．

4）オートファジーによる殺菌排除とその回避機構

他の細胞内寄生細菌と同様に，細胞質内の赤痢菌は**オートファジーによる殺菌排除**を受ける．菌体表層に局在しているVirGがオートファジータンパク質である**Atg5**に認識されることでオートファジーが誘導される．その一方で，本菌はIcsBを分泌しAtg5-VirGの結合を競合阻害することで，オートファジーの誘導を回避している．これらの詳細については**第3部2章：選択的オートファジー**で解説しているので，そち

図8 志賀毒素の細胞内移行

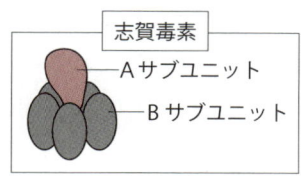

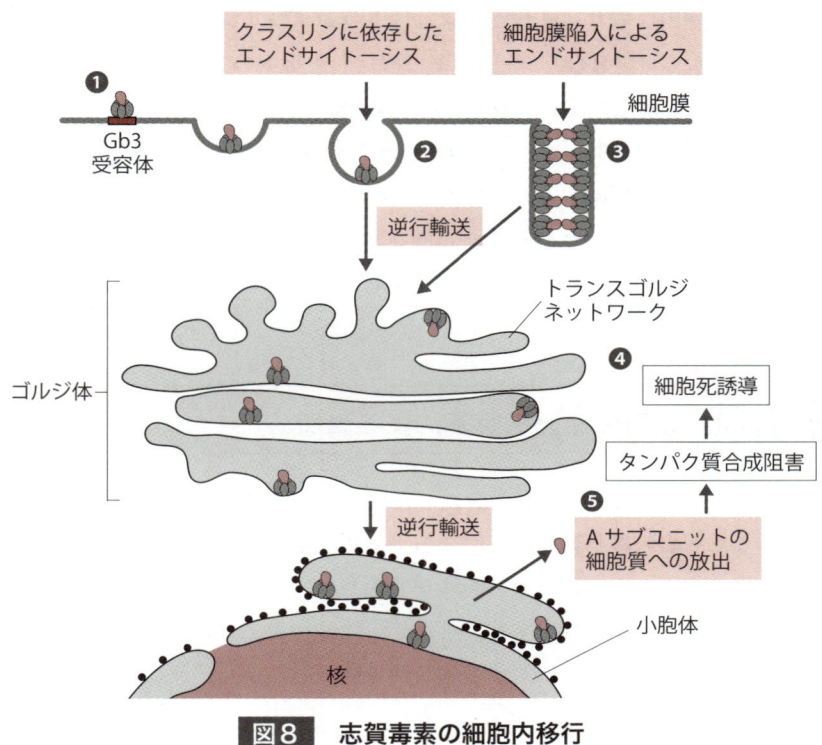

らも参照してほしい．

5）志賀毒素による細胞死の誘導

　赤痢菌においては，*S. dysenteriae* 血清型1のみが志賀（ベロ）毒素を産生し，他の亜群よりも病原性が強いのが特徴である．ここで，志賀毒素のもつ病原性について詳しくみてみよう．なお，腸管出血性大腸菌も本毒素を産生しており，重篤化に関与している（**第2部1章**参照）．

　志賀毒素は，毒素としての活性を有するAサブユニット1個と，宿主細胞に結合するBサブユニット5個で構成される典型的なA1B5型のタンパク質毒素である（**図8**）．構造解析の結果，Bサブユニットはドーナツ状の五量体構造を形成し，この中心部位にAサブユニットのC末端領域が挿入されたかたちで結合している．

　志賀毒素は，Bサブユニットを介し，細胞表面に存在するスフィンゴ糖脂質のGb3受容体に結合し（**図8❶**），毒素全体がエンドサイトーシスによって細胞内に取り込まれる（**図8❷**）．その際，毒素はクラスリン分子に覆われた小胞のかたちで細胞内に移

行すると考えられている．その一方で，Bサブユニットが**Gb3**受容体に結合する際に生じるチューブ状の細胞膜陥入によって毒素全体が取り込まれるという説も出されている（図8❸）．細胞内への取り込み機構については，統一的な見解が得られていないのが現状である．

　細胞内に取り込まれた毒素は，**トランスゴルジネットワーク**から小胞体へと**逆行輸送される**（図8❹）．小胞体まで移行した毒素のAサブユニット部分は，Bサブユニットから解離し細胞質に移行する（図8❺）．Aサブユニットは，ようやく28SリボソームRNAに作用し，N–グリコシダーゼ活性により4,324番目のアデノシンのN–グリコシド結合を切断することで，アデニンを切り出す．これによりアミノアシルtRNAの60Sリボソームへの結合が遮断され，タンパク質の生合成が阻害される．タンパク質の生合成阻害は，**細胞死**を誘導するので，感染の過程でさまざまな組織が障害を起こすことになる．

5　治療—経口輸液と抗菌薬による治療

　赤痢症状で**脱水症状**をきたした場合は，経口輸液などによる対症療法が必要である．また，腸の蠕動運動を抑制するような止瀉薬は使用しない．第一選択薬として，成人にはニューキノロン系抗菌薬を使用し，一方，小児にはノルフロキサシンあるいはホスホマイシンを使用する．しかし，ニューキノロン薬に耐性を示す赤痢菌が出現しているので，抗菌薬に対する感受性を確認しながら治療にあたる必要がある．

第2部 わが国で危惧される感染症　Ⅱ. 腸管感染症

9章 コレラ
―今なお続く世界的流行

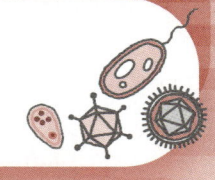

類　型	三類感染症
病原体	コレラ菌（*Vibrio cholerae*）
BSL	BSL2
伝播様式	汚染された水，食物による経口感染
潜伏期間	数時間～5日（通常1日前後）
治療・予防	経口輸液などによる体液・電解質管理が最も重要．有病期間の短縮のために，ニューキノロン系抗菌薬が使用される．予防には経口不活化コレラワクチンが有効

1 コレラは過去の感染症ではない―ハイチの大流行

　2010年1月12日，マグニチュード7.0の地震がハイチ共和国を襲った．地震の規模とハイチの情勢不安などが重なりあって，死者は31万人以上という未曾有の災害に進展した．さらに同年10月にコレラ大流行が勃発し，7,091名が感染により死亡した〔米国疾病予防管理センター（CDC）発行の疫学週報（MMWR）より2012年4月現在〕．WHOの統計によると，2009年のコレラ死亡者は全世界で4,626人であった．これら数字の比較から，ハイチのコレラ大流行は，いかに悲惨な状況であったのかが理解できる．コレラは，コレラ毒素を産生する**コレラ菌**（*Vibrio cholerae* O1またはO139）の感染によって起きる急性感染性腸炎である．この章では世界におけるコレラの状況と，コレラ菌の病原性発揮の詳細について解説したい．

2 コレラの世界的流行―現在は第七次世界流行の最中

1）コレラ菌の分類

　コレラ菌のべん毛抗原（H抗原）は1種類しか存在しない．一方，リポ多糖（LPS）のO側鎖多糖部分の違いはO抗原の多型として現れ，コレラ菌では200種以上のO抗原が存在する（H抗原とO抗原については，**第2部1章を参照**）．ヒトからヒトへ伝播し大流行を起こすコレラ菌のO抗原は，つい最近まで，すべてO1型であった．ところが1992年にインドのマドラス地方で発生したコレラは，O1ではなくO139に属していることがわかった．*V. cholerae* O139 Bengalと命名されたニュータイプはO1と同様な下痢症状を惹起し，マドラスから周辺諸国へとその感染地域を拡大していった

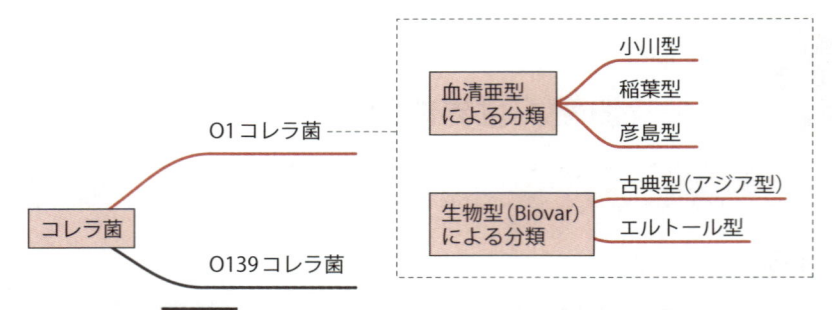

図1 コレラ毒素を産生するコレラ菌の分類

のである．

　O1コレラ菌はO抗原の違いに基づいて，小川型，稲葉型，彦島型という3つの血清亜型に細分化される．さらに，O1コレラ菌は生物学的性状の違いから，アジア型（古典型）とエルトール型に分類される（図1）．一般的にアジア型による症状は，エルトール型よりも激しいとされるが，この理由についてはわかっていない．コレラ菌のなかには，コレラ毒素を産生しない**非O1/非O139株**も存在している．わが国の感染症法におけるコレラの定義では，「コレラ毒素を産生するコレラ菌による感染症」とされている．

2）世界における流行

　コレラの世界的流行は，これまで7回にわたって記録されている．第一次世界流行（1817年）から第六次世界流行（1899年）にかけては，インドのベンガル地方から世界中に広まったとされている．これらの起因菌は，すべてアジア型のO1コレラ菌であった．一方，1961年にインドネシアのセレベス島からはじまった第七次世界流行は，エルトール型のO1コレラ菌に起因しており，この流行はいまだに終息していな

Column　感染源をめぐって

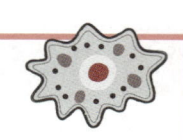

　ハイチ大流行で分離されたコレラ菌は，血清型O1であった．興味深いことに，この分離菌はバングラデシュで分離された株と遺伝的に近縁で，南米で分離される一般的なコレラ菌とはかけ離れていた．さらに，コレラの感染源が，国連ハイチ安定化ミッション（MINUSTAH）に参加していたネパール部隊であるとの噂が広まり，暴動にまで発展した．しかし，この部隊とハイチでの流行株を結びつける直接的な証拠はなかった．そこでデンマーク，米国，ネパールの共同研究によって，ネパール5カ所から分離されたコレラ菌24株とハイチ流行株のあいだでゲノムの比較解析がおこなわれた．その結果，皮肉にもハイチで流行したコレラ菌株は，ネパールから，もたらされたことを裏付ける結果となった．分子疫学解析は感染源を特定し，非難するためにあるのではない．しかし，ハイチで起きたコレラ大流行の一件は，国際協力のなかでの感染制御体制の問題点を改めて浮き彫りとした．

図2 コレラ菌

図3 コレラの発症と治療

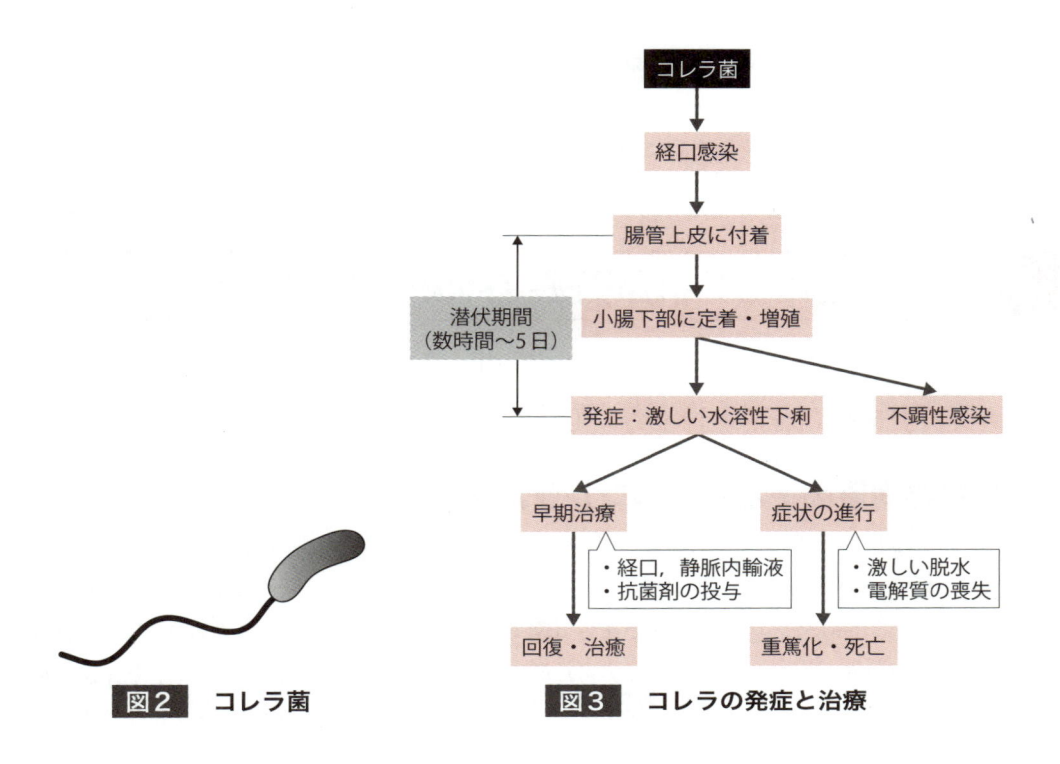

い．発展途上国においてコレラはしばしば大流行を繰り返しているが，日本におけるコレラ患者数は年間100人以下で，非常にまれな感染症である．

3 コレラに感染するとどうなる？——10L以上の下痢が続く

　Robert Kochは，1884年にコレラ菌の分離培養にはじめて成功した．しかし，コレラ患者の糞便中に本菌を見出し *V. cholerae* と命名したのは，イタリア人医師のFilippo Paciniで，1854年のことであった．

　コレラ菌はグラム陰性の**通性嫌気性細菌**※，菌体の一端に単毛性のべん毛を有している（図2）．本菌や**腸炎ビブリオ**（*Vibrio parahaemolyticus*）のユニークな特徴として，2つの環状染色体をもつことがあげられる．

　コレラの主症状は，下痢と嘔吐，それに伴う脱水症状である（図3）．コレラ菌は胃酸に弱いので，多くの場合，胃を通過する過程で殺菌排除される．胃酸による殺菌を免れたコレラ菌は，小腸下部で増殖しコレラ毒素を産生することで，多量の水様性下痢（米のとぎ汁様便と表現される白色ないし灰白色の水溶性便）を惹起する．重症化すると排便回数が頻回となり，1日10～数10Lにもおよぶことがある．激しい脱水症状と血漿電解質の異常をきたすので，治療しなければ数時間で死にいたる．この脱

※ 通性嫌気性細菌：酸素の有無にかかわらず生育できる菌．一方，遊離酸素があると生育できない菌は偏性嫌気性細菌である．

水症状により，皮膚の弾力がなくなり，指先の皮膚にシワがよって（洗濯婦の手とよばれる），眼が落ち込み頬がこけたいわゆるコレラ顔貌を呈する．また，血漿電解質の異常により，四肢の筋肉に痛みを伴う痙攣を起こす．このため治療は，水分と電解質の補給が中心となる．

4 コレラ菌のもつ病原因子——下痢発症と排他的優位

コレラの水様性下痢は，コレラ毒素によって惹起される．主要な病原因子は本毒素であるが，ここではコレラ菌で新たに発見された他の病原因子についても解説したい．

1) 主要病原因子としてのコレラ毒素

水様性下痢は**コレラ毒素**（cholera toxin：CT）の作用によって起きる．CTは毒素活性を有するAサブユニット1個と，Bサブユニット五量体で構成される典型的なA1B5型のタンパク質毒素である（図4）．CTは小腸上皮細胞の受容体である**GM1 ガングリオシド**に，Bサブユニット五量体を介し結合する．これによりCT全体が細胞内に取り込まれ，ゴルジ体から小胞体へ逆行輸送される．Aサブユニットは，毒素の活性中心であるA1サブユニットと，Bサブユニット五量体に結合するA2サブユニットに分けられる．A1とA2サブユニットはジスルフィド結合によって会合しているが，小胞体に移行後，還元開裂が生じ，毒素活性をもつA1サブユニットのみが小胞体から細胞質へ移行する．A1サブユニットはADP-リボシルトランスフェラーゼ活性を有し，細胞膜に局在する三量体Gタンパク質（αβγのサブユニットから構成）の促進性Gタンパク質（Gs）のαサブユニット（Gsα）を**ADP-リボシル化**する．

GTPが結合したGsα（活性化型フォーム）はアデニル酸シクラーゼを活性化し，細胞内のcAMP量を増加させる．通常はGsαがGTPase活性を有するために，GTPがGDPフォームに変換され，不活性型のGsαへ移行するというフィードバック機構をもつ．しかし，CTでGsαがリボシル化されるとGTPase活性が阻害され，GsαはGTPが結合したままの持続型活性化フォームに変換される．その結果，細胞内のcAMPが持続的に上昇し，下流にあるプロテインキナーゼAも持続的な活性化を受ける．これにより，**嚢胞性線維症膜コンダクタンス制御因子**（cystic fibrosis transmembrane conductance regulator：CFTR）とよばれる塩素イオンチャネルがリン酸化される．その結果，CFTRのチャネルが開口し続けた状態となり，腸管内への水と塩素イオンの流出が異常に亢進されるために，下痢が惹起される．

2) コレラ毒素非産生のコレラ菌における下痢発症メカニズム

実は，コレラ毒素を産生しないコレラ菌（非O1/非O139株）も散発的な感染を引き起こし，下痢を惹起することが知られていた．しかし，この発症メカニズムについ

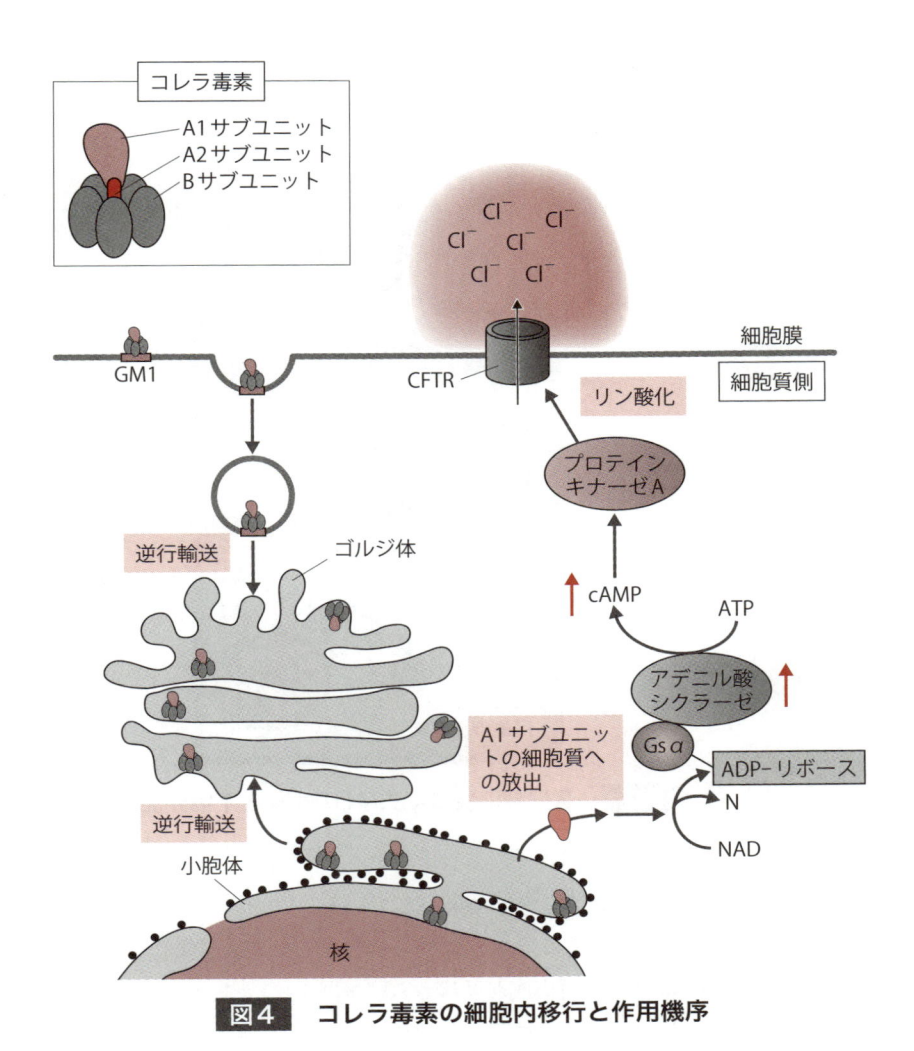

図4 コレラ毒素の細胞内移行と作用機序

ては，長らく謎であった．

　コレラ菌と同属である腸炎ビブリオも食中毒の起因菌であり，本菌による感染で激しい下痢を起こすことが知られている．この腸炎ビブリオは大小2つの染色体を有している．両染色体上には，Ⅲ型分泌装置（T3SS1およびT3SS2）（**第3部4章**参照）がそれぞれコードされており，T3SS2を介して宿主細胞内に注入されるエフェクターVopVが本菌の下痢誘導に関与している．興味深いことに，コレラ毒素非産生のコレラ菌のなかには，腸炎ビブリオのT3SS2と類似のⅢ型分泌装置をもつものがあった．この装置によって宿主に注入されるエフェクターを解析した結果，VopVホモログであるVopMが下痢原性に関与していたのである（**図5**）．VopVとVopMの宿主内での機能については不明であるが，これらエフェクターはFアクチンと結合することが知られている．

　一方，コレラ菌と腸炎ビブリオは，わずかながら宿主細胞に侵入する能力があり，

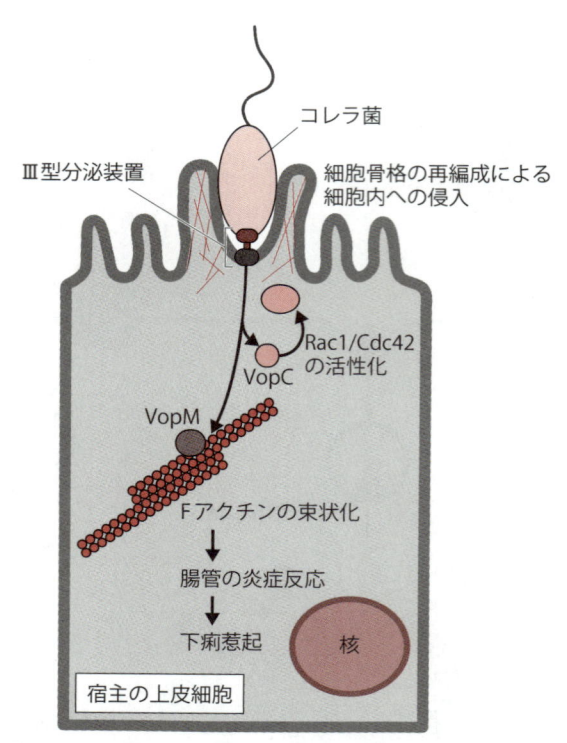

図5 Ⅲ型分泌装置に依存した感染と下痢発症のメカニズム

　これにはVopCエフェクターが関与している．VopCは，Rac1とCdc42のグルタミン残基を脱アミド化することで，これらの分子を活性化する．これにより菌が付着した部位で，細胞骨格の再構成が誘導され，宿主内侵入を可能としている．このように，コレラ毒素非産生のコレラ菌が惹起する下痢と細胞侵入能は，エフェクターの機能から説明することが可能となった．

3）Ⅵ型分泌装置

　Ⅵ型分泌装置は多くのグラム陰性細菌に保存され，コレラ菌においてその超微形態が明らかにされた（**図6**）．この分泌装置は，ファージ尾部の構成タンパク質と相同性をもつVipAとVipBが，菌体内でさや状構造を形成することが特徴であり，ClpV複合体（ATPaseとプロテアーゼサブユニットから構成）によってリサイクルされる．さや状部分が収縮するときのダイナミクスを利用して，Hcp/VgrG複合体を菌体外に押し出し，エフェクターとともに標的細胞膜へ移行するモデルが提唱されている．

　VgrGには2つの機能がある．1つは，Ⅵ型分泌装置のトランスロケーター（エフェクターの宿主内移行を助けるタンパク質）としての機能で，高度に保存されたN末端領域にそのドメインが存在している．その一方で，C末端領域は数多くのレパートリーが存在しており，この部分にエフェクターとしてのドメインが見出されている．例え

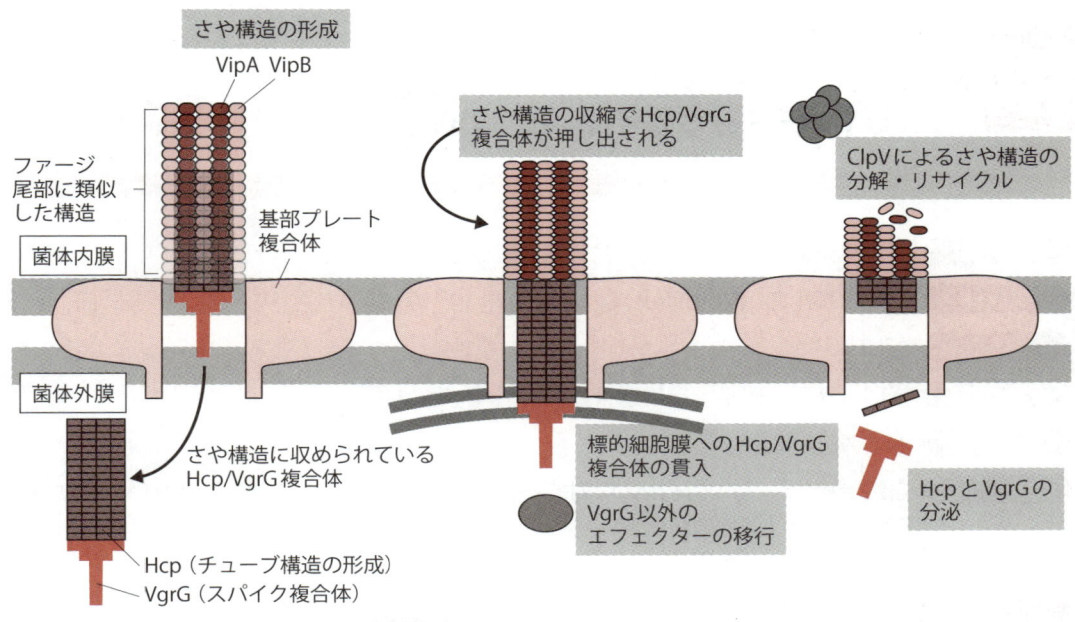

図6 VI型分泌装置の機能

ば，VgrG-1のC末端領域に存在するアクチン共有結合ドメインは，マクロファージに対し傷害活性をもつ．また，コレラ菌は他のグラム陰性菌の細胞壁（ペリプラズム）に，VI型分泌装置を用いてVgrG-3を注入し，C末端にあるドメインを介してペプチドグリカンを加水分解することが明らかになっている．環境中あるいは宿主内に存在している他の細菌集団を排除することで，排他的優位を確立しているのである．VI型分泌装置に依存した溶菌活性は，緑膿菌にも保存されており，これについては**第3部4章**で解説しているので，そちらを参照してほしい．

5 治療・予防——経口補液と不活化コレラワクチン

　コレラ菌による下痢では大量の水分と電解質が失われるので，点滴あるいはWHOやユニセフで推奨している**経口補液**（oral rehydration solution：ORS）の投与が重要である．ORSは安価で殺菌も不要なことから，発展途上国において有効な治療方法である．ORSは，塩化ナトリウム2.6g，塩化カリウム1.5g，グルコース13.5g，クエン酸三ナトリウム二水和物2.9gを1リットルの水に溶かして調製するもので，そのつくり方も簡便である．また，有病期間の短縮，菌の排出期間を短縮させるために，テトラサイクリンやニューキノロン系抗菌薬が第一選択薬として用いられる．一方，コレラの予防には**経口不活化コレラワクチン**が用いられる．不活化した*V. cholerae* O1に組換型コレラ毒素Bサブユニット（rCTB）を含むもので，その有効性が証明されている．

第2部　わが国で危惧される感染症　　Ⅱ. 腸管感染症

10章　感染性胃腸炎①
ノロウイルス
―パンデミックを引き起こすGⅡ.4亜株

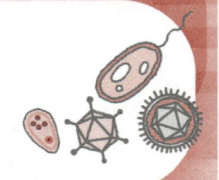

- **類　型**　五類感染症・定点把握〔小児科定点医療機関（週単位）〕
- **病原体**　ノロウイルス（Norovirus）
- **BSL**　BSL2
- **伝播様式**　経口（糞口）感染，塵埃感染
- **潜伏期間**　24〜48時間
- **治療・予防**　自然治癒性．ノロウイルスに対する特効的薬剤ならびにワクチンはない．予防は85℃，1分以上の加熱調理

1　感染性胃腸炎の定義——病原体が起こす胃腸炎

　感染性胃腸炎は，種々の病原体が起こす胃腸炎を総称したものである．**図1**に示されるように，細菌，ウイルス，寄生虫が起因病原体となりうる．したがって，特定の疫学パターンをとらないが，冬場は**ノロウイルス**が本領を発揮し，春先から夏場にかけては，カンピロバクターによる胃腸炎が増加する傾向にある．感染性胃腸炎の多くは，食中毒による集団発生事件に進展するケースがあるので，起因病原体の早期確定は，感染拡大を阻止するうえで重要である．この章では，ウイルス性胃腸炎の代表格であるノロウイルスについて解説をおこない，**次章**にて細菌性胃腸炎の起因菌であるカンピロバクターについて解説したい．

2　Dr. Kapikianの執念——Norwalk virusの発見

　1968年，米国オハイオ州のノーウォーク（Norwalk）にある小学校で，集団胃腸炎が発生した．しかし，感染実験や培養細胞を用いた試験では，この病原体を捕まえることはできなかった．米国国立衛生研究所のAlbert Kapikianは，ノーウォークのアウトブレイクから採取した検体を，ヒトのボランティアに経口投与したところ，下痢を起こすことを見出した．このボランティアの糞便濾過液を別なボランティアに経口投与したところ，同じように発症することを確認した（フィルターを通過した未知ウイルスが下痢を起こすことを検証している）．2人目のボランティアの糞便濾過液を希釈し，電子顕微鏡下で観察したところ，ボランティアの血清で凝集するウイルスを発見したのである．アウトブレイクが起きた4年後の1972年に，Kapikianの執念はよ

```
                          ┌─ ノロウイルス
                  ┌ ウイルス性 ─┼─ ロタウイルス
                  │          ├─ アデノウイルス
                  │          └─ サポウイルス
                  │          ┌─ カンピロバクター
                  │          ├─ サルモネラ
    感染性胃腸炎 ─┼─ 細菌性 ─┼─ 病原性大腸菌
                  │          ├─ 腸炎ビブリオ
                  │          └─ 黄色ブドウ球菌
                  │          ┌─ ランブル鞭毛虫
                  └─ 寄生虫 ─┤
                             └─ 赤痢アメーバ
```

図1 感染性胃腸炎の起因病原体

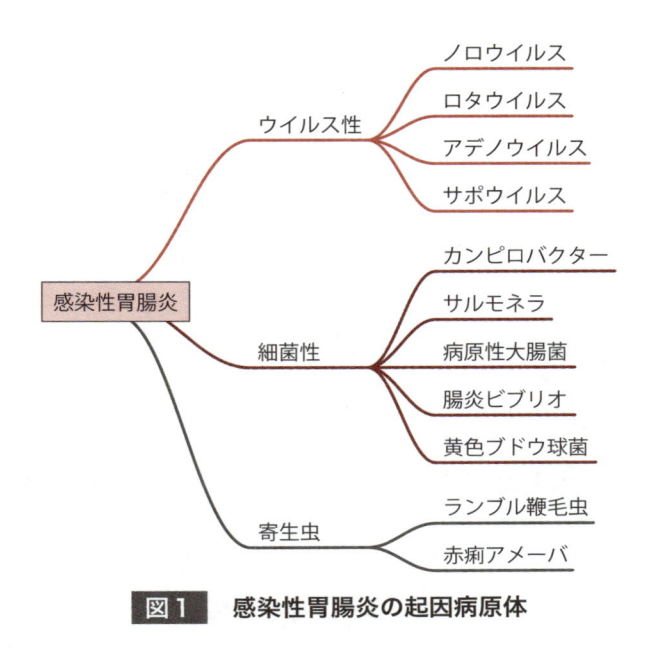

うやく結実し，このウイルスはNorwalk virus/68（NV/68）と名付けられた．また，2002年に国際ウイルス命名委員会よって，**ノロウイルス**（*Norovirus*）という属が決定され，現在にいたっている．この章では，わが国におけるノロウイルスの発生動向について述べるとともに，ウイルスの性状・伝播に関与する因子について解説したい．

3　ノロウイルス食中毒——冬場が危ない

　ノロウイルスは，保育園や小学校などで，しばしば集団感染を起こすことが知られている．ところが，2004年末から年明けにかけて，広島県福山市内の特別養護老人ホームで，42名が下痢，嘔吐などを発症し，7名が死亡した．このとき一部の検体からノロウイルスが検出されている．感染性胃腸炎はすべて小児科定点として定められており，大人や高齢者におけるノロウイルスの感染事例は十分に把握しきれていないのが現状である．その一方で，高齢者施設における集団発生事例は頻発していることも考慮に入れて，感染の調査・制御にあたる必要がある．

　一般に，ノロウイルスによる食中毒事例と患者報告数は11月頃から増加しはじめ，12月～年明けの1月をピークとして，3月頃まで発生し続ける（**図2A**）．2012年12月の患者報告数は6,082人で，ここ数年のなかで最大の報告数であった（**図2B**）．

　ノロウイルスによる食中毒は，どのようなものを食べて起きるのであろうか？　原因食品別でグラフ化したのが**図3**である．かつてノロウイルス食中毒の代名詞であったカキの事例数は，それほど多くはないことがわかる（11%）．その一方で，仕出し弁当，宴会料理，バイキングなどによる事例が全体の36%を占めるようになった．ノロ

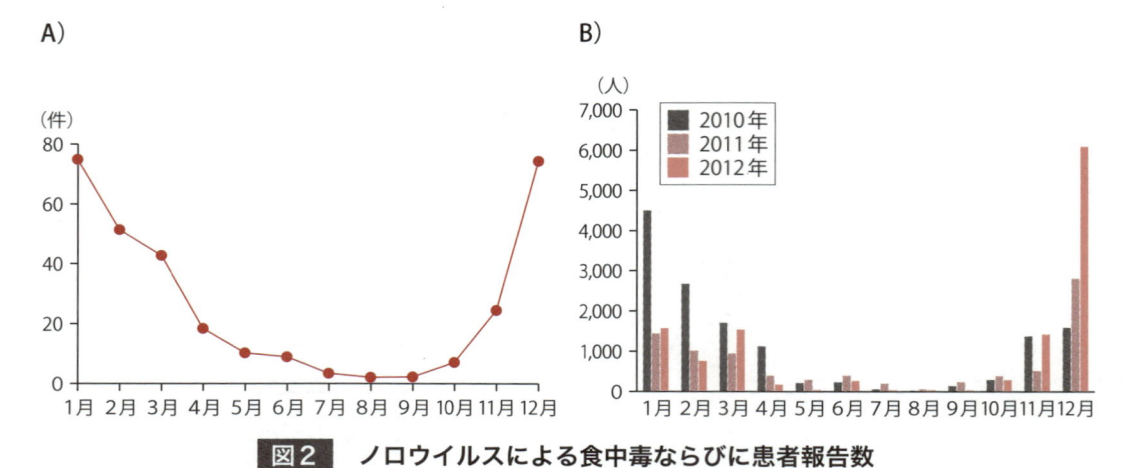

図2　ノロウイルスによる食中毒ならびに患者報告数

A）ノロウイルス食中毒報告件数．2007〜2012年における報告件数の平均値をグラフ化．B）ノロウイルス患者報告数（巻末の文献1を元に作成）

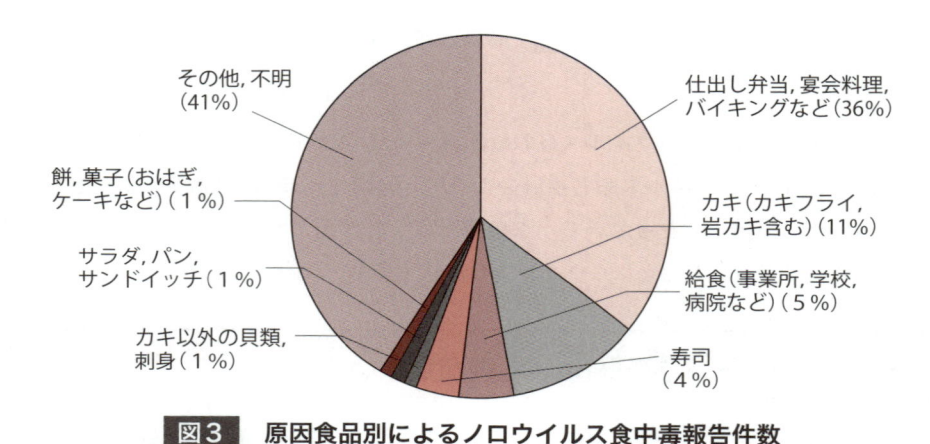

図3　原因食品別によるノロウイルス食中毒報告件数

2002〜2011年の平均値をグラフ化した（巻末の文献2を元に作成）

ウイルスは10〜100個という非常に少ないウイルス粒子数で感染が成立するので，食品の二次汚染を容易に引き起こす結果となり，原因食材の特定を困難にしている．また，ノロウイルスは熱に対して比較的耐性で，死滅させるためには85℃で1分以上の加熱処理が必要である．エタノールはほとんど無効で，塩素系漂白剤の次亜塩素酸ナトリウムは効果がある．

4　ノロウイルスの構造と特徴——解析は遅れ気味

ウイルス粒子は直径27〜38 nmの正二十面体対称で，エンベロープをもたず，その表面にコップ状のくぼんだ構造が認められる（図4）．このような形態学的特徴は，**カリシウイルス（*Caliciviridae*）**科命名の由来になっており（calixが杯を意味する），

ノロウイルスのほかに**図5**に示されるような属が含まれる．ノロウイルス属にはノーウォーク種の1種類しか存在しないので，どちらでよんでも同じであるが，この章ではノロウイルスに統一する．

ノロウイルスのゲノムは，約7.5 kbの一本鎖のプラス鎖RNAである（**図6**）．ゲノム上には，ORF1，ORF2，ORF3がコードされ，mRNAとして機能する．後述するサブゲノムも含めて，5′末端にはウイルス由来のVPgタンパク質が共有結合しており，3′末端にはポリA配列が付加されている．

ORF1から約200 kDaのポリペプチドが合成されるが，ウイルス由来のプロテアーゼで切断され，ウイルス複製に関与する6種の非構造タンパク質（NSI–2〜7）が生成する（**図6**）．ノロウイルスを含むカリシウイルス科では，ORF2の上流にゲノムの5′末端と同一の繰り返し配列（GUGAAUG）が認められる．この繰り返し配列を5′末端として，サブゲノムが生じる．サブゲノムにコードされるORF2から，カプシドタンパク質であるVP1が翻訳される．VP1の単独発現で**ウイルス様中空粒子**（virus like particle：VLP）が産生することが，*in vitro* の実験で明らかとなっている．ヒトに感染するノロウイルスは培養細胞では増殖せず，マウスのようなげっ歯類にも感染しない

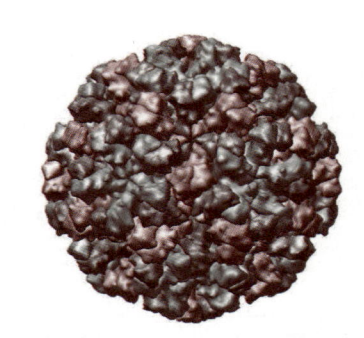

図4 ノロウイルスの構造
（巻末の文献3より転載）

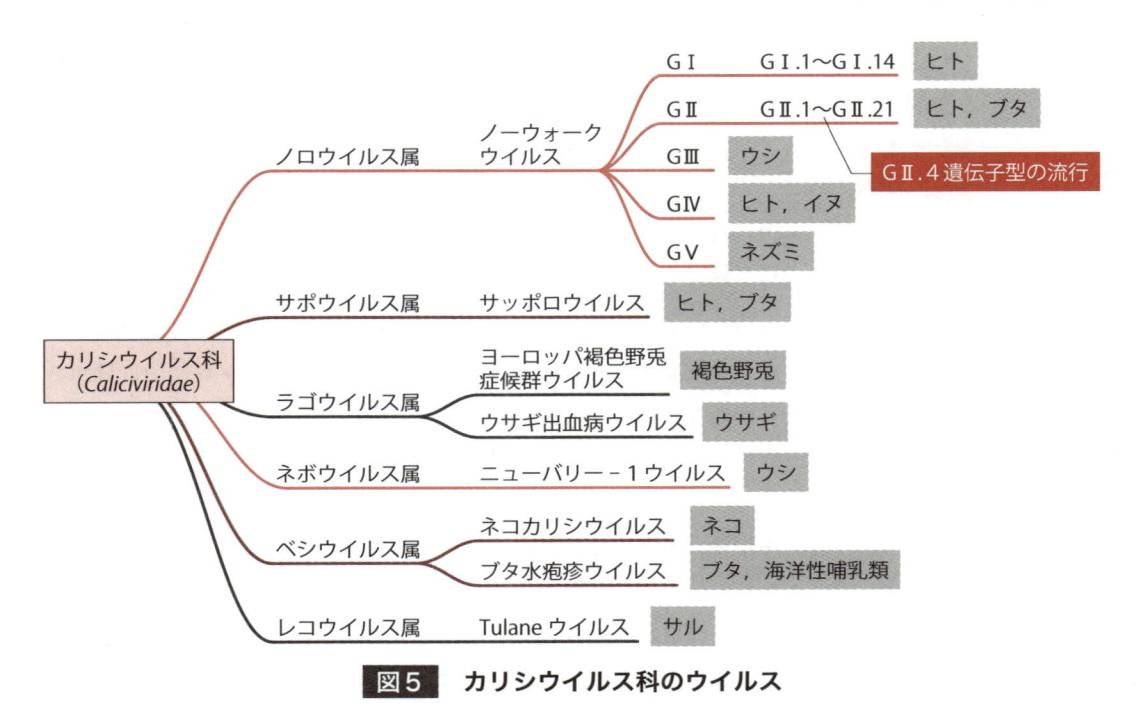

図5 カリシウイルス科のウイルス

GⅠ〜GVはノロウイルスの遺伝子型別，灰色の四角は宿主を示す．GⅡ.4亜型の流行については本文参照

第2部　Ⅱ　腸管感染症
10章　感染性胃腸炎①ノロウイルス

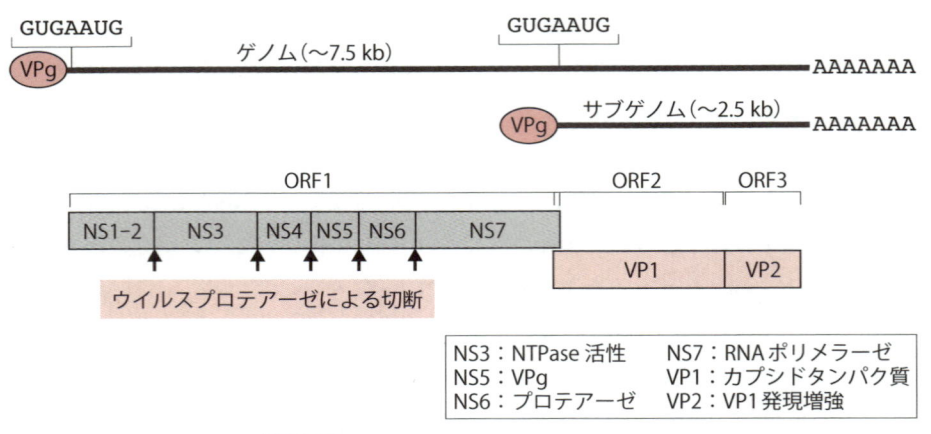

```
     GUGAAUG                    GUGAAUG
   ┌─────────┐                ┌─────────┐
  (VPg)──────── ゲノム（〜7.5 kb）────────────AAAAAAA
                               (VPg)──── サブゲノム（〜2.5 kb）────AAAAAAA

          ├──────────── ORF1 ────────────┤  ORF2    ORF3
          │NS1-2│ NS3 │NS4│NS5│ NS6 │ NS7 │  │ VP1 │VP2│
                       ↑   ↑   ↑
              ウイルスプロテアーゼによる切断
```

NS3：NTPase 活性	NS7：RNA ポリメラーゼ
NS5：VPg	VP1：カプシドタンパク質
NS6：プロテアーゼ	VP2：VP1 発現増強

図6 ノロウイルスのゲノム構造

ので，このVLPを用いて種々の解析がおこなわれている．一方，サブゲノムにコードされるORF3からVP2が翻訳されるが，ウイルス粒子内に1〜2コピーしか存在しない．VP2の詳しい機能はわかっていないが，VLPの安定化，VP1発現効率の増強に関与するのではないかと推察されている．

5 ノロウイルス感染—乳幼児・高齢者は要注意！！

　ノロウイルスに感染した場合，その潜伏期間は24〜48時間である（図7）．突発的な吐き気や嘔吐をもよおすことが本ウイルス感染の特徴であり，そのほか下痢や腹痛を惹起するが，発熱は軽度（37〜38℃）である．室内で嘔吐した場合，吐瀉物の処理が不十分であると，舞い上がった埃の吸入で感染することがあるので注意を要する（塵埃感染）．

　成人が感染した場合は，特に治療を必要とせずに，感染後数日で快方に向かうが，乳幼児・高齢者では，嘔吐・下痢による脱水症状を起こすことがある．また，高齢者施設での集団食中毒の際には，吐瀉物での窒息や誤嚥性肺炎に進展するケースがある．症状がみられなくなったあとも，3〜7日のあいだはウイルス粒子が糞便中に排出される．また，感染者の約50％は不顕性感染である．

　ヒトへの感染経路として，塵埃感染はやや特殊なケースであり，経口感染が主なルートである．汚染された食品を生あるいは十分に加熱せずに食べた場合や，感染者によって汚染された食品を喫食することで感染する．さらに，感染者の糞便や吐瀉物に触れて感染することがある．

　一方，下水から汚水処理場にたどり着いたウイルスの一部は，浄化処理施設をかいくぐり，河川やがては海に拡散される．そこでカキなどの二枚貝類で生物濃縮（カキ体内では増殖しない）されることで，再び感染源となりうる場合がある．

図7 ノロウイルス感染と臨床症状

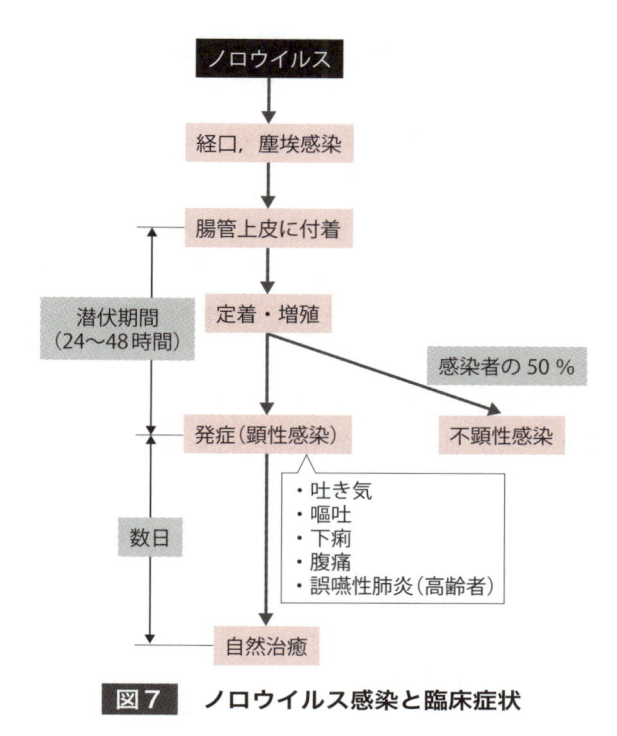

6 遺伝子型と感染のしくみ──流行のGⅡ.4はホントに強力

　　ノロウイルスはヒトの腸管上皮細胞に感染後，繊毛の萎縮や扁平化，さらに剥離を誘導することで，下痢を惹起すると考えられている．前述したようにノロウイルスのモデル感染系がないために，その発症メカニズムについては多くの謎が残されているが，VLPを用いた研究や流行株のゲノム解析から，ノロウイルスの伝播・感染様式が徐々に明らかになりつつある．

1）ノロウイルスのパンデミック変異株──GⅡ.4

　　ノロウイルスはカプシドタンパク質の遺伝子型により，GⅠ～GVに分類される（**図5**）．カプシドタンパク質はウイルス外殻を構築しているので，ウイルスの感染力と抗原性を担っている．そのため，遺伝学的解析は，ウイルスの性質変化を推察・予測するために利用されている．

　　ノロウイルス流行株のゲノム解析の結果，GⅡの亜型であるGⅡ.4とよばれる遺伝子型が世界各地で流行し，集団感染を起こしていることが明らかになった．世界中に種々の遺伝子型が拡散して流行しているわけではなく，GⅡ.4という特定の遺伝子型に収束していることが，興味深い．さらに，毎年，新たなタイプのGⅡ.4亜型が出現しており，日本を含む世界各国の集団発症事件に関与している．

わが国においては，2006〜2007年にかけてGⅡ.4が大流行して以来，この遺伝子型がメジャーを占めるようになった．2006〜2010年春のあいだに，少なくとも8タイプのGⅡ.4亜株が日本で流行している．そのなかでも2006b亜株が流行に大きく関与しており，2006/07シーズンではこの亜株が流行の9割近くを占めていた．一方，2009/10のシーズンでは2006b亜株が6割程度に減少し，その代わりにGⅡ.4の新亜株である2009aが全体の3割を占めるようになった．このように，わが国で流行しているノロウイルス株のほとんどはGⅡ.4の亜株である．

2）ウイルスの受容体と感染効率──B型はノロウイルスに感染しない？

ノロウイルスは**血液型抗原**（histo-blood group antigen：HBGA）を受容体として，ヒトの腸管上皮細胞に結合する．このHBGAには，ABO式血液型抗原やLewis式血液型抗原などが含まれている．実は，これらの抗原は赤血球表面だけではなく，胃や腸管などの上皮細胞や唾液においても発現しているのである．

上皮細胞や唾液でのHBGA発現は，FUT2とよばれるフコース転移酵素が関与している．HBGAはFUT2の働きによって，腸管上皮細胞上に発現し，また，唾液中に分泌されるのである．このような表現型は分泌型個体とよばれている．一方，FUT2をコードする遺伝子が変異すると，上皮細胞でのHBGA発現は消失し，唾液にも分泌されなくなる（非分泌型個体）．

ヒトボランティアを用いたNV/68（Kapikianがはじめて分離したノロウイルス）の感染実験から，血液型でO型のヒトが感染しやすい傾向にあることが明らかとなっている．一方，B型のヒトは感染しにくい傾向にある．また，この実験で明快なのは，非分泌型のヒトは1人も感染しなかったことである．非分泌型のヒトでは，ノロウイルスの受容体であるHBGAが腸管上皮に発現していないので，ノロウイルスに感染しないのであるが，ウイルス感染と血液型の相関がこれほどクリアに出る例はめずらしい．日本人の20〜25％は非分泌型であり，この人たちは今のところ，ノロウイルスに感染しないことになる．

それならB型のヒトは，ノロウイルス感染に対し楽観視できるのだろうか．上記実験は，NV/68とよばれる初期のノロウイルスを用いた結果である．NV/68はGⅠ遺伝子型に分類されるが，現在，世界で流行しているノロウイルスはGⅡ.4遺伝子型である．このGⅡ.4は他の遺伝子型に比べて，結合できるHBGAの種類が多く，またそれぞれのHBGA結合力も他と比較して強いことがわかっている．したがって，残念ながら，GⅡ.4遺伝子型のウイルスは血液型がB型のヒトにも感染するのである．

GⅡ.4遺伝子型の感染力の強さは，腸管上皮細胞のHBGAに強く結合することに起因している可能性が高い．その一方で，2010年に米国でアウトブレイクを起こしたGⅡ.12は，HBGAを認識しないことも明らかになっている．また，*in vitro*の実験より，HBGA以外の宿主受容体の存在も示唆されており，非分泌型のヒトも楽観できな

い状況となりつつある．

7 治療・予防—治療は対症療法のみ，予防は加熱調理

　ノロウイルスの増殖を抑えるような薬剤は，まだ開発されていない．腹痛を抑える痛み止めや整腸剤などの対症療法となる．予防法として85℃，1分間の加熱調理が有効である．

第2部 わが国で危惧される感染症　Ⅱ. 腸管感染症

11章 感染性胃腸炎② カンピロバクター ―食肉汚染の代表格

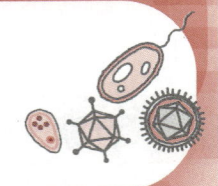

- **類　型**　五類感染症・定点把握〔小児科定点医療機関（週単位）〕
- **病原体**　カンピロバクター（*Campylobacter jejuni*）
- **BSL**　BSL2
- **伝播様式**　経口感染，家畜・動物からの接触感染
- **潜伏期間**　2〜5日
- **治療・予防**　自然治癒性．回復しない場合，エリスロマイシンやクラリスロマイシンなどのマクロライド系抗菌薬を使用．食肉を75℃で1分間以上加熱調理することで予防が可能

1　カンピロバクターとは？―ピロリ菌との意外な共通点

　細菌による感染性胃腸炎の代表的な起因菌であるカンピロバクター（*Campylobacter jejuni*）はイプシロンプロテオバクテリア綱カンピロバクター属に属する（図1）．イプシロンプロテオバクテリア綱のなかには，**カンピロバクター（*Campylobacter*）属**，**ヘリコバクター（*Helicobacter*）属**，**ウォリネラ（*Wolinella*）属**などが含まれる．これらはいずれもグラム陰性で，微好気性のらせん状桿菌である．*Helicobacter pylori*（ピロリ菌）は胃炎・消化性潰瘍の起因菌であり，1983年にRobin WarrenとBarry Marshallによって発見された．一方，*Wolinella succinogenes*はウシに常在している非病原細菌である．

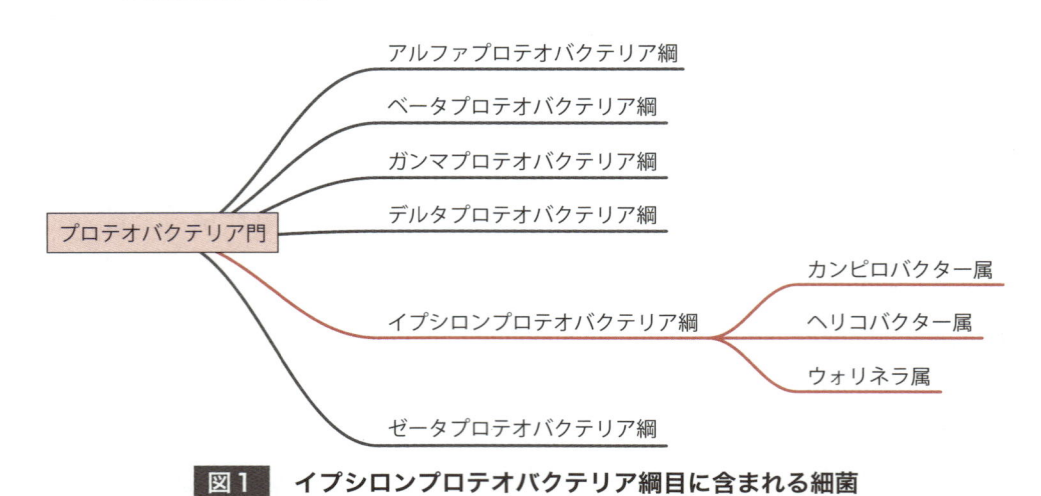

図1　イプシロンプロテオバクテリア綱目に含まれる細菌

プロテオバクテリア門
- アルファプロテオバクテリア綱
- ベータプロテオバクテリア綱
- ガンマプロテオバクテリア綱
- デルタプロテオバクテリア綱
- イプシロンプロテオバクテリア綱
  - カンピロバクター属
  - ヘリコバクター属
  - ウォリネラ属
- ゼータプロテオバクテリア綱

カンピロバクター属はこれまで25菌種が報告され，家畜・家禽における流産・胃腸炎の起因菌として古くから知られていた．1972年にP. Dekeyserは，患者下痢便を0.65μmのフィルターで濾過することで，*Campylobacter jejuni*（図2）の分離培養に成功した．ヒトに胃腸炎・下痢症を起こすのは*C. jejuni*と*C. coli*であるが，下痢症から分離されるカンピロバクター属菌の95％は*C. jejuni*で，残りが*C. coli*となっている．

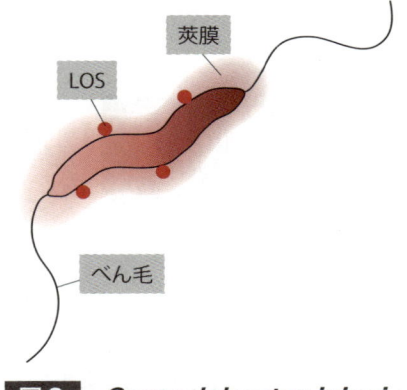

図2 *Campylobacter jejuni*の形態

*C. jejuni*とピロリ菌は胃腸管の粘膜層に到達後，上皮細胞に付着するという点で共通している．*C. jejuni*については，適当な実験動物が存在しないことからその研究が遅れていたが，本菌がフェレットに感染することが明らかとなり，その病態解析が少しずつ進展してきたところである．カンピロバクターによる食中毒は感染症法のなかで「感染性胃腸炎」に含まれ，五類感染症・小児科定点把握疾患として扱われる．この章ではカンピロバクターのなかでもヒトとのかかわりが深い*C. jejuni*について解説していきたい．なお，ウイルス性胃腸炎については，**前章**で解説しているので，そちらも参照してほしい．

2　感染源——主に生肉（特に鶏肉）

カンピロバクターは汚染された食品・飲料水の摂取や，動物との接触によって，その感染が成立する（図3）．カンピロバクターはニワトリ，ウシ，ブタなどの家禽・家畜だけではなく，ペットなどからも検出される．本菌はヒトにおいて病原菌として振る舞うが，他の動物では腸管の**常在細菌**[※1]として存在している．鶏舎や牧場などの汚染水が河川・湖沼などに入り込んで，本菌が拡散する場合があり，簡易水道を介しての感染例も報告されている．

カンピロバクター**食中毒**のなかでも感染源として最も重要視されるのはニワトリであり，レバーやササミなどの鶏生肉からの感染例が報告されている．また，牛生レバーからの食中毒事例も報告されている．地方衛生研究所・保健所における食品検査の報告（2006〜2009年）（**巻末の文献1**）によると，鶏肉の75％，その他食肉の75％から*C. jejuni*または*C. coli*が検出されており，カンピロバクターによる食肉汚染は深刻な数字となっている．わが国における食中毒の発生件数は，カンピロバクターに

※1　常在細菌：動物の身体に存在する微生物をさしており，健常人に対して病原性を示さない．しかし，抗菌剤の長期投与や免疫機能が低下したときに，微生物集団のバランスが崩れ病気を起こす場合がある．

図3 カンピロバクターの生活環

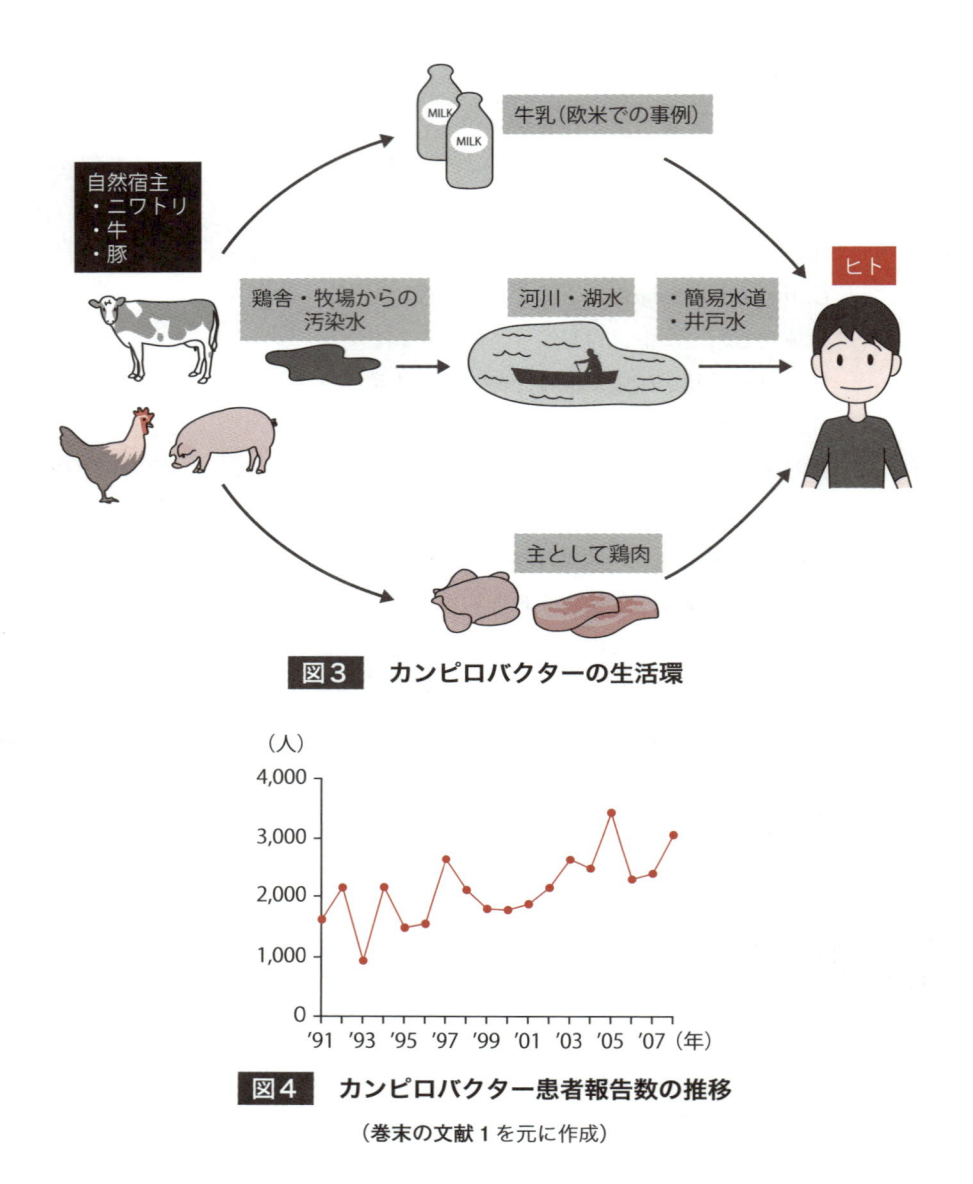

図4 カンピロバクター患者報告数の推移
（巻末の文献1を元に作成）

よるものが最も多く，患者数もノロウイルスに次いで2番目に多い（**図4**）．細菌性食中毒は，一般に春先から夏場にかけて増加傾向にあるが，カンピロバクターによる食中毒は冬場でも発生することがある．本菌は比較的少ない菌数（500〜800菌数）で感染することや，食品の凍結・融解によって本菌の生存数が著しく減少するので，感染源の特定が困難である場合が多い．

3 病原性発揮のしくみ──宿主側因子の巧妙な利用

　カンピロバクター属はグラム陰性の微好気性らせん状桿菌であり，菌の両端もしくは一端にべん毛を有しており，運動性をもつ（**図2**）．*C. jejuni*, *C. coli* の臨床症状

として，下痢，腹痛，発熱，悪寒，嘔吐，頭痛，倦怠感などがあげられる．本菌の潜伏期間は2～5日間である（図5）．感染しても多くの場合は自然治癒性で，1週間程度で回復し，死亡例や重篤例はまれである．しかしその一方で，カンピロバクターに感染した数週間後に，**ギラン・バレー症候群**（Guillain-Barré syndrome：GBS）や**フィッシャー症候群**（Miller Fisher syndrome）を起こす場合がある．GBSは筋肉を動かす運動神経に異常をきたす障害で，重症化すると呼吸不全や後遺症を残すことがある．フィッシャー症候群はGBSの亜型とされる症候群で，主に眼筋に麻痺が起きる．前述したように*C. jejuni*はフェレットに感染することがわかり，本菌の病原性が少しずつ解明されてきたところである．ここでは*C. jejuni*の病原性発揮のメカニズムについて解説したい．

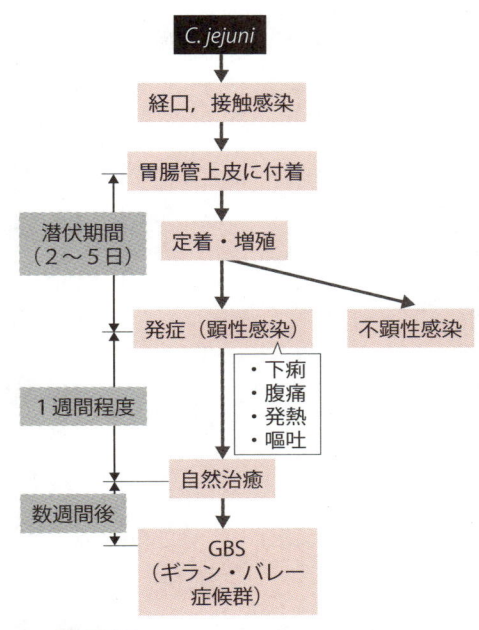

図5 *C. jejuni*感染と臨床症状

1）分子擬態による免疫機構の回避

菌体表層構造のなかでも莢膜（図2）は，血清抵抗性，上皮細胞への付着と侵入，ニワトリ雛での定着，フェレット感染モデルでの病原性に関与している．*C. jejuni*の菌体表層の特徴として，LPSではなく**リポオリゴ糖**（lipooligosaccharide：LOS）をもつことがあげられる．LPSはリピドA，コア領域，多糖体側鎖（O抗原側鎖）から構成されるが，LOSの構造的特徴として，O抗原側鎖が欠失し，外部コア領域が生体成分のGM1**ガングリオシド**と同一の構造をもつことがあげられる（図6）．このよう

Column　新鮮な食肉＝病原菌も新鮮？

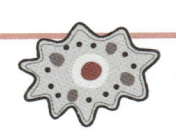

「当店の鶏刺身は，新鮮なので安心です」などというキャッチフレーズを居酒屋でみかける場合があるが，本文で述べたように鶏肉はかなりの確率でカンピロバクターに汚染されている．新鮮なササミならカンピロバクターに感染しないというのは，もはや都市伝説のレベルである．むしろ，凍結・融解を繰り返した，あまり新鮮ではないササミのほうが，生菌数も減ってより安全ということができる．いずれにしても，鶏の生肉は避けておくべきであろう．

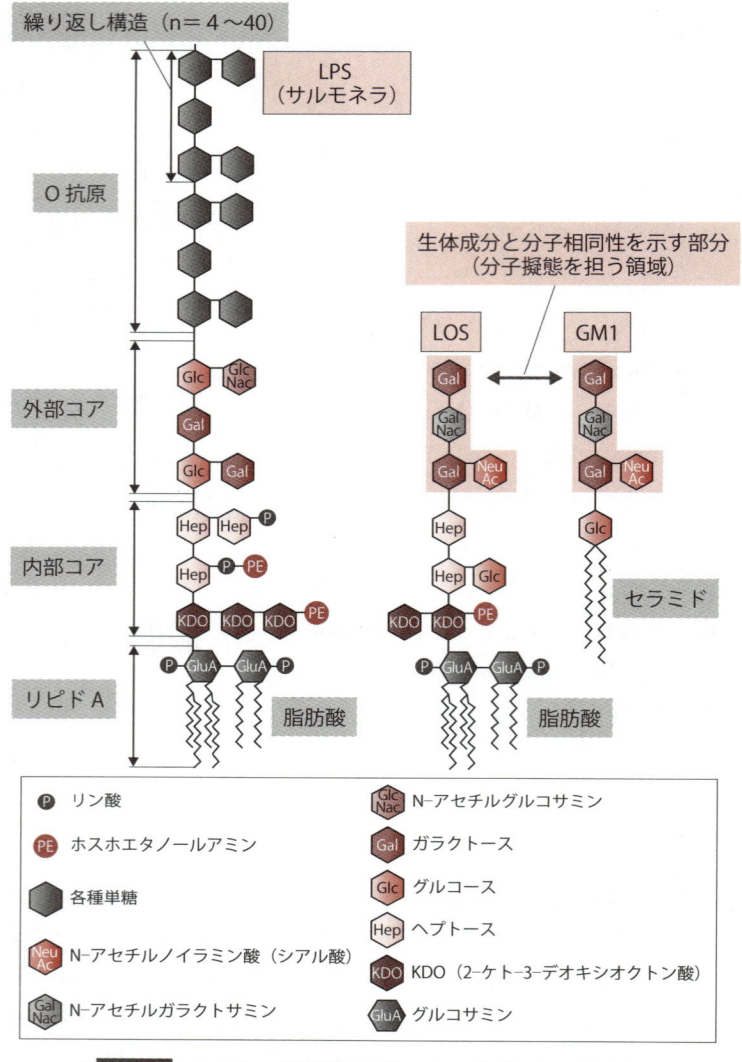

図6　LOSの構造的特徴―分子擬態を担う領域
（巻末の文献2を元に作成）

　に宿主の構成成分と類似あるいは同一分子を菌体表層に発現させることで，宿主免疫系から回避する戦略は「**分子擬態**」とよばれている．なお，LOSによる分子擬態をおこなう病原菌として，*C. jejuni*のほかにインフルエンザ菌や髄膜炎菌があげられる（第2部13〜15章参照）．

　*C. jejuni*をヒト腸管上皮の培養細胞（Caco-2）に感染させると，細胞に侵入することが知られている．また，LOS欠損株は培養細胞の付着には影響をおよぼさないものの，細胞への侵入効率は有意に減少する．さらにニワトリ雛を用いた*in vivo*の感染実験より，腸管の定着にはLOSが関与することが明らかになっている．

👉 もっと詳しく

ギラン・バレー症候群の発症

カンピロバクターに感染した患者は，多くの場合，1週間ほどで回復する．しかし，感染してから数週間後に，まれにではあるがGBSやフィッシャー症候群に進展することがある．このとき，ガングリオシドに対する抗体価の上昇が認められる．ガングリオシドはシアル酸を含むスフィンゴ糖脂質の一種で，神経細胞膜に豊富に存在している．図6に示されるようにLOSとGM1ガングリオシドの間には，分子相同性が認められる．感染の過程でLOSに対する抗体が生体内で産生されると，**交差反応**[※2]が起きてGM1ガングリオシドに対する抗体としても働いてしまう．これによりGBSのような神経障害が起きるのではないかと推察されている．このように，GBSは何らかの先行感染で起きることがあり，カンピロバクター以外に，サイトメガロウイルス，EBウイルス，マイコプラズマによる感染との関連が推察されている．

2）べん毛による宿主細胞への付着・侵入

*C. jejuni*は菌体両端にそれぞれ1本のべん毛を有しており，らせん状の菌体をコルクスクリューのように回転させ運動することで，腸管の粘膜上皮に到達する．また，べん毛は上皮細胞への付着にも関与している．ちなみに*C. jejuni*は，N-結合型とO-結合型グリコシル化の2つの修飾系を有しており，べん毛の構成成分であるフラジェリンは，O-結合型グリコシル化によってセリンとスレオニン残基に糖鎖が付加され，べん毛構成に必須な修飾である．また，べん毛装置はそれ自体が分泌装置として機能する．*C. jejuni*はCiaBとよばれるタンパク質を菌体外に分泌しており，細胞侵入に関与している．CiaBの機能についてはよくわかっていないが，この分子はべん毛の分泌装置によって菌体外に分泌される．

3）細胞膨化致死毒素の作用メカニズム

本菌は**細胞膨化致死毒素**（cytolethal distending toxin：CDT）を産生する．CDTは大腸菌，赤痢菌，**軟性下疳菌**（*Haemophilus ducreyi*），歯周病の起因菌（*Actinobacillus actinomycetemcomitans*）などにも，高度に保存されている．菌体外に分泌されたCDTは，標的細胞の細胞周期のチェックポイントを不可逆的に活性化し，G2/M期で停止させる（図7）．CDTのホロ毒素はCdtA，CdtB，CdtCの3つのサブユニットから構成され，毒素の活性中心はCdtBである．CdtAとCdtCは宿主細胞の未同定の受容体と結合し，クラスリンを介して細胞内に侵入する．細胞内に入ったCdtBはさらに核内に移行し，染色体DNAに作用することで細胞周期に影響をおよぼす．結

※2 交差反応：抗体がその免疫原（抗体ができるもとになった抗原）とは別の抗原と結合すること．細菌の抗原と生体成分がよく似ている場合には，殺菌排除の過程で作られた抗体が，宿主成分にも反応することで，種々の障害が起きる．

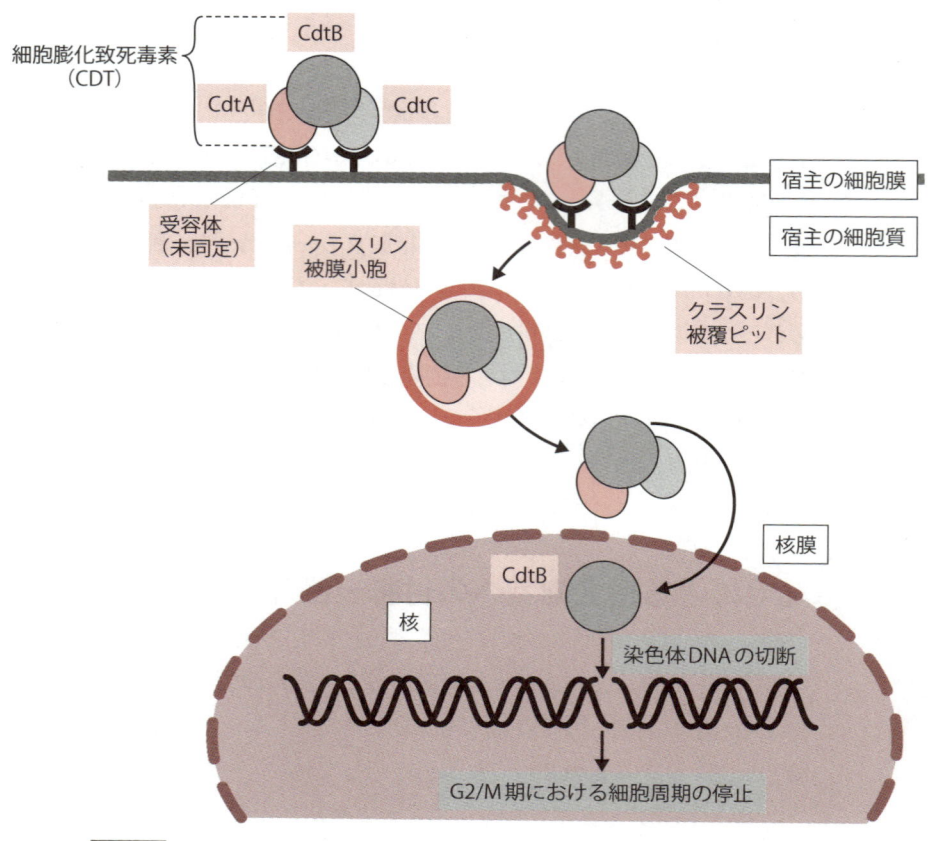

図7 細胞膨化致死毒素（CDT）の細胞内動態と作用メカニズム

晶構造解析の結果，CdtBはDNaseIと類似した構造をもつことが明らかとなり，染色体DNAを直接切断することが推察されている．

4）宿主の細胞骨格の再編成による細胞内侵入

　*C. jejuni*はコルクスクリュー様の回転運動によって，上皮を覆う粘膜層を通過し，最終的に上皮細胞に付着する．一方，腸管出血性大腸菌ではアクチン重合核に関与する宿主側因子をバクテリア周辺に集めることで，付着を成立させている（**第2部1章参照**）．

　また細菌性胃腸炎の起因菌であるサルモネラ，赤痢菌，エルシニアでは付着下部で**偽足（pseudopod）**を誘導する．偽足形成は異物を貪食したり，アメーバ運動をするために細胞が利用するシステムであるが，細胞内寄生細菌では偽足を菌の付着部位で誘導することで，細胞内に侵入するのである．このように偽足形成すなわちアクチンを主とした細胞骨格の再編成は，病原細菌が利用する宿主側因子の1つである．一方，*C. jejuni*の臨床分離株は，アクチンではなく**微小管**を利用し偽足を形成することが明

らかになった．細胞に侵入した本菌は，微小管に沿って核周辺部まで移動する．これらのメカニズムについては不明な部分が多いが，本菌の細胞侵入は免疫機構の回避に関与すると推察されている．

5）ニワトリの体温41〜45℃では常在細菌としてふるまう

C. jejuni がヒトに感染した場合，IL-8産生が誘導され炎症反応が惹起される．培養細胞を用いた実験では，CDTがIL-8の産生誘導にかかわることが推察されている．一方，本菌がニワトリに感染した場合，盲腸の陰窩に定着する．定着後は炎症反応を起こさずに，むしろ常在菌として振る舞う．このような違いはどこにあるのだろうか？ヒトとニワトリの大きな違いとして体温があげられる．ニワトリの体温は41〜45℃であり，一方，ヒトの場合は37℃である．本菌を37℃と42℃で培養した場合では，菌体表層のタンパク質発現が大きく異なることがトランスクリプトーム解析より明らかにされている．さらに，42℃での *C. jejuni* の遺伝子発現には，RacRS 2成分制御系が関与していることが知られており，宿主の体温を感知し異なった遺伝子サブセットを発現していることが推察される．

4 治療・予防——治療の第一選択薬はマクロライド系抗菌剤

本菌による治療の第一選択薬として，エリスロマイシン，クラリスロマイシンなどのマクロライド系抗菌薬があげられる．また，ニューキノロン系の抗菌薬も第一選択薬として用いられてきたが，本薬剤に対する耐性菌が問題となっている．これについては，ウシ，ブタ，ニワトリなどの大腸菌症の予防のために，ニューキノロン系抗菌薬が広く使用されるようになったことに起因している．このように耐性菌の問題はカンピロバクターにおいて深刻化しつつある．本菌の治療には耐性菌を念頭において対処する必要がある．なお，食肉を75℃で1分間以上加熱調理することで予防できる．

第2部　わが国で危惧される感染症　Ⅲ．小児感染症

12章　百日咳
—乳幼児から青年・成人層への感染拡大

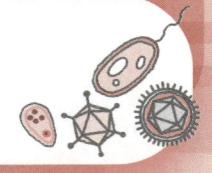

- **類　型**　五類感染症・定点把握〔小児科定点医療機関（週単位）〕
- **病原体**　百日咳菌（*Bordetella pertussis*）
- **BSL**　BSL2
- **伝播様式**　患者の咳からの飛沫感染
- **潜伏期間**　7〜10日
- **治療・予防**　マクロライド系抗菌薬による治療．ワクチン（DTaP，DTaP-IPV）による予防

1　百日咳の昨今—咳の誘導因子は今でも不明

　1906年，Jules BordetとOctave Gengouは，百日咳症状を示した乳児の痰から，百日咳の起因菌である**百日咳菌（*Bordetella pertussis*）** を分離した．本菌の発見は1世紀前に遡るが，重篤な咳の発症機構については病原因子を含めて今なお不明である．かつては**百日咳毒素（Pertussis toxin：PT）** が咳の誘導因子であるとされていたが，今では完全に否定されている．なぜなら，PTを産生しないパラ百日咳菌による感染でも典型的な咳発作を示すからである．

　WHOによると，2011年における世界の百日咳感染者の報告数は約20万人であり，2008年の死亡者数は89,000人と推定されている．なお，百日咳は**ワクチン予防可能疾患（vaccine preventable diseases：VPD）** の1つであるが，現行ワクチンの免疫持続期間は4〜12年と短く感染制御の観点から問題となっている．

　この章では，百日咳の疫学とその発症機序について述べるとともに，百日咳ワクチンについても解説していきたい．

2　百日咳の起因菌について—3菌種が百日咳に関与

　百日咳の主な起因菌は百日咳菌で，ヒトの気道上皮に感染することで発作性の咳を起こす．百日咳菌が属するボルデテラ（*Bordetella*）属細菌には，現在，9菌種が報告されている（図1）．このうち本菌以外に百日咳症状を起こす類縁菌として，**パラ百日咳菌（*Bordetella parapertussis*）** と *Bordetella holmesii* がある．また，まれに乳幼児や免疫不全患者において，**気管支敗血症菌（*Bordetella bronchiseptica*）** の感染事例が報告されているが，百日咳様症状は起こさない．

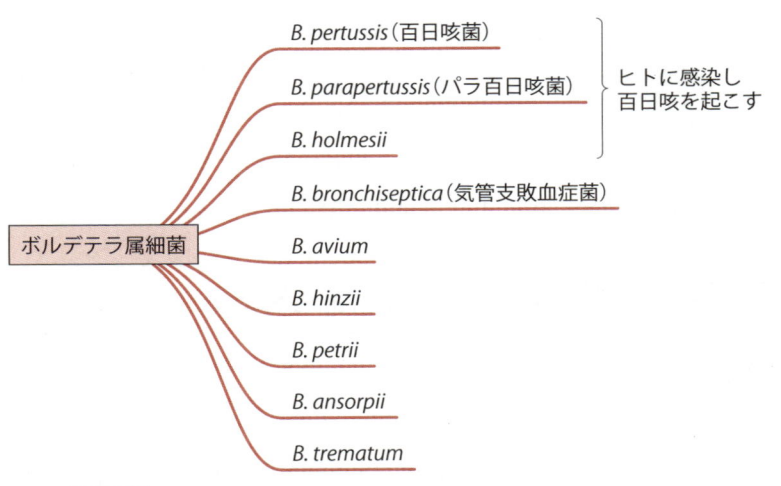

```
                ┌─ B. pertussis（百日咳菌）
                ├─ B. parapertussis（パラ百日咳菌）  ┐ ヒトに感染し
                ├─ B. holmesii                    ┘ 百日咳を起こす
                ├─ B. bronchiseptica（気管支敗血症菌）
ボルデテラ属細菌 ─┼─ B. avium
                ├─ B. hinzii
                ├─ B. petrii
                ├─ B. ansorpii
                └─ B. trematum
```

図1 ボルデテラ（*Bordetella*）属に分類される細菌

　パラ百日咳菌はPTをもたないために咳嗽症状は百日咳菌よりも軽いとされており，わが国での百日咳患者におけるパラ百日咳菌の検出率は1％程度である．その一方で，米国においては，百日咳患者に占めるパラ百日咳菌の割合は13.9％にのぼるとの報告もある．

　*B. holmesii*は，1995年に命名された新種のボルデテラ属細菌である．当初，免疫不全患者における敗血症の起因菌として報告されたが，健常者に対しても百日咳菌と同様な急性呼吸器症状を起こすことが明らかとなった．1990年代と2000年代におこなわれた米国とカナダでのサーベイランスでは，百日咳様症状を示した患者のなかで，*B. holmesii*の特異的遺伝子の検出率は0.1〜0.3％であった．しかし，フランスでは，青年ならびに成人患者の20.3％から*B. holmesii*の特異的遺伝子が検出されたとの報告もある．

　わが国では，百日咳を起こす病原体として届け出の義務があるのは，百日咳菌のみである．このためパラ百日咳菌と*B. holmesii*による感染が把握しにくい状況となっている．さらに，現行の百日咳ワクチンは，パラ百日咳菌と*B. holmesii*に対し効力がないことが報告されている．そのため，将来的にこれら菌種による百日咳拡大の可能性があり，百日咳菌と同様なサーベイランス体制の確立が重要である．

👉 もっと詳しく

ワクチンについて

　この章ではワクチン用語が飛び交うので，あらかじめ解説をしておこう．百日咳ワクチンとして，**DTaP**（diphteria, tetanus, acellular pertussis vaccine）があり，ジフテリア，破傷風，百日咳に対する三種混合ワクチンである．わが国の百日咳ワクチンは，当初，全菌体を使用していたが，発熱や重篤な脳症を起こすことが明らかとなり，菌体成分の一部を含む無細胞ワクチンに切り換えられた経緯をもつ．DTaPより

もDPTというよび名が一般的であるが，無細胞（acellular）と全菌体（whole cell）の記述を明確にするために，この章ではDTaPとした．このDTaPに対し全菌体からつくられたワクチンは**DTwP**とよばれている．さらに，米国では青年期からの三種混合ワクチンとして，ジフテリアと百日咳抗原を減量した**Tdap**（adolescent and adult tetanus, diphtheria and acellular pertussis vaccine）が用いられている．

3 百日咳の疫学──広がりつつある再興の兆し

1) 米国における再興感染

米国ではワクチン接種率が高いのにもかかわらず，1970年ごろから百日咳が増加しつつある．2010年には百日咳の大流行が起きて，罹患者は27,550人を数えそのうちの27名が死亡した．

DTaPについては接種後2年間は高い有効性をもつとされてきたが，最近ではこれを否定する報告も出されている（**巻末の文献1**）．例えば，米国では4〜6歳までにDTaPを5回も接種しているが，6〜10歳にかけての百日咳患者は，むしろ増加傾向にあった．さらに11〜12歳のときにTdapの接種を受けるが，13歳の子供たちの罹患率は減少していないという報告もある（**巻末の文献2**）．このように現行DTaPとTdapについては，追加接種によるブースター効果をまったく付与していないとの報告もあり，新たなワクチン戦略が必要とされる時期にきている．

2) 世界に羽ばたいた日本のワクチン

わが国の**無細胞系百日咳ワクチン**は，その製造方法において世界のさきがけであり，そこには国立予防衛生研究所（現在の国立感染症研究所）の佐藤勇治の多大なる貢献があった．これについて少しだけ触れてみたい．

わが国では1948年から百日咳の全菌体ワクチン接種が開始され，百日咳患者数はワクチン投与によって劇減した（**図2A**）．この全菌体ワクチンは，優れた感染防御能を示したが，同時に副反応の問題もあった．当時の全菌体ワクチンは，接種した半数以上の乳児に全身性発熱や接種局所の発赤腫脹を誘導し，また，10万人に1人の割合で重篤な脳症を起こしていたのである．さらに，1971年ごろよりワクチン接種後に強い副反応が出るようになり，1974年，1975年と立て続けにワクチン接種後に乳児の死亡例が報告された（**図2**）．

ワクチン接種との因果関係は明らかではなかったものの事態を重く受け止めた厚生省は，ワクチン接種を一時中断し，接種年齢を引き上げてワクチン接種を再開した．しかし，肝心の百日咳ワクチンの中身は変わっていなかったので，接種率の低下を引き起こした．これにより再び百日咳の流行が起きて，乳児の死亡例があっという間に増加し，最悪の事態となった．その当時，佐藤らは副反応の少ないワクチン製造に躍

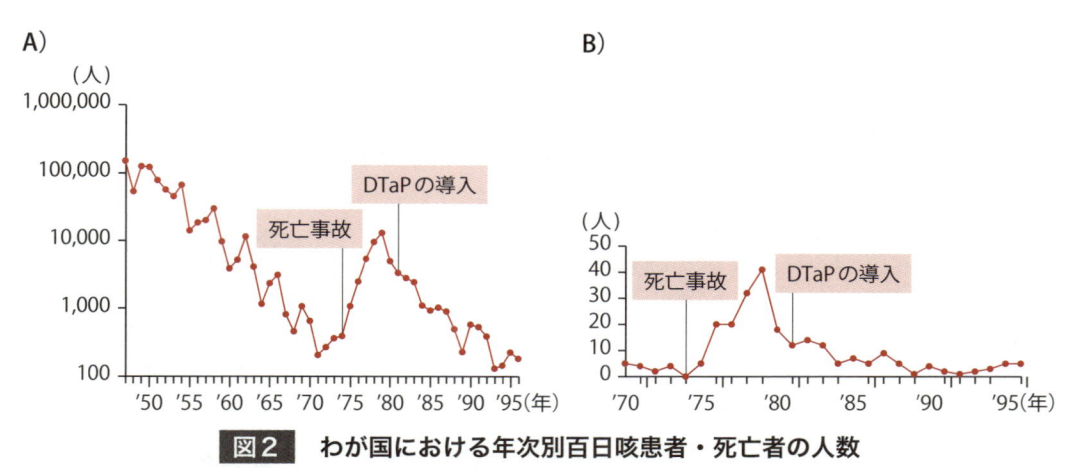

図2　わが国における年次別百日咳患者・死亡者の人数

A）わが国の年次別百日咳患者数．B）わが国の年次別百日咳死亡者数（巻末の文献3を元に作成）

起になっていた．最終的に，彼らはショ糖密度勾配遠心法で百日咳菌体を分画することで，ワクチン抗原となるPTと**FHA（線維状赤血球凝集素）**を多く含む画分を分取することに成功したのである．

1981年，佐藤らが開発した沈降精製百日咳ワクチン（無毒化したPTとFHA抗原が主成分）を含むDTaPの接種がDTwPに変わって開始された．副反応の少ないワクチンが開発されたことでワクチン接種率は再び向上し，百日咳の患者数・死亡者数も減少した（図2）．そして，沈降精製百日咳ワクチンの製造方法は世界各国へ技術供与され，初の無細胞ワクチンとして世界に羽ばたいたのである．

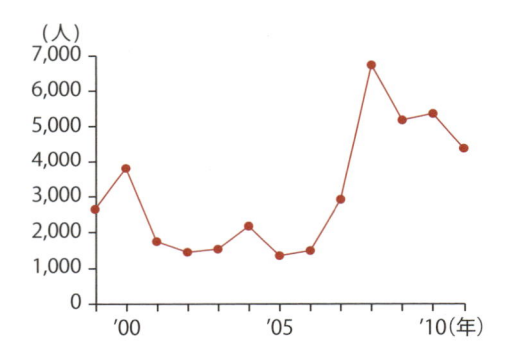

図3　わが国の年次別百日咳患者数（小児科定点指定後の報告数）
（巻末の文献4を元に作成）

3）日本における再興感染の兆し

わが国における百日咳罹患者の年間報告数は徐々に減少し2001年以降，流行を示すピークはみられなくなった．ところが2007年になって，大学などの施設で200名を超える集団感染事例が勃発した．この大規模な流行を引きずるようにして百日咳患者が増加し，2008年は6,753人の罹患者を出している（図3）．百日咳は，わが国においても再興感染症の兆しをみせたのである．

ここで百日咳罹患者の年齢分布をざっくりと俯瞰してみよう．1980年代は乳幼児の罹患率が多く，4歳以下が報告数全体の約8割を占めていた．ところが，2002年ごろから小児科定点疾患であるにもかかわらず，20歳以上の成人罹患者の報告数が増加し

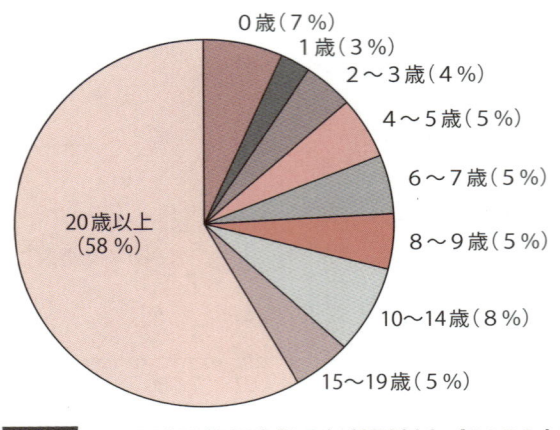

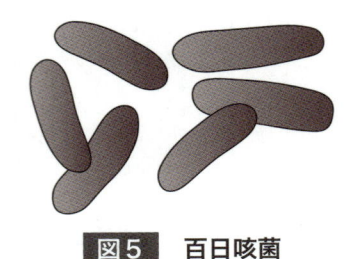

図4 百日咳累積報告数の年齢別割合（2008年5月8日〜2013年3月13日）
（巻末の文献5を元に作成）

0歳（7％）、1歳（3％）、2〜3歳（4％）、4〜5歳（5％）、6〜7歳（5％）、8〜9歳（5％）、10〜14歳（8％）、15〜19歳（5％）、20歳以上（58％）

図5 百日咳菌

たのである．百日咳は，感染症法において1999年から小児科の定点把握に指定されたため，成人罹患者の情報は限局的であった．そこで国立感染症研究所のホームページ上に「百日咳発生DB（データベース）」（**巻末の文献5**）が構築され，小児以外の百日咳罹患者の把握に乗り出した．そのデータベースに2008年5月から2013年3月にかけて集計された罹患者の累積報告数について，年齢別割合でみてみると，罹患者の58％が成人であることが明らかとなった（**図4**）．

このように百日咳は乳幼児だけではなく，青年・成人層において，その感染が拡大しつつある．百日咳は，もはや小児のみが感染する病気ではないことを認識する必要がある．

4 強い感染力と宿主特異性——百日咳菌はヒトだけを狙う

百日咳菌（**図5**）は好気性のグラム陰性桿菌で，宿主特異性がきわめて高く，ヒトにしか感染しない．本菌の感染力は麻疹ウイルス（**第2部17章：麻疹参照**）と同様に強力で，ワクチン未接種乳児では患者の飛沫によって90％以上が感染する．また，1人の患者が他者に感染させる人数は16〜21人と推定され，百日咳患者と狭い空間を共有することで感染は容易に拡大する．

百日咳菌の研究をおこなう上でやっかいなのは，本菌の宿主特異性である．例えば，百日咳菌をマウスに経鼻で10^8個投与しても，その定着は一過性でありほとんど症状を示さずに排菌される．そのため，マウスを用いた百日咳菌研究は無理がある．さらに，百日咳菌が起こす発作性咳の病態解析には，サルなどの霊長類が使用されるが，種々の制限があり一般的ではない．また，ラットも百日咳菌の感染で発作性の咳嗽を示すとあるが，十分に追証されていない．このような状況であるが，われわれを含めいくつかのグループでは，気管支敗血症菌を用いて百日咳の研究をおこなっている．

気管支敗血症菌は，百日咳菌と多くの共通した病原因子を保持しており，げっ歯類を含む種々の動物に感染し気道にて長期定着することが知られている．このため，気管支敗血症菌ではマウスを用いた感染実験が可能である．それではなぜ百日咳菌はヒトにしか感染しないのであろうか．

　気管支敗血症菌RB50株と百日咳菌TohamaⅠ株の全ゲノムが解読され，両者のゲノムサイズはそれぞれ5.3 Mbと4.1 Mbであった．気管支敗血症菌と比べて，百日咳菌のゲノムサイズは1.2 Mbも小さいことが明らかになったのである．百日咳菌は気管支敗血症菌と類縁種から派生し，ゲノムの再編成と大規模欠失の過程を経て，ヒトにしか定着できなくなったと推察されている．

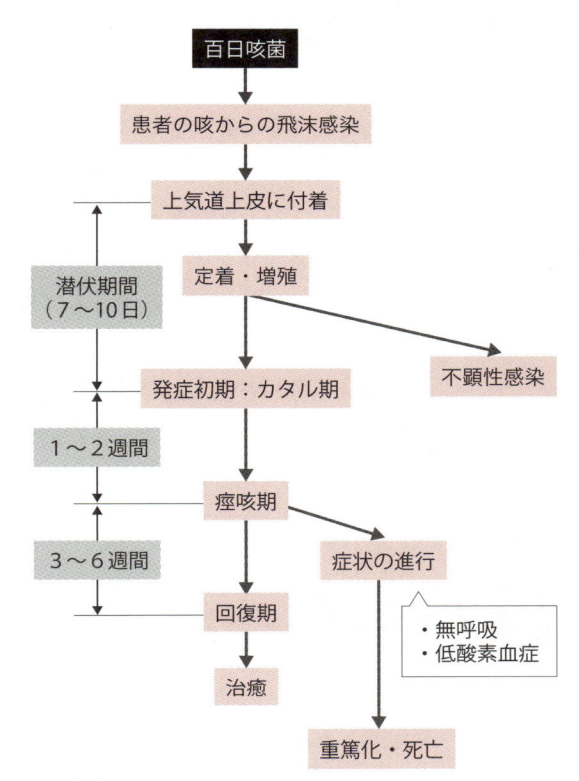

図6 百日咳の感染から発症，治癒・重篤化の流れ

5　臨床症状と診断方法──長引く咳と遺伝子診断

1）症状は小児・乳幼児・成人によって大きく異なる

　小児における百日咳菌の潜伏期間は7〜10日である（図6）．百日咳の症状は，カタル期（感冒に類似した症状；1〜2週間），痙咳期（乾性咳嗽や発作性の咳；3〜6週間），回復期（6週間以降）に分けられる．排菌は痙咳期よりもカタル期に多く，飛沫感染により他者へ伝播する．

　百日咳はワクチン未接種の乳幼児が感染すると重篤化しやすく，**吸気性笛声（whooping）**や咳き込みによる嘔吐などが認められる．わが国では罹患乳児の約半数が呼吸管理のために入院している．一方，成人が罹患した場合，臨床症状は非典型的で2週間以上にわたって長引く咳，発作性の咳だけのことが多い．百日咳の興味深い特徴として，抗菌薬の投与で除菌しても，発作性の咳は依然として継続することがあげられる．

2）百日咳の診断方法

百日咳の診断には，菌体の培養，血清学的診断，遺伝子診断が用いられる．菌体培養による陽性率は最大でも60％程度で，ワクチン既接種者や成人患者からの菌の分離はほとんど期待できない．血清学的診断には，百日咳菌凝集素価ならびに百日咳菌抗体価を測定する方法がある．百日咳菌凝集素価の測定は簡便なために広く利用されているが，百日咳ワクチンの接種者において高い凝集素価を示すことがあるので，注意が必要である．百日咳診断で最も高感度なものは遺伝子診断で，百日咳菌の挿入配列IS*481*を標的としたリアルタイムPCRによる検出法がある．さらに，PTのプロモーター領域を標的としたLAMP（loop-mediated isothermal amplification）法は，IS*481*を標的としたPCRよりも特異性が高く，簡便かつ迅速に診断することが可能である．なお，多くの先進国で遺伝子診断が導入されているが，わが国の感染症法ではいまだに確定診断の基準となっていない．

6　病原因子——気管支敗血症菌から明らかにされる百日咳菌の感染機序

百日咳菌は，図7に示されるように種々多様な病原因子を産生する．本菌は上気道に定着した後，粘膜上皮細胞や線毛間で増殖しつつ気管支・細気管支へと移行していく．それぞれの感染局所で，病原遺伝子の発現をダイナミックに変えることで，宿主内環境に適応している．百日咳菌において病原遺伝子の発現を統括しているのが，**BvgAS二成分制御系**（two component regulatory system）である．まずはじめに百日咳菌の病原遺伝子の制御について述べてから，個々の病原因子の解説をしたい．

1）病原遺伝子のBvgAS二成分制御系

百日咳菌では病原性や抗原性などが変化することがある．この現象は相変異とよばれるもので，1930年代から知られていた．百日咳菌のBvgAS二成分制御系は100種以上の病原遺伝子を制御しており，現在では相変異がBvgASの変異で起きることが明らかとなっている．

細菌のシグナル伝達系である二成分制御系は，内膜に二量体として局在する**センサーキナーゼ**と細胞質に局在する**レスポンスレギュレーター**の二成分より構成される．百日咳菌ではBvgSが前者に相当し，BvgAが後者に相当する（**図8**）．また，BvgASは百日咳菌，パラ百日咳菌，気管支敗血症菌のあいだで高度に保存されている．

BvgSは環境中のシグナルを受け取ることで構造変換を引き起こし，キナーゼドメインが活性化され，BvgS内のヒスチジン残基とアスパラギン酸残基を介してリン酸基のリレーをおこなう．BvgSのヒスチジン残基（1,172番目）のリン酸基は，最終的にBvgAのアスパラギン酸残基（54番目）に転移され，このリン酸化によりBvgAは病原遺伝子のプロモーター近傍のオペレーター配列に結合することが可能となる．これ

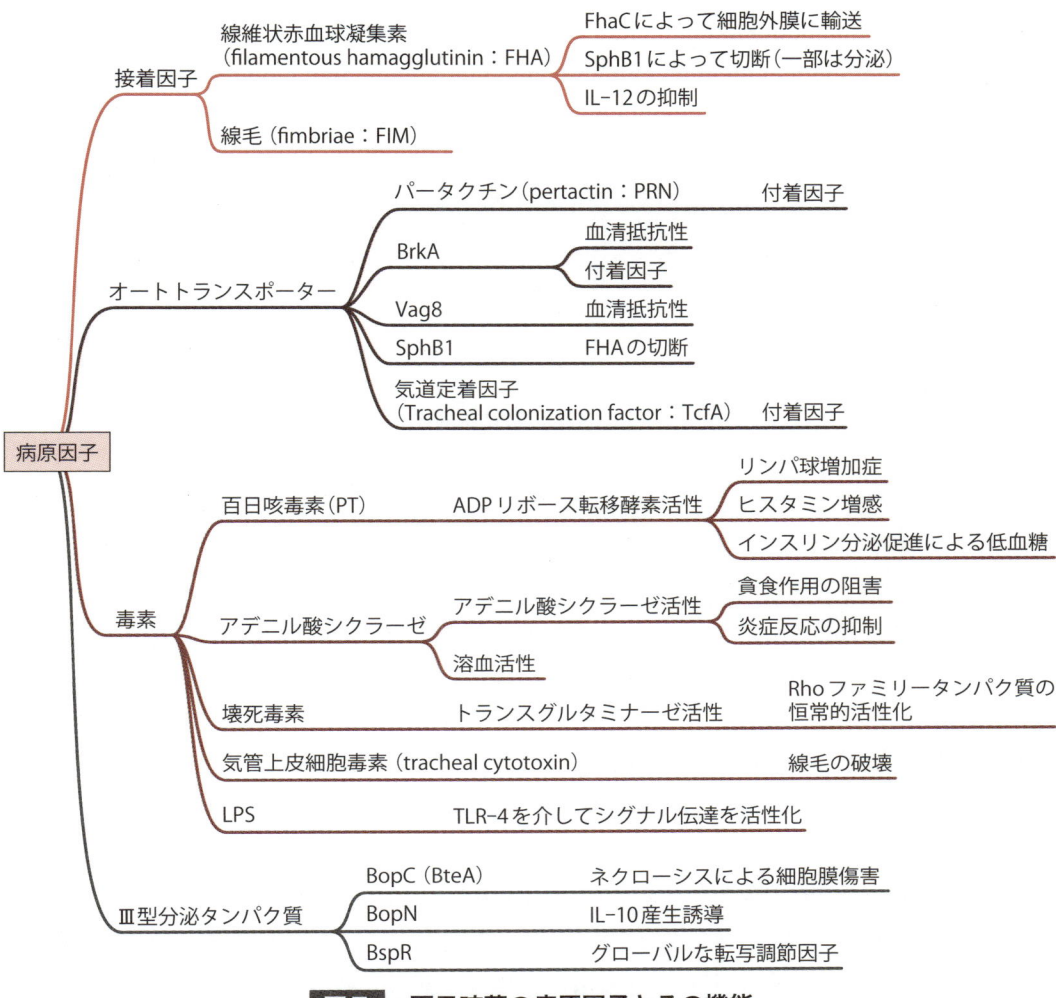

```
病原因子
├─ 接着因子
│   ├─ 線維状赤血球凝集素（filamentous hamagglutinin：FHA）
│   │   ├─ FhaCによって細胞外膜に輸送
│   │   ├─ SphB1によって切断（一部は分泌）
│   │   └─ IL-12の抑制
│   └─ 線毛（fimbriae：FIM）
├─ オートトランスポーター
│   ├─ パータクチン（pertactin：PRN）── 付着因子
│   ├─ BrkA ── 血清抵抗性／付着因子
│   ├─ Vag8 ── 血清抵抗性
│   ├─ SphB1 ── FHAの切断
│   └─ 気道定着因子（Tracheal colonization factor：TcfA）── 付着因子
├─ 毒素
│   ├─ 百日咳毒素（PT）── ADPリボース転移酵素活性
│   │     ├─ リンパ球増加症
│   │     ├─ ヒスタミン増感
│   │     └─ インスリン分泌促進による低血糖
│   ├─ アデニル酸シクラーゼ
│   │     ├─ アデニル酸シクラーゼ活性
│   │     │     ├─ 貪食作用の阻害
│   │     │     └─ 炎症反応の抑制
│   │     └─ 溶血活性
│   ├─ 壊死毒素 ── トランスグルタミナーゼ活性 ── Rhoファミリータンパク質の恒常的活性化
│   ├─ 気管上皮細胞毒素（tracheal cytotoxin）── 線毛の破壊
│   └─ LPS ── TLR-4を介してシグナル伝達を活性化
└─ Ⅲ型分泌タンパク質
    ├─ BopC（BteA）── ネクローシスによる細胞膜傷害
    ├─ BopN ── IL-10産生誘導
    └─ BspR ── グローバルな転写調節因子
```

図7 百日咳菌の病原因子とその機能

らの詳細については，**第3部3章**の二成分制御系で解説しているので，そちらも参照してほしい．

2）鉄飢餓に応答した病原因子のスイッチング

BvgASの制御のしくみに関して，これまで多くの研究がなされてきた．その一方で，BvgAS支配下の遺伝子のなかには，ある環境において正反対の発現パターンを示すものがあり，この理由については謎であった．その1つが鉄飢餓状態における病原遺伝子の発現である．

ヒトや他の動物は**鉄飢餓**という環境をつくり出し病原菌の生育を阻止している．鉄は細菌の生育に必須であり，鉄を積極的に獲得する菌側の機構も存在している．また，鉄飢餓環境は細菌にとって宿主内に入ったことを感知する *in vivo* のシグナルでもあ

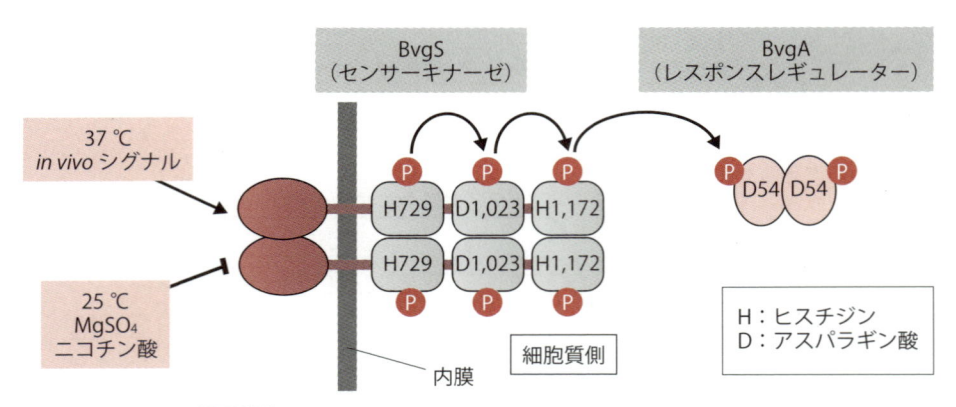

図8　BvgAS二成分制御系によるシグナル伝達

り，多くの病原遺伝子が鉄飢餓に応答して発現される．例えば気管支敗血症菌では，Ⅲ型分泌タンパク質（Ⅲ型分泌装置によって分泌されるタンパク質）は，鉄飢餓条件で最もよく発現する．その一方で，FHAの発現はある一定の鉄濃度が必要である．このようにⅢ型分泌装置とFHAの発現は，ともにBvgASの支配下にあるにもかかわらず，両者は鉄応答において正反対の発現パターンを示す．

3）分子スイッチBspRの発見

前述したようにBvgAS制御下における遺伝子の発現パターンのしくみについては謎に包まれた部分があった．研究の過程でわれわれは，Ⅲ型分泌装置によって菌体外に分泌される機能未知なタンパク質（BB1639）を同定した．BB1639の欠損株を作製し，その性状を気管支敗血症菌の親株と比較したところ，BB1639欠損株ではⅢ型分泌タンパク質の発現が上昇し菌体外にも異常な分泌が認められた．実験の結果，BB1639はⅢ型分泌タンパク質の発現を転写レベルで負に制御することを明らかにした．その一方で，パータクチンやFHAなどの発現は，BspRによって正に調節されていた（図9）．このようにBB1639は制御因子として機能していたので，**BspR**（*Bordetella* secreted protein regulator）と命名した．

前述したようにⅢ型分泌タンパク質の発現は鉄飢餓で誘導されるが，BspR欠損では鉄による応答が解除され，鉄存在下でも分泌する表現型に変化した．一方，FHAの発現は，BspR欠損下では鉄濃度を増加しても誘導されなかった．さらに，タンパク質の網羅的解析から，非病原遺伝子を含む多くの遺伝子がBspRの制御を受けていることが明らかになった．

このように，BvgAS二成分制御系が支配する遺伝子のなかには，BspRによって，発現が最適化される遺伝子が存在していたのである．BspRは百日咳菌でも高度に保存されており，BspRの解析を進めていくことで，ボルデテラ属細菌における新たな病原因子の発見につながる可能性がある．

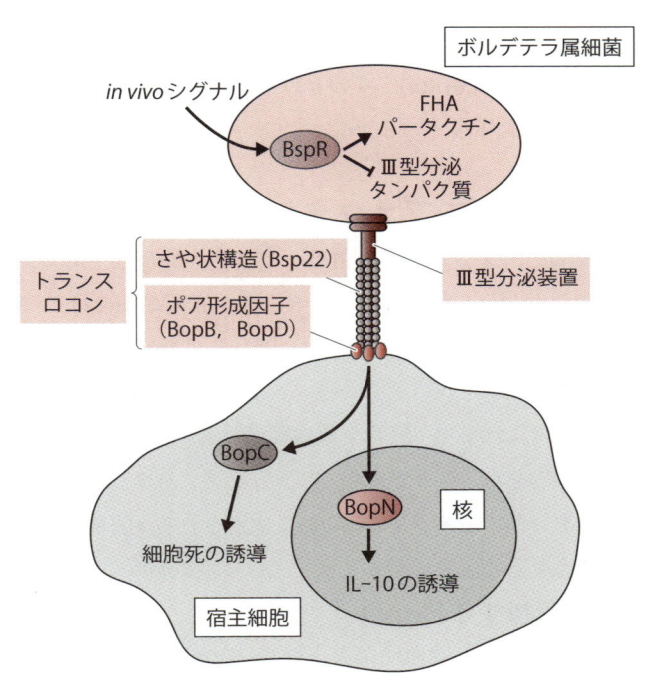

図9 ボルデテラ属細菌におけるⅢ型分泌装置とエフェクター

4）病原因子とその機能

　図7に示されるように百日咳菌は種々多様な**接着因子**，**オートトランスポーター**，**毒素**，そして**Ⅲ型分泌タンパク質（エフェクター）**を産生することで，感染維持をおこなっている．

　種々の接着因子は，線毛上皮細胞や他の細胞への付着に関与している．また，オートトランスポーターとよばれる一群のタンパク質は，上皮細胞への付着や血清抵抗性に関与している．ちなみにオートトランスポーターは，そのタンパク質内に菌体外分泌に必要なシグナル配列・チャネル構造が内包されており，V型分泌装置ともよばれている．また，完全には分泌されずに菌体表層に留まるものもある．オートトランスポーターの分泌形態については，第3部4章を参照してほしい．

　一方，百日咳菌が産生する毒素には，**百日咳毒素（PT）**，**アデニル酸シクラーゼ**，**壊死毒素**，**気管上皮細胞毒素**などが知られている．百日咳毒素はⅣ型分泌装置によって菌体外に分泌され，ADPリボース転移酵素活性を有する．百日咳におけるリンパ球増加症，ヒスタミン増感，インスリン分泌による低血糖などは本毒素の作用である．一方，アデニル酸シクラーゼは細胞内のATPからcAMP（サイクリックAMP）を産生するアデニル酸シクラーゼ活性と細胞膜傷害を誘導する溶血活性を有している．アデニル酸シクラーゼ活性によってマクロファージなどの細胞でcAMPが蓄積されることで，貪食作用を阻害している．壊死毒素はトランスグルタミナーゼ活性を有しRhoファミリータンパク質を持続的に活性化するが，感染における機能は不明である．さ

らに，非タンパク質性毒素として，気管上皮細胞毒素とLPSが存在している．LPSはTLR（Toll-like receptor）-4のリガンドとして機能することで，細胞内のシグナル伝達の活性化に関与している．

5）Ⅲ型分泌装置とエフェクター

百日咳菌の臨床分離株ではⅢ型分泌装置が発現しており，*in vivo*での菌の定着と炎症反応抑制に関与している．グラム陰性病原菌の多くはⅢ型分泌装置を保持しており，この装置を利用しエフェクターとよばれる病原因子を宿主細胞内に注入している（**第3部4章参照**）．

われわれはこれまで，気管支敗血症菌においてⅢ型分泌装置によって分泌されるタンパク質の解析をおこなってきた．Ⅲ型分泌タンパク質は，エフェクターとエフェクターの宿主移行を介助する**トランスロコン**に大別される（**図9**）．Ⅲ型分泌装置の先端部に付随するさや状構造と宿主細胞膜に孔をあけるポア形成因子が，トランスロコンに相当する．

◆ IL-10を誘導するBopN

われわれは気管支敗血症菌を用いて，BopNとよばれるエフェクターが，IL-10の産生誘導に関与してることを明らかにした．BopNはⅢ型分泌装置によって宿主内に注入された後，さらに核に移行する．核内に移行したBopNはNF-κBのサブユニットであるp65の核移行を阻害する一方で，同じくNF-κBのサブユニットであるp50の核移行を促進する．他のグループの報告で，IL-10の産生誘導にはNF-κBのp50が関与することが報告されている．BopNはNF-κBのp65とp50の核内における存在量を変えることで，IL-10産生を誘導することが推察された．また，BopN欠損株の感染では好中球の浸潤を含む顕著な炎症反応が感染局所で認められること，さらに，IL-10のノックアウトマウスを用いた感染実験で肺内菌数が有意に減少することを確認している．以上より，気管支敗血症菌はBopNエフェクターを利用し抗炎症サイトカインの1つであるIL-10の産生を感染局所で促すことで，好中球浸潤を積極的に抑制していることが示唆された．このように，ボルデテラ属細菌の感染において，IL-10は増悪化因子として働くことが明らかになった．

◆ 細胞傷害を示すBopC

一方，BopCと命名したエフェクターは，多くの哺乳動物培養細胞に対しネクローシス様の細胞死を誘導することを明らかにした．なお，米国のグループからBteAとよばれるエフェクターの報告があったが，われわれが同定したBopCと同一分子であった．BopCは培養細胞に顕著な細胞傷害を示すが，*in vivo*感染では細菌が付着している気道部位で，細胞傷害や線毛破壊が認められない．BopCは*in vivo*において，ある特定の細胞集団，組織に対し細胞傷害を示す可能性がある．

百日咳菌の臨床分離株ではⅢ型分泌装置が機能しており，ヒトにおける感染においてもエフェクターが感染維持に関与していることが推察される．また実際に，百日咳

菌は気道上皮に長期間にわたって定着し発作性の咳を起こすのにもかかわらず，発熱や顕著な炎症が認められない．エフェクターの機能を解析することで，百日咳菌の長期定着機構のしくみが解明されようとしているのである．

7 治療・予防—ワクチンの定期接種が重要

現在，わが国では生後3カ月からDTaPの接種がはじめられている．前述のように，DTaPに含まれる沈降精製百日咳ワクチンは，副反応を誘導する菌体成分を除いた無細胞ワクチンである．DTaPは副反応が少ない一方で，終生免疫を付与しないので，乳児期にワクチンを受けた青年層も百日咳菌に感染することがある．米国では大人から子供への感染を防止するために，2005年から青年・大人へのTdapの使用を認可している．しかし，このTdap接種後も短期間で再感染を受けることから，その効果には疑問の余地が残されている．一方，わが国では2012年11月より，現行のDTaPに**不活化ポリオワクチン（inactivated polio vaccine：IPV）**を加えた四種混合ワクチン（DTaP–IPV）が定期接種に導入されている．ちなみに，IPVを含まないDTaPも利用されている．なお，ワクチン未接種乳児が百日咳を発症するときわめて重篤であり，生後3カ月になったらすぐにワクチン接種を受けるべきである．

百日咳の治療には，アジスロマイシン，クラリスロマイシン，エリスロマイシンなどのマクロライド系抗菌薬が使用される．また，国外においては，百日咳の院内感染防止を目的とした予防投薬として，これらのマクロライド系抗菌薬が使われている．

第2部 わが国で危惧される感染症　Ⅲ．小児感染症

13章 侵襲性髄膜炎①
侵襲性インフルエンザ菌感染症
―Hibの正体とワクチンによる制御

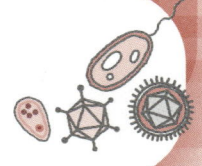

- **類　型**　5類感染症・全数把握
- **病原体**　インフルエンザ菌（*Haemophilus influenzae*）
- **BSL**　BSL2
- **伝播様式**　保菌者の気道分泌物による飛沫感染ならびに接触感染
- **潜伏期間**　不明
- **治療・予防**　アンピシリン，セフォタキシム，ニューキノロン投与による抗菌治療．Hibワクチンによる予防が有効

1　インフルエンザ―菌？ それともウイルス？

　1800年後半，ヨーロッパでインフルエンザの大流行が勃発しインフルエンザに感染した患者の鼻咽頭から，**桿菌**[※1]が発見された．この小さな桿菌がインフルエンザの起因菌**インフルエンザ菌**（*Haemophilus influenzae*）であることを，Richard Pfeifferが1882年に論文で発表した．それから半世紀後の1933年に，インフルエンザの病原体は細菌ではなく**インフルエンザウイルス**であることがようやく明らかにされた．ウイルス発見以前，あるいはウイルス研究の黎明期には高名な細菌学者も間違いを犯したという例であるが，このような歴史的経緯もあって，*influenzae*という名称が菌名のなかに残り続けている．

　インフルエンザウイルスの影に隠れてしまう感があるが，全世界で毎年300万人がインフルエンザ菌b型に罹患し，年間38万人もの死者を出していることも忘れてならない．この章では，インフルエンザ菌が惹起する髄膜炎の発症機序について解説するとともに，感染症法改正における侵襲性インフルエンザ菌感染症の位置づけと，ワクチン政策について触れてみたい．

2　髄膜炎監視の強化―感染症法の一部改正

　2013年4月1日付で，感染症法が一部改正された（第1部3章参照）．この改正で大きく変わったのは，髄膜炎を起こす病原菌について監視の目を強化し，それら起因

※1　桿菌：細長い棒状あるいは円筒状の形をした細菌．

```
                                              感染症法による分類
                                              ①五類感染症（全数把握）
                 インフルエンザ菌 ---- 侵襲性インフルエンザ菌感染症
                 髄膜炎菌     ---------- 侵襲性髄膜炎菌感染症
                 肺炎レンサ球菌 ------ 侵襲性肺炎球菌感染症
           細菌 ─ B群レンサ球菌    ②五類感染症（定点把握）
                 大腸菌              細菌性髄膜炎
                 リステリア菌         （種々の細菌感染による）
髄膜炎を起こす病原体
                 エコーウイルス
                 コクサッキーウイルス
                 ムンプスウイルス    ③五類感染症（定点把握）
           細菌以外 ─ 真菌            無菌性髄膜炎
                 マイコプラズマ
                 寄生虫
```

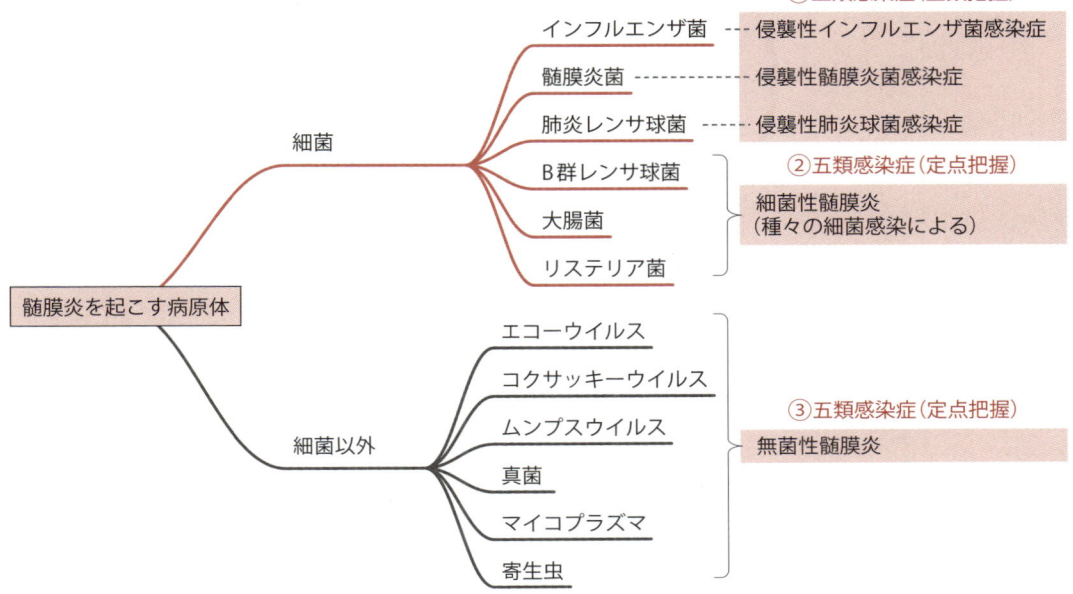

図1 髄膜炎を起こす病原体と感染症法による分類

菌を細分化するという内容である．図1に示されるように，五類感染症（全数把握）に「侵襲性インフルエンザ菌感染症（**本章**）」と「侵襲性肺炎球菌感染症（**次章**）」が追加され，同じ五類感染症（定点把握）の「髄膜炎菌性髄膜炎」は全数把握感染症の「侵襲性髄膜炎菌感染症（**次々章**）」に変更された．これらの追加・変更に伴い「細菌性髄膜炎」から2つを除外するとともに，髄膜炎菌性髄膜炎が削除された．なお，「**細菌性髄膜炎**」と「**無菌性髄膜炎**」は，引き続いて五類感染症・定点把握〔基幹定点医療機関（週単位）〕による把握対象の疾患となっている．

　この改正は，小児を対象としたインフルエンザ菌b型（Hib）ワクチンと肺炎球菌ワクチン（PCV7）について，国の認可がようやく降りたことに起因している．さらに，2013年4月1日から予防接種制度が変更され，同日付でHibワクチンとPCV7が定期接種されるようになった．これらのワクチン効果を把握するためには，起因菌別にサーベイランスを行い，その発生動向をデータ化する必要がある．これまでの感染症法では，インフルエンザ菌と肺炎レンサ球菌が髄膜炎を起こした場合は，全数把握ではない細菌性髄膜炎として扱われ，これら病原菌の発生動向の情報は断片的であった．さらに，ワクチン導入による選択圧から，流行する血清型の変遷が予測されるので，感染症法の一部改正で侵襲性インフルエンザ菌感染症と侵襲性肺炎球菌感染症を類型化し，押さえておく必要があったのである．

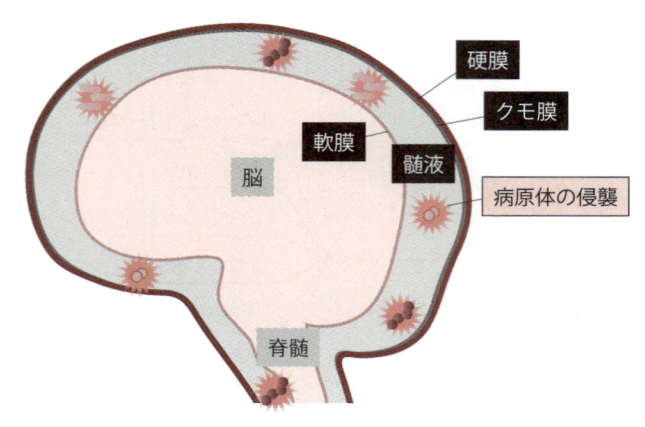

図2　髄膜炎の発症部位

黒い四角が発症部位を示す

3　髄膜炎とは？—症状と感染症法における定義

1）髄膜炎が起きる体の部位

　髄膜は脳と脊髄を保護している膜の総称であり，最外層から硬膜，クモ膜，軟膜という3層構造で成り立っている（**図2**）．軟膜は網状の薄い膜で，脳の表面を囲んでいる最も内側にある膜である．この軟膜とクモ膜は密着して結合しているのではなく，小柱とよばれる繊維束で結ばれている．また，小柱で連結されている隙間にあたる領域は，無色透明な脳脊髄液（髄液）で満たされており，脳や脊髄を外界の衝撃から保護するための緩衝液として機能している．この髄液や髄膜の領域にまで病原体が侵襲し炎症を起こすのが，**髄膜炎**である．髄膜炎を起こす病原体は，髄膜炎菌が代表的であるが，図1に示すように種々の病原体が髄膜炎を起こすことが知られている．

　2013年4月の感染症法の一部改正で「**侵襲性**」という用語が使われるようになった．本来，無菌的な検査材料（髄液，血液，胸水，関節液，深部組織など）から菌が検出されたときの感染症を「侵襲性」とよんでいる．しかし感染症法では，検査材料を髄液または血液に限定しているので，注意が必要である．具体的には髄液または血液の検査材料をもちいて，分離・同定による病原体の検出，あるいは，PCR法による病原体遺伝子の検出をおこなう．症状や臨床所見から侵襲性インフルエンザ菌感染症が疑われ，これらの検査によって，侵襲性インフルエンザ菌感染症と診断した場合は，7日以内に届出をおこなう必要がある（五類感染症・全数把握）．一方，細菌性髄膜炎（インフルエンザ菌，肺炎レンサ球菌，髄膜炎菌は除く）ならびに無菌性髄膜炎については，基幹定点の医療機関で週単位ごとの集計を行い，最寄りの保健所に届け出をおこなう．細菌性髄膜炎と無菌性髄膜炎を，感染症法ではどのように扱っているのか，もう少し詳しく解説してみよう．

2）細菌性髄膜炎（五類感染症・定点把握〔基幹定点医療機関（週単位）〕）

細菌性髄膜炎の起因菌として図1に示されるものが代表的である．発熱，頭痛，嘔吐が主な臨床的特徴であり，また，項部硬直，Kernig徴候，Brudzinski徴候などの**髄膜刺激症状（syndrome of meningeal irritation）**を伴う．ちなみに髄膜刺激症状とは，感染などで髄膜が刺激されているときに，身体を屈伸させたり動かすような追加刺激を患者に加えると，刺激をやわらげる方向に筋肉が反射的に動く症状である．これらの症状は届出の判断基準にもなっている．一般に細菌性髄膜炎の流行は特になく，家族内での感染も認められない．あなたが医師であって細菌性髄膜炎と診断した場合，治療の遅れが生命予後，神経系の後遺症に結びつくので，速やかに最大投与量の抗菌薬を経静脈的に投与する必要がある．

3）無菌性髄膜炎の定義（五類感染症・定点把握〔基幹定点医療機関（週単位）〕）

無菌性髄膜炎は，患者由来の髄液検査において，通常の塗抹染色や一般細菌培養で菌体が同定できない場合の臨床診断名を指している．例えば，真菌，マイコプラズマ，寄生虫性疾患は細菌性髄膜炎と類似した症状を示すが，グラム染色では細菌が認められないので「無菌性髄膜炎」に含まれる．無菌性髄膜炎はさまざまな病原体が関与する疾患群の総称であるが，臨床現場においてはウイルス性髄膜炎をさす場合が多い．事実，**エコーウイルス**や**コクサッキーウイルス**などの**エンテロウイルス**類によるものが無菌性髄膜炎の大半を占め，**ムンプスウイルス**がこれに続いている．したがって無菌性髄膜炎の流行パターンは，エンテロウイルスの流行期を反映しており，夏から秋にかけての幼児・学童感染が中心となる．一般的にウイルス性の無菌性髄膜炎は自己治癒性であるが，ウイルス以外の感染症の可能性を念頭におきながら対処することが重要である．臨床症状は細菌性髄膜炎とほぼ同じで，発熱，頭痛，嘔吐が一般的であり，また，項部硬直，Kernig徴候，Brudzinski徴候などの髄膜刺激症状を示す．エンテロウイルスの場合は4〜6日程度の潜伏期で，これらの症状のほかに腹痛，下痢，咽頭炎症が認められることがある．一方，ムンプスウイルスの場合は，季節性がみられない．

4 小児細菌性髄膜炎──半数以上はインフルエンザ菌が起因

感染症法改正以前の1999〜2010年における，わが国の無菌性髄膜炎と細菌性髄膜炎の基幹定点把握の報告数をグラフ化したのが図3である．無菌性髄膜炎の発症件数は年々減少傾向にある一方で，細菌性髄膜炎は増加傾向にあるのが特徴である．

2007〜2008年における小児細菌性髄膜炎の全国調査（287例：男児160，女児127例）によると，小児における細菌性髄膜炎の大半は，1歳未満の乳幼児で占められていた．一方，起因菌別に分類すると，インフルエンザ菌，肺炎レンサ球菌が8割

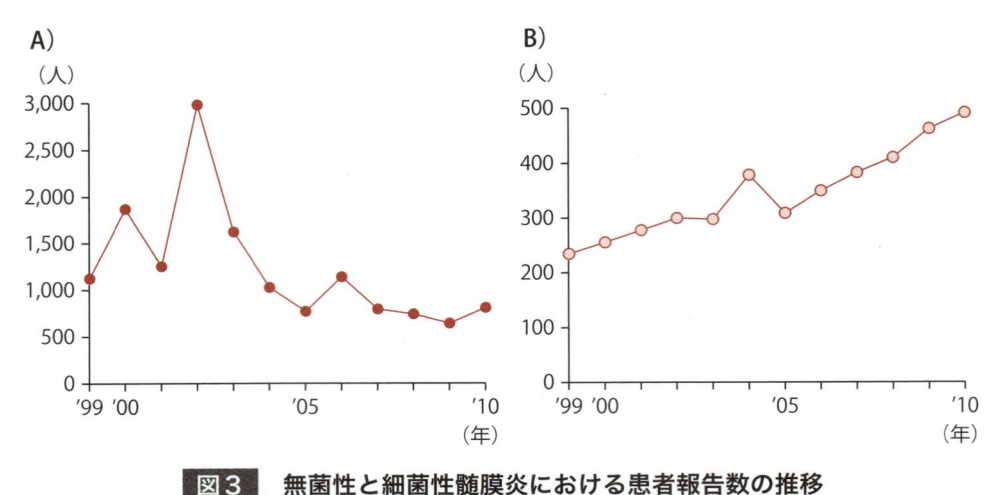

図3 無菌性と細菌性髄膜炎における患者報告数の推移

A）無菌性髄膜炎における患者報告数の推移．B）細菌性髄膜炎における患者報告数の推移（**巻末の文献1**を元に作成）

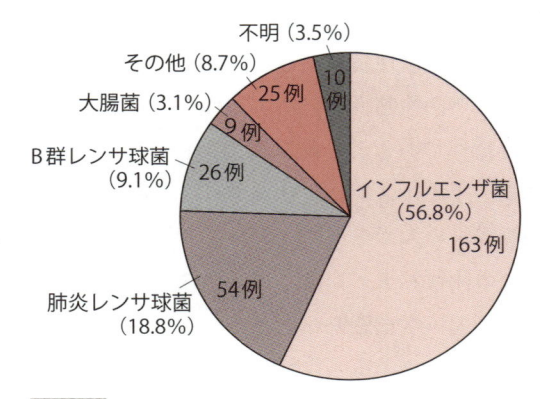

図4 症例数でみた小児細菌性髄膜炎の起因菌の種類

（巻末の文献2を元に作成）

を占め，B群レンサ球菌（Group B *Streptococcus*：GBS），大腸菌と続いている（図4）．このように，小児髄膜炎の起因菌は，インフルエンザ菌と肺炎レンサ球菌で8割近くが占められ，両者に対する感染制御が重要であることがわかる．2013年の改正前の感染症法では，インフルエンザ菌と肺炎レンサ球菌による髄膜炎も，細菌性髄膜炎のなかに組み込まれ，これら病原体のサーベイランスに支障をきたしていたが，感染症法の一部改正で，「侵襲性インフルエンザ菌感染症」と「侵襲性肺炎球菌感染症」が五類感染症に追加され，しっかりとしたサーベイランスの対象となったのである．

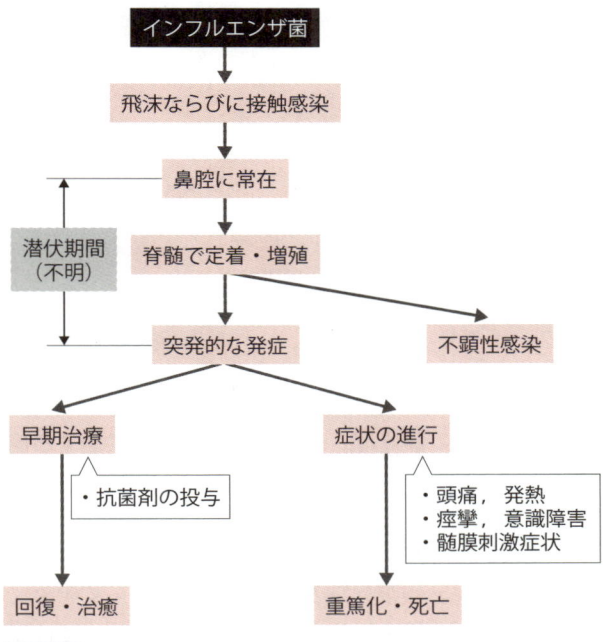

図5 インフルエンザ菌による髄膜炎の発症と治療

5 髄膜炎の起因となる株—HibとNTHi株

　インフルエンザ菌はヒトの鼻咽腔に常在しており，飛沫により感染する（図5）．インフルエンザウイルスなどの風邪の回復期に，しつこい痰が続くようなときに本菌が分離される．本菌は**莢膜多糖体**[※2]（polysaccharide）の抗原性の違いにより，a〜fまでの血清型と，無莢膜型のNTHi（non-typable *Haemophilus influenzae*）株に分類される．また，血清型bを構成する多糖は五炭糖で，それ以外は六炭糖である．

　インフルエンザ菌の血清型bは，しばしばHib（*H. influenzae* type b）と略され，この章でもこれにならった．侵襲性感染症や小児髄膜炎の症例から分離される株の95％はHibであり，血清型bは臨床的に重要視されている．国立感染症研究所感染症疫学センターでは，Hib感染症発生のデータベース（付録を参照）を構築し，0〜15歳までの入院事例について全国的なサーベイランスをおこなっている．2008年1月〜2011年12月の期間で343例が集計され，Hib発症年齢は0〜2歳までに集中していることが明らかになった．また，5件の死亡事例があり，データベース登録患者における致死率は1.5％であった．Hibに次いで重要視されているのがNTHi株であり，中耳炎，副鼻腔炎，**慢性閉塞性肺疾患**（chronic obstructive pulmonary disease：COPD）などの起因菌として知られている．

※2　莢膜多糖体：細胞壁の外側にある被膜状の構造で，菌体が分泌する多糖類で構成される．宿主の自然免疫から回避するための病原因子として機能している．

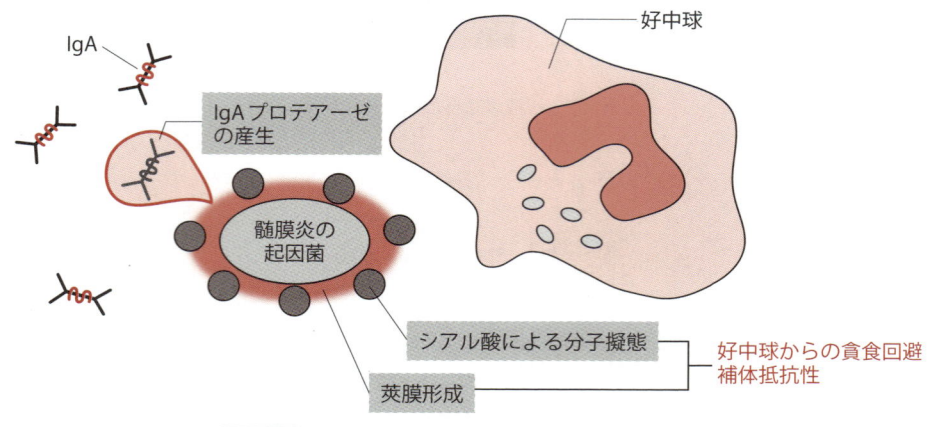

図6 髄膜炎の起因菌に共通する感染戦略

　侵襲性感染症の場合，その潜伏期間は不明であるが，中耳炎や上気道炎を伴って発症することがある．髄膜炎は突発的に発症することが多く，頭痛，発熱，痙攣，意識障害のほかに，髄膜刺激症状を示す．また，乳幼児では頭頂部大泉門に膨隆などの症状を示す．

6 宿主免疫応答の回避——髄膜炎の起因菌に共通する感染戦略

　髄膜炎を起こす病原体のなかでも，五類感染症・全数把握に指定されているのは，インフルエンザ菌，肺炎レンサ球菌，髄膜炎菌の3菌種である．インフルエンザ菌の解説に入る前に，これら病原菌で共通する感染戦略について述べてみよう（図6）．

1）莢膜形成

　インフルエンザ菌，肺炎レンサ球菌，髄膜炎菌は，いずれも莢膜を形成する．莢膜は細胞壁の外側にある均一な皮膜状の構造で，菌体から分泌される親水性に富んだ高分子の多糖類で構成される．このためコロニーは膨潤した光沢のある形態（**ムコイド**）を示す．莢膜を形成する菌属は血中において補体による殺菌作用に強く抵抗し，また，マクロファージや好中球の貪食作用から回避する性質を示す．このため，莢膜を形成する病原菌は血中でも生育可能であり，血中で増加した菌が何らかの原因で中枢神経系に移行すると，髄膜炎を発症する．感染過程において莢膜の発現は動的であり，後述するように他の膜タンパク質も補体の抵抗性と貪食回避に関与している．

2）IgAプロテアーゼ産生

　病原細菌の多くは付着因子を有し，感染局所で付着・増殖することが感染成立の第一歩となる．一方，宿主は細菌の付着に対して，気道や腸管粘膜にIgAを分泌するこ

とで上皮細胞を防御している．分泌型IgAは**粘膜免疫**※3の主役を担っているが，これらの3菌種はIgAを特異的に分解するプロテアーゼを菌体外に分泌し，宿主の免疫系に抵抗している．

3）シアル酸による分子擬態

さらに，インフルエンザ菌と髄膜炎菌に共通した戦略として，「**分子擬態（molecular mimicry）**」があげられる．宿主は菌体を『非自己』と認識することで，異物として排除している．しかし，菌体表層が『自己』の構成成分で覆われていたらどうなるであろうか．宿主の構成成分あるいは類似の分子を菌体表層に発現させることで，宿主の免疫監視機構から回避するシステムは，「分子擬態」とよばれている．シアル酸は宿主において上皮細胞表面を覆うムチンや細胞の膜上に発現しているタンパク質の糖鎖に含まれている．インフルエンザ菌と髄膜炎菌は，シアル酸を菌体表層にまとうことで，宿主側の異物排除機構から逃れているのである．

髄膜炎を起こす細菌は強烈な毒素を産生しない．その一方で，宿主の免疫応答に対し巧妙に回避するすべを有しているのである．これらの細菌が血中に侵入すると殺菌排除機構が働きにくいために，髄膜炎へと移行しやすい特徴を有している．

👉 もっと詳しく

シアル酸による分子擬態のメカニズム

インフルエンザ菌と髄膜炎菌に共通した特徴として，LPSではなくシアル酸を含む**リポオリゴ糖（lipooligosaccharide：LOS）**を菌体表層に発現していることがあげられる．LPSはリピドA，コア領域，多糖体側鎖（O抗原側鎖）から構成されるが，LOSではO抗原側鎖が欠失しており，かわりに短い多糖体側鎖をもつ（LOSとLPSの違いについては**第2部11章**も参照）．髄膜炎菌は**シアル酸**を自ら合成し，シアル酸転移酵素によりLOSにシアル酸を付加する．一方，インフルエンザ菌は，宿主のシアル酸を分解し窒素源と炭素源に利用しているが，その一方で，CMP-Neu5Ac（シアル酸の供与体）の合成にも利用し，転移酵素によってシアル酸をLOSに付加している．両細菌はシアル酸を分子擬態の材料とすることで，宿主免疫系から回避しているのである．

7 インフルエンザ菌の固有な病原性—補体からの回避機構

前述したように，本菌の病原因子としてb型の莢膜多糖やIgAプロテアーゼの産生などがあげられる．これらの病原因子以外に，種々の外膜タンパク質が上皮細胞への付着と血清抵抗性に関与している（図7）．ここでは外膜タンパク質であるProtein E

※3 粘膜免疫：細菌やウイルスの侵入門戸である粘膜上皮には「粘膜免疫」とよばれる独自の免疫システムが存在している．そのなかでも，粘液中に分泌されるIgA抗体は，病原体排除のメジャープレイヤーとして機能している．

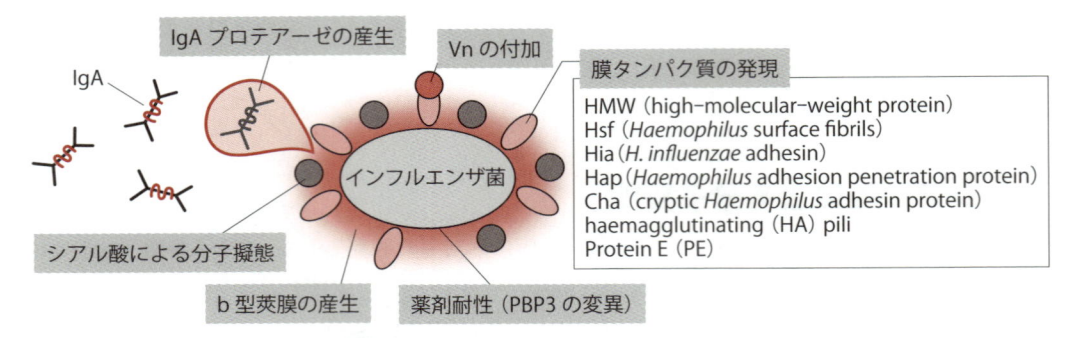

図7　インフルエンザ菌の病原因子

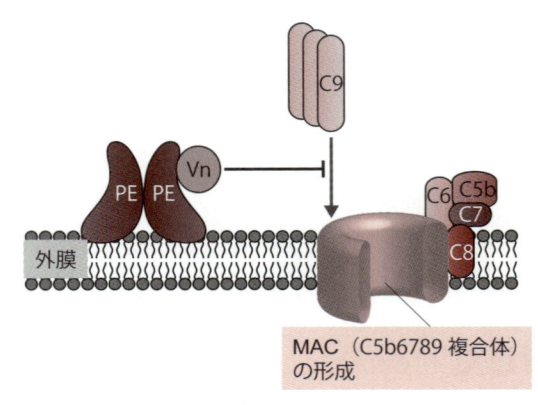

図8　PEによるMAC形成阻害のメカニズム

(PE) の機能を中心に解説する．

1）プロテインE（PE）による膜侵襲複合体（MAC）形成阻害

　　PEは2つの機能ドメインに分割することが可能である．1つはPEの中央に位置する上皮細胞の接着に必要なドメインであり，もう1つはC末端に位置するVitronectin（Vn）結合領域である．Vnは血清や細胞外マトリックス（extracellular matrix：ECM）に存在する糖タンパク質で，補体複合体に結合することで**膜侵襲複合体（membrane attack complex：MAC）の形成を阻害する**（図8）．宿主側は補体を活性化することで病原体を排除するが，補体活性化の最終段階として，このMACによる細菌の細胞膜破壊が含まれており，PEはこの段階を阻害している．

2）NTHi株

　　インフルエンザ菌のNTHi株は，PEを外膜に発現させVnを菌体表面に積極的に集めることで，MACによる殺菌排除から回避している．さらに，NTHi株はシアル酸を取り込むことで，分子擬態という戦略もとっている．莢膜形成は補体の攻撃に対して抵抗性を付与するが，その一方で，莢膜をもたないNTHi株もPEや他の膜タンパク質

の機能によって，補体の殺菌排除から回避しているのである．

　後述するようにインフルエンザ菌のワクチンは莢膜に対するものである．このタイプのワクチン接種が広まれば，将来的に莢膜をもたないNTHi株が優位を占める可能性が出てくる．このようなことから，莢膜以外の病原因子，例えば膜タンパク質に対するワクチン開発も重要であると考えられる．

3）耐性株の出現

　これまで，Hib感染の重症例に用いられてきたアンピシリンやセフォタキシムの耐性株が出現している．これらの耐性株は，細胞壁合成にかかわる**隔壁合成酵素**（penicillin-binding protein 3：PBP3）をコードする遺伝子 *ftsI* の変異でβ-ラクタム系抗菌薬に耐性を獲得している．さらに，このPBP3変異とβ-ラクタマーゼ産生をあわせもつ耐性株も報告されており，抗菌薬の使用については十分な配慮が必要とされる．

8 予防—ようやく認可となったHibワクチン

　ウイルス性の無菌性髄膜炎は自己治癒性であるが，細菌性の髄膜炎は乳幼児において重篤化しやすい傾向がある．**図4**に示されるように，小児細菌性髄膜炎の約8割はインフルエンザ菌と肺炎レンサ球菌によるものなので，これら細菌に対するワクチン制御が重要となる．

1）WHOとHibワクチン

　「安全性と有効性が示された結合Hibワクチンは，すべての乳幼児の予防接種計画に含まれるべきである．感染率の高いことが示されている国へは，サーベイランスデータがないからといってワクチンの導入を遅らせてはならない」このステートメントは，結合HibワクチンにおけるWHOの見解である（**巻末の文献3**）．1980年初頭の米国において，細菌性髄膜炎の主な起因菌はHibであり，毎年20,000名以上の小児が感染していた．そこで，1990年代にHibワクチンの定期接種が施行され，Hib由来の髄膜炎の発症率は5歳未満の子供において，1/100にまで減少したのである．

2）わが国とHibワクチン

　Hibワクチンは多くの国々で奏効しているのにもかかわらず，わが国ではなぜワクチン普及が遅れたのであろうか．その理由として，わが国における細菌性髄膜炎の患者数は年間1,000人を下回っており，欧米のそれと比較すると，それほど多くはないという事実があげられる．しかし，細菌性髄膜炎は年ごとに増加傾向にあり，特にHibの薬剤耐性化が表面化しつつある．このような背景から，2008年12月にHibワクチ

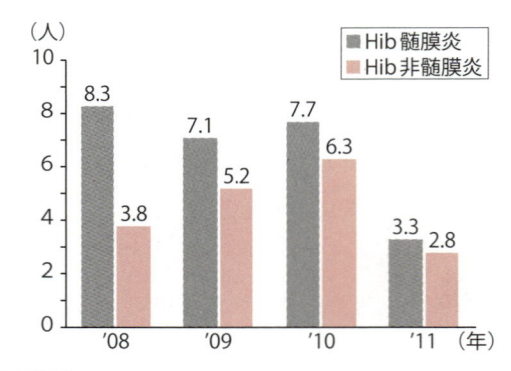

図9 5歳未満児におけるHib感染症の罹患率
（5歳未満人口10万人当たり）

非髄膜炎：髄膜炎を除いた侵襲性感染症（巻末の文献4を元に作成）

ンの任意接種がようやく可能となった．

　他の血清型のインフルエンザ菌とは異なり，Hibの莢膜は五炭糖の**PRP**（polyribosylribitol phosphate）からなる多糖体で，これがワクチン抗原にもなっている．しかし，PRPを含む多糖体は免疫原性が不十分で，初期に開発されたワクチンの効果は今一つであった．そこで，免疫原性を高める目的で，PRPにキャリアタンパク質を結合した新たなワクチンが開発され，乳幼児の接種においても十分な免疫原性をあげることに成功したのである．破傷風毒素のトキソイド，無毒化したジフテリア毒素，髄膜炎菌の外膜タンパク質などがキャリアタンパク質として使用されている．現在，わが国で接種されているHibワクチンは，破傷風トキソイドとの結合ワクチンである．

　それでは実際に，Hibワクチンはわが国で奏効しているのであろうか．小児におけるHibワクチン施行前後のサーベイランスの結果，ワクチン施行後では，明らかに小児髄膜炎の患者数が減少している（図9）．2008～2010年までの5歳未満における人口10万人当たりのHib髄膜炎の罹患率は，平均すると7.7人であった．これに対し，2011年には3.3人に低下し，前年と比べて57％もの減少を示したのである．また，髄膜炎以外の侵襲性Hib感染症も，2011年には2.8人に低下し，前年と比べて55％の減少を示している．諸外国のワクチン政策と同様に，Hibワクチンの投与は，わが国おいても奏効しつつある．2013年4月1日から予防接種制度が変更となり，Hibワクチンが定期接種化された．今後数年のあいだで，小児のHib患者数は激減すると思われる．

第2部 わが国で危惧される感染症　Ⅲ. 小児感染症

14章 侵襲性髄膜炎② 侵襲性肺炎球菌感染症
―あなたの体にも常在する起因菌

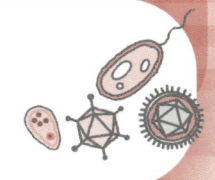

類　型	5類感染症・全数把握
病原体	肺炎レンサ球菌（*Streptococcus pneumoniae*）
BSL	BSL2
伝播様式	咳やくしゃみなどによる飛沫感染ならびに接触感染
潜伏期間	不明
治療・予防	治療はペニシリンGを第一選択薬として投与する．予防は13価ワクチン（PCV13），23価ワクチン（成人のみ）が有効

1　肺炎レンサ球菌とは？―グリフィスの形質転換実験で有名

　肺炎レンサ球菌（*Streptococcus pneumoniae*）のなかでも莢膜をもつ菌は，滑らかなS（smooth）型コロニーを形成する．一方，莢膜をもたないものは，しわがよったR（raugh）型のコロニーを形成する．1928年に **Frederick Griffith** は，S型菌（病原性がある）を加熱殺菌したものを，病原性がないR型菌と混ぜてマウスに投与すると，マウスが感染しS型菌が生じることを発見した．これが有名なグリフィスの実験である．彼が見出した形質転換を起こす物質の本体は，DNAであることが後の研究で明らかにされた．このように分子遺伝学の分野で重要な役割を担ったことでも知られている肺炎レンサ球菌であるが，現代でも完全な制御にはいたっていない．

　2013年4月1日付で感染症法が一部改正され（**第1部3章**参照），本菌による侵襲性感染症は「**侵襲性肺炎球菌感染症**」として，五類感染症の全数把握に類型化された．感染症法の改正がどのような経緯でおこなわれたのか，また，髄膜炎発症に関与する共通の病原因子については**第2部13章**で取り上げたので，ざっと目を通してほしい．この章では，肺炎レンサ球菌の病原性について解説するとともに，ようやく認可がおりたワクチンについても触れてみたい．

2　肺炎レンサ球菌の種類と臨床症状―小児と高齢者は危ない

　レンサ球菌（*Streptococcus*）属はグラム陽性の通性嫌気性球菌で，菌体が2個または数個の連鎖を形成する（後述の**図2**）．約30菌種がこの属に含まれるが，ヒトに病原性を示すものは，**A群レンサ球菌**（*Streptococcus pyogenes*, Group A Strepto-

coccus：GAS，第2部3章も参照），**B群レンサ球菌**（Group B *Streptococcus*：GBS），**緑色レンサ球菌群**（viridans group streptococcus），そして肺炎レンサ球菌の4菌種である．

肺炎レンサ球菌は医療現場において，肺炎球菌とよばれることもある．本菌はヒトの鼻咽腔や口腔の常在菌で，咳やくしゃみなどによって飛沫感染を起こす．名前が示すように，本菌は肺炎を起こしうるが健常人が本菌で直接肺炎を起こすことはまれである．ウイルス感染などで上気道粘膜の局所免疫が低下したときに，本菌に罹患すること

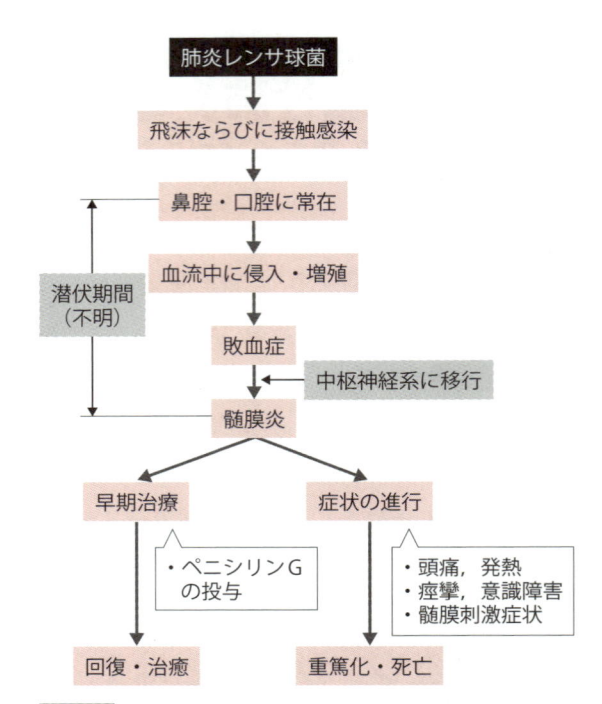

図1　肺炎レンサ球菌による髄膜炎の発症と治療

が多い．また，**インフルエンザ菌**や**モラクセラ・カタラーリス**（*Moraxella catarrhalis*）とならんで，小児中耳炎の3大起因菌として知られている．

本菌が鼻咽頭から血流中に侵入すると敗血症を起こすことがあり（図1），さらに何らかの原因で中枢神経系に移行すると，髄膜炎を起こすことが知られている．小児における細菌性髄膜炎の起因菌の約8割近くが，インフルエンザ菌と本菌で占められており（**第2部13章の図4**），両者に対するワクチン制御が重要であることがわかる．

本菌における侵襲性感染症の潜伏期間は不明であるが，小児および高齢者でその発症が多い（図1）．また，小児と成人で臨床的特徴が異なることが知られている．成人の場合は，喀痰，発熱，咳嗽，息切れなどを初期症状として，菌血症を伴う肺炎を発症する場合がある．髄膜炎に進展すると，頭痛，発熱，痙攣，意識障害，髄膜刺激症状などの症状を示す．一方，小児の場合，発熱のみを初期症状とするケースがあり，中耳炎にひき続いて髄膜炎を発症することがある．

3　肺炎レンサ球菌の病原因子——PavBとPsrP

肺炎レンサ球菌の莢膜はその多糖構造の違いにより，93種の血清型に分類される．臨床分離型は，血清型1，3，4，6，7，8，9，12，14，18，19，23をもつことが多い．インフルエンザ菌と同様に，莢膜形成は本菌の病原性に関与している．莢膜を介した感染戦略については**第2部13章**で解説しているので，そちらも参照してほしい．

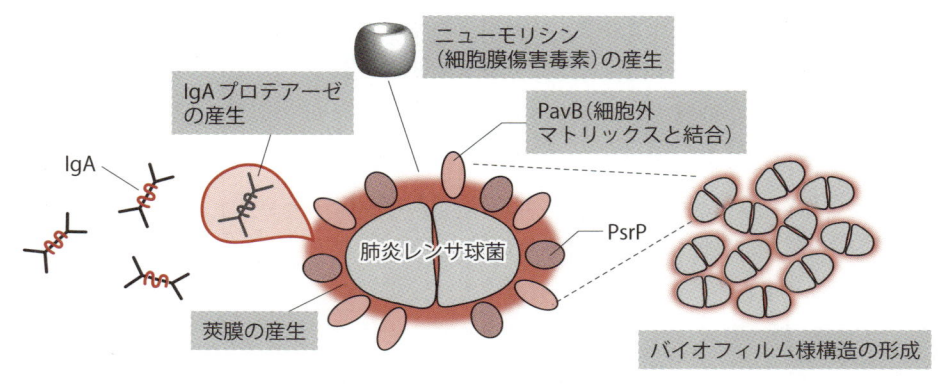

図2 肺炎連鎖球菌の病原因子

　ここでは，莢膜以外の病原因子について拾い上げてみよう（図2）．菌体表層に発現しているPavB（pneumococcal adherence and virulence factor B）は，細胞外マトリックスであるフィブロネクチンやプラスミノーゲンに結合することで，宿主への定着に関与している．また，肺における定着因子として同定されたPsrP（pneumococcal serine-rich repeat protein）は，菌の凝集を誘導しバイオフィルム様の構造を形成することが報告されている．さらに，本菌はニューモリシンとよばれる細胞膜傷害毒素を産生し，肺胞の上皮細胞を傷害する．

4　治療・予防—肺炎球菌ワクチンの重要性

1）抗菌薬の使用と耐性菌

　肺炎レンサ球菌の治療にはペニシリンGが第一選択薬として使用されてきたが，近年，ペニシリンGに対し耐性を獲得した臨床分離株が報告されている．その実態を把握するために，耐性菌についてはペニシリン耐性肺炎球菌（penicillin-resistant *Streptococcus pneumoniae*：PRSP）として，感染症法の五類感染症・定点把握〔基幹定点医療機関（月単位）〕に類型化されている．さらに，マクロライド系抗菌薬に耐性を獲得した臨床分離株も高頻度で分離されるようになり，ワクチンによる制御が重要視されている．

2）ワクチン認可までの経緯

　Hib（インフルエンザ菌b型）ワクチンと同様に，小児の肺炎球菌ワクチンも，わが国では長いあいだ認可が降りなかった．肺炎球菌の7種の血清型（4, 6B, 9V, 14, 18C, 19F, 23F）に対するワクチンPCV7（pneumococcal conjugate vaccine7）が，2009年にようやく承認され2010年2月に国内発売となった．本ワクチンは莢膜多糖に無毒化した変異型ジフテリア毒素（CRM197）を結合させたものであり，100カ国

以上で使用されている．WHOでも本ワクチンを乳幼児の予防接種プログラムに組み入れることを推奨している．さらに本ワクチンの改良型である**PCV13**（血清型1, 3, 4, 5, 6A, 6B, 7F, 9V, 14, 18C, 19A, 19F, 23Fの13種に対するワクチン）が，2013年11月1日より，PCV7の後継として定期予防接種に導入された．一方，本菌に罹患した場合に重篤化のおそれがある患者・高齢者に対して，23価（血清型1, 2, 3, 4, 5, 6B, 7F, 8, 9N, 9V, 10A, 11A, 12F, 14, 15B, 17F, 18C, 19A, 19F, 20, 22F, 23F, 33Fを含む）の肺炎球菌ワクチンを使用することがある．23価のワクチンは多糖体を精製して作製しているが，局所反応が強く小児に対して用いるワクチンではない．

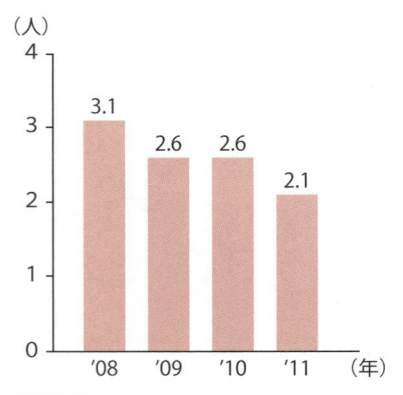

図3 5歳未満児における侵襲性肺炎球菌感染症の罹患率（5歳未満人口10万人当たり）

（巻末の文献1を元に作成）

3）予防接種の効果

2013年4月1日から予防接種制度が変更され，HibワクチンとPCV7に次いでPCV13が定期接種化されている．Hibによる髄膜炎患者数はワクチン導入により減少し，その効果が認められつつある．一方，PCV7の効果はどうであろうか（PCV13の疫学データはない．2013年12月現在）．

2008〜2010年までの肺炎球菌髄膜炎の5歳未満における人口10万人当たりの罹患率は，平均すると2.8人であった．PCV7は2010年2月に国内発売となったので，ワクチン効果を判断するのは早計かもしれない．それでも，2011年には2.1人となり，3年間の平均と比べると25％の減少を示している（**図3**）．しかしその一方で，PCV7がカバーがしていない15A, 15C, 22Fなどの血清型による症例数の増加も目立つようになった（**巻末の文献2**）．肺炎レンサ球菌の血清型は多型に富むので，サーベイランスによる監視体制はHib以上に重要である．心配なのは新たに導入されたPCV13においても，15A, 15C, 22Fなどの血清型はカバーしきれないことである．市中に存在する血清型に柔軟に対処するようなワクチンデザインが必要であるが，Hib, PCV13ともに輸入に頼っているのが現状である．

第2部 わが国で危惧される感染症　Ⅲ. 小児感染症

15章 侵襲性髄膜炎③ 侵襲性肺炎球菌感染症
―巧みな感染戦略と高い致死率

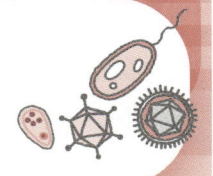

類　型	5類感染症・全数把握
病原体	髄膜炎菌（*Neisseria meningitidis*）
BSL	BSL2
伝播様式	保菌者・患者の唾液，鼻咽頭分泌物からの感染
潜伏期間	2〜10日（平均4日）
治療・予防	治療はペニシリンGを第一選択薬として投与．ペニシリンGに対して耐性の髄膜炎菌の場合はセフォタキシム，セフトリアキソンを使用．予防には2価ワクチンや4価ワクチンが有効

第2部 15章タイトルの訂正

第2部15章のタイトルに誤りがございました．心よりお詫び申し上げます．また，お手数をお掛けしますが，目次・目次概略・第2部15章のタイトルとインデックスなど，関連する箇所に訂正を書き込んでお使いいただきますよう，お願い申し上げます．　　　　　　　　　　（羊土社 編集部）

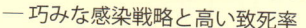

誤
侵襲性髄膜炎③
侵襲性肺炎球菌感染症
― 巧みな感染戦略と高い致死率

→

正
侵襲性髄膜炎③
侵襲性髄膜炎菌感染症
― 巧みな感染戦略と高い致死率

「もっとよくわかる！感染症」第1刷

地域で，髄膜炎が流行置するこの流行地帯 meningitis belt of 88,199件の疑い例ルトの中心に位置すアフリカでは12月かい夜が続くために，いる．また，この時こともかく感染の拡大を膜炎の大流行が繰り返し起こるとされているが，その実態については不明な部分が多い．髄膜炎ベルトにおける髄膜炎の起因菌は，血清型A群の**髄膜炎菌**（*Neisseria meningitidis*）である．わが国では髄膜炎菌による感染は比較的まれである．しかし，しばしば集団感染に進展するケースがあり，また，死亡率も高いので注意を要する．この章では，髄膜炎菌の病原性発症機序について解説するとともに，ワクチン制御についても述べてみたい．

2 日本の髄膜炎菌感染の状況―保菌率0.4％

わが国における髄膜炎菌による髄膜炎は，第二次世界大戦終戦前後（1945年）にお

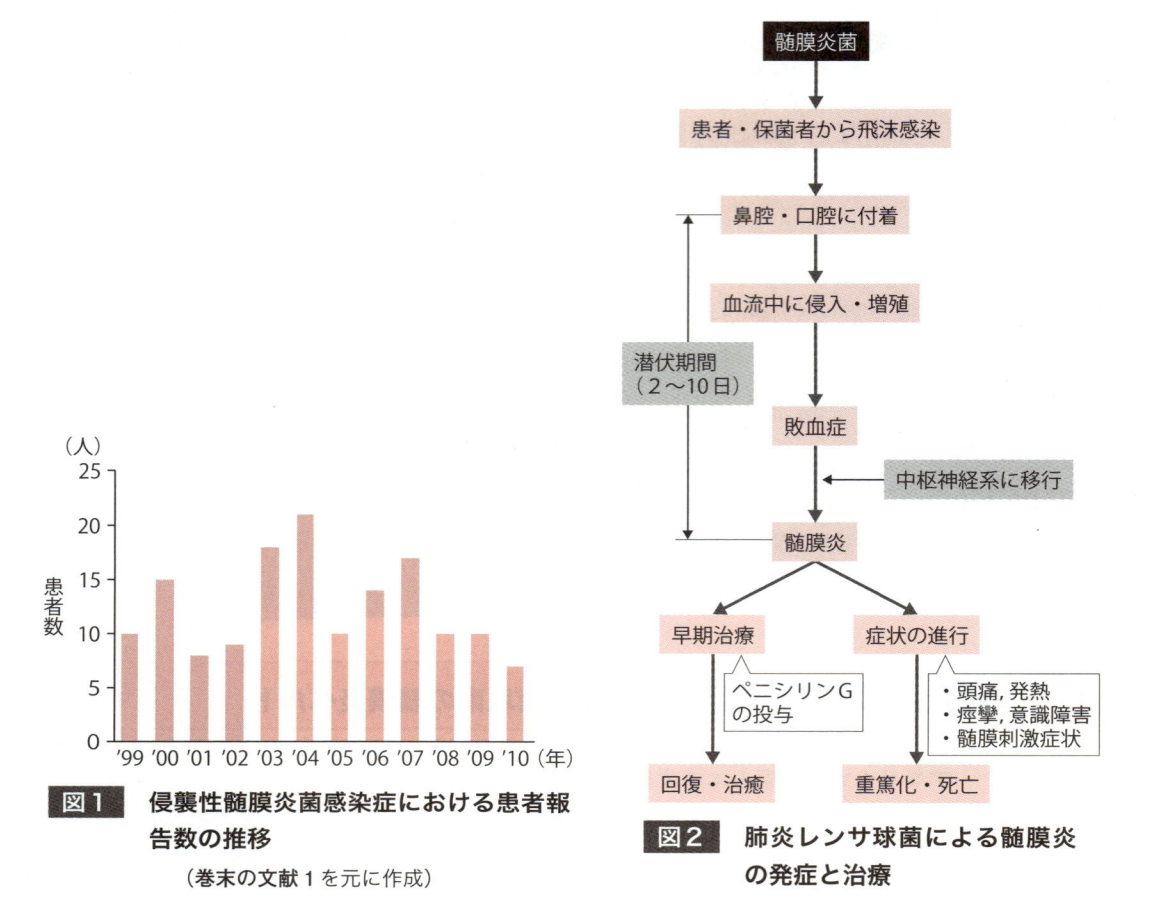

図1 侵襲性髄膜炎菌感染症における患者報告数の推移
（巻末の文献1を元に作成）

図2 肺炎レンサ球菌による髄膜炎の発症と治療

いて4,000例を越える患者報告数があったが，それ以降は激減し，現在では年間10件前後の届出となっている（**図1**）．しかし海外に目を向けると，アフリカの流行地帯以外にもヨーロッパや北米のような先進国において，髄膜炎菌による髄膜炎の流行が認められる．流行地域への渡航にはワクチン接種が推奨される．ちなみに厚生労働省検疫所（**付録**参照）では，海外の感染症の状況や予防接種などの情報も入手可能であるので，参照してほしい．

欧米での健常人における髄膜炎菌の保菌率は5～20％である．一方，わが国の健常人（5,886人）を対象とした保菌状況のサーベイランスによると，髄膜炎菌の保菌率は0.4％であり，欧米と比べてきわめて低い保菌率であった．髄膜炎菌の健常人保菌率とその地域における発症率は相関しており，本菌による感染がわが国でまれであるのは健常人の保菌率がきわめて低いことがその理由としてあげられる．その一方で，本菌による感染は致死率が高いのが特徴である．2011年5月に起きた宮崎県の高校学生寮での集団発症事例では，5名が感染し高校生1名が死亡した．髄膜炎菌による感染は，事態が急速に深刻化するので，素早い対応が必要とされる．

3 侵襲性髄膜炎菌感染 — 高い致死率と後遺症

　2013年4月1日から感染症法が一部改正され，髄膜炎を起こす細菌については，届け出基準が細分化され，「**髄膜炎菌性髄膜炎**」は「**侵襲性髄膜炎菌感染症**」に名称変更となった．これらの経緯は**第2部13章**で解説しているので，そちらを参照してほしい．本菌感染による髄膜炎の臨床症状として，発熱，頭痛，嘔吐，項部硬直，点状出血斑などがみられる（**図2**）．症状が進行すると痙攣や意識障害，髄膜刺激症状などを併発する．他の髄膜炎と同様に，新生児や乳児ではこのような臨床的初見がみられなかったり弱い場合があるので，注意が必要である．敗血症例では発熱，悪寒，虚脱を示し，重篤化にいたると皮膚や粘膜内の出血による紫斑が出現するとともに，ショック症状に進展することがある．症状や臨床所見から侵襲性髄膜炎菌感染症が疑われ，検査材料（髄液または血液）から分離・同定によって病原体を検出（あるいはPCR法による病原体遺伝子の検出）して，侵襲性髄膜炎菌感染症と診断した場合は，7日以内に届出を行う必要がある（五類感染症・全数把握）．

　髄膜炎菌による髄膜炎の潜伏期間は2〜10日（平均4日）であり，適切な治療がなされなかった場合の致死率は50％である．また，早期診断によって適切な治療がなされたとしても5〜10％の患者が死にいたり，回復患者の10〜20％に聴覚障害や学習障害などの後遺症が現れる．他の細菌性髄膜炎と比べてより重篤度が高く，大規模な流行を起こすのが特徴である．

👉 もっと詳しく

菌血症と敗血症

　菌血症は感染局所や歯科治療などの際に，細菌が血液に入り込んだ状態をさしている．血液中に入り込んだ細菌は，通常は宿主の免疫系に補足され，速やかに殺菌排除される．しかし，髄膜炎を起こす細菌による感染や基礎疾患をもつ場合には，血流中で増殖し**全身性炎症症候群**（systemic inflammatory response syndrome：SIRS）を引き起こす場合があり，これが，古典的な敗血症の定義でもあった．敗血症の臨床症状として，悪寒や戦慄に引き続き発熱などがみられるが，重篤化すると呼吸困難，敗血症性ショック，多臓器不全などを伴う．その一方で，血液から菌が検出されなくてもSIRSを伴うことがあり，敗血症の定義についてはいささか混乱していた．このような状況から，感染症によってSIRSが起きた場合は，血液から菌が検出されなくても敗血症と定義されることになった．

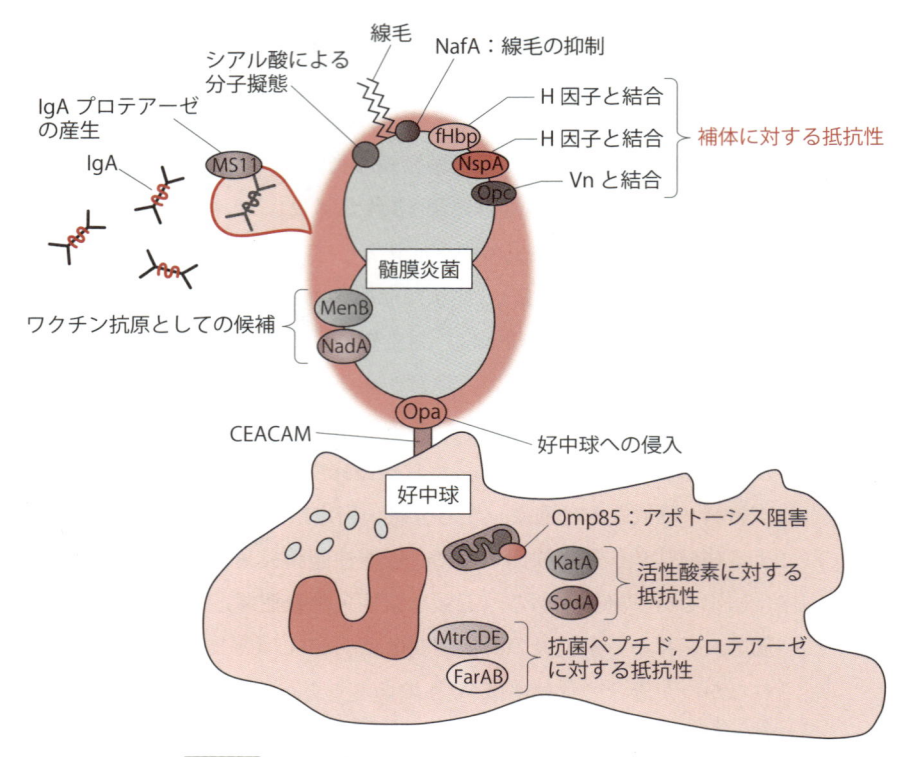

図3 宿主応答に対抗する髄膜炎菌の病原因子

4 多様な感染戦略——高い致死率にもナットク

1）髄膜炎菌の分類

　　　ナイセリア属の髄膜炎菌と淋菌は，ソラマメ様の形をした菌が相対した双球のグラム陰性菌で，芽胞やべん毛をもたない．両菌の感染様式は大きく異なるが，互いに共通した病原因子を有する．髄膜炎菌はヒトの鼻腔や咽頭部粘膜に定着しており，患者や保菌者の鼻咽頭分泌物や咳などから飛沫感染を起こす．莢膜多糖の違いで13種の血清型に分類されるが，髄膜炎患者から分離される株のほとんどは，A，B，C，Y，W-135の血清型である．分離される髄膜炎菌の血清型は，アフリカではA群，ヨーロッパではB，C群，わが国ではB，Y群が多い．

2）髄膜炎菌の感染戦略と補体抵抗性

　　　本菌の病原因子（図3）について，感染成立のステップごとに解説してみよう．髄膜炎菌はIV型線毛を介して宿主細胞へ初期付着を成立させる（図4）．線毛の発現は，菌体表層に局在するNafAによって負に制御されている．生体内に侵入した髄膜炎菌は，補体による殺菌作用や好中球による貪食などの攻撃を受けるが，莢膜がこれらの自然免疫系に対抗している．また，血清型B群の髄膜炎菌は，莢膜にシアル酸を含む

```
宿主細胞への付着
    ↓ Ⅳ型線毛
宿主細胞での増殖
    自然免疫系からの回避
    ・LOS：シアル酸を含む莢膜形成
    ・fHbp, NspA, Opc：補体経路の抑制
    ・MS11：IgAの分解
髄液での増殖
    好中球への侵入・増殖
    ・Opa：侵入
    ・Omp85：アポトーシスの抑制
    ・KatA, Sod：活性酸素に対する抵抗性
    ・MtrCDE, FarAB：非活性酸素系に対する抵抗性
髄膜炎の発症
```

図4 髄膜炎菌の感染ステージにおける病原因子の発現

ために，「**分子擬態**」という感染戦略で宿主の免疫機構から回避している．莢膜形成と分子擬態については，髄膜炎を起こす病原菌の共通した感染戦略として**第2部13章**で述べているので，目を通してほしい．

　髄膜炎菌では，莢膜以外に膜タンパク質が補体の抵抗性に関与している．生体内において補体経路の抑制にはVn（Vitronectin）だけではなく，補体制御因子である**H因子**が補体の過剰な活性化を抑制している．図3に示されるように，髄膜炎菌ではOpc（outer-membrane protein C）とよばれる膜タンパク質がVnと結合する．Opcは細胞侵入に関与する因子であるが，Vnを介した補体経路の抑制にも関与している．さらに，膜タンパク質fHbp（factor H binding protein）とNspA（neisserial surface protein A）は，補体制御因子のH因子と結合する．このように髄膜炎菌は，VnやH

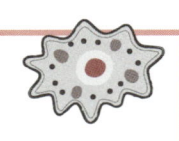

Column　ナイセリアの系譜

　ナイセリア（*Neisseria*）属は20菌種あまりが報告されているが，ヒトに病気を起こすのは，髄膜炎菌と**淋菌**（*Neisseria gonorroeae*）の2菌種である．ちなみに淋菌は，淋疾（淋病）の病原体である．感性豊かな病名から「本菌に感染して淋しい」という意味にとらえられがちであるが，「淋」という字には，水などが絶え間なくしたたり落ちるという意味がある．淋菌に感染すると尿道に強い炎症を起こす．その結果，尿道内腔が狭くなって，激しい痛みとともに尿の勢いが低下する．淋病は排尿時のしたたり落ちる様相を表現している．

因子を菌体表層に集めることで，補体からの攻撃を回避しているのである．

3）髄膜炎菌と好中球の攻防

　髄膜炎を起こした患者の髄液中には，好中球の浸潤が認められる．髄膜炎菌の特徴として，自らの因子を利用し好中球のなかに侵入することがあげられる．好中球の侵入には，**Opa**（outer membrane opacity-associated proteins）とよばれる膜タンパク質群が関与しており，好中球の表面に発現しているCEACAMと結合する．CEACAMはがん胎児性抗原ファミリーの1つで，他のCEACAMファミリーと相互作用し細胞間シグナルを調節している．それでは，好中球に侵入した髄膜炎菌は細胞のなかで，どのように生き延びるのであろうか．その1つに，Omp85ポーリンのミトコンドリアへの移行があげられる．これにより好中球のアポトーシスが抑制され，隠れ蓑である好中球を延命化するというしくみであるが，詳しい機序はわかっていない．

　好中球に貪食された通常の細菌は，食胞内の活性酸素や過酸化水素によって殺菌されるが，髄膜炎菌はKatA（catalase）やSod（superoxide dismutase）を産生することで，活性酸素に抵抗性を示す．さらに，殺菌ペプチドやプロテアーゼに対しては，MtrCDE（multiple transferable resistance system），FarAB（fatty acid resistance system）を産生することで，非活性酸素系の殺菌排除に抵抗している．髄膜炎菌による感染が重篤化しやすいのは，本菌が自然免疫系に対し幾重にも対抗手段をとっているからである．

5　予防—髄膜炎菌の4価ワクチンについて

　髄膜炎菌のワクチンも莢膜多糖に対するものであり，諸外国では，A，C群の2価ワクチンやA，C，Y，W-135を混合した4価ワクチンが使用されている．その一方で，2価ワクチンは重篤化しやすい2歳以下の幼児には効果が低いことが危惧されていた．インフルエンザ菌b型でのHibワクチンの成功例をもとに，莢膜多糖に不活化ジフテリアトキシンを結合したC群髄膜炎菌ワクチンが開発され，英国で大きな成果をあげている．一方，B群髄膜炎菌は莢膜にシアル酸を含むために免疫惹起能がきわめて低く，わが国で問題となるB群髄膜炎に対する有効なワクチンは存在しない．現在，膜タンパク質（MenB，fHbp，NadAなど）を抗原とした臨床試験が進行しており，莢膜多糖の多型を克服するワクチン創製が期待されている．なお，わが国では髄膜炎菌による感染症は，比較的まれであるためにワクチンが承認されておらず，輸入ワクチンに頼っているのが現状である．

第2部 わが国で危惧される感染症　Ⅲ. 小児感染症

16章 RSウイルス感染症
―生後まもない赤ちゃんは気をつけよう

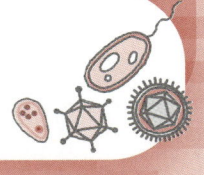

類　型	五類感染症・定点把握〔小児科定点医療機関（週単位）〕
病原体	RSウイルス（respiratory syncytial virus：RSV）
BSL	BSL2
伝播様式	気道分泌物の咳による飛沫感染，接触感染
潜伏期間	2〜8日（平均4〜6日）
治療・予防	リバビリンによる治療（わが国では認可されていない）．がある．予防にはヒト化モノクローナル抗体パリビズマブの筋注が有効

1　RSウイルスとは？―乳幼児にはインフルエンザウイルスよりやっかい

　RSウイルス（respiratory syncytial virus）を培養細胞に感染させると，細胞どうしが融合し複数の核をもった，いわゆる**合胞体**（**syncytium**）が形成される．感染に伴う細胞の形態変化が，このウイルス名の由来になっている．

　乳幼児のあいだで冬場に流行する主なウイルスとして，インフルエンザウイルス，ロタウイルス，RSウイルスの3種類があげられる．インフルエンザウイルスは高病原性鳥インフルエンザ（**第2部5章**参照）の話題も含めて一般的な認識が高いが，RSウイルスはあまり認識されずに，どちらかというとマイナーな存在である．だが実は，RSウイルスの感染力は非常に強く，生後2歳までにほぼ100％の乳幼児が初感染を受けることが知られている．また，生後数カ月のあいだに感染すると重篤化することがあるので，乳幼児にとってはインフルエンザウイルス以上に危惧されるべき病原体である．このため，本ウイルスが発見されて以来，ワクチン開発が精力的に展開され，1960年代にはRSウイルスのホルマリン不活化ワクチンが米国で開発された．しかし，このワクチンを受けた乳幼児はRSウイルスによる自然感染がむしろ重篤化してしまい，大きな社会問題となった（後述）．この章では，わが国のRSウイルス感染症の現状について述べるとともに，ウイルスの病原性と宿主移行のメカニズムについても解説したい．

2　RSウイルス感染―約9割は2歳までの乳幼児

　RSウイルス感染症を世界レベルでみてみると，年間3,400万人が気道感染症を起こ

図1 RSウイルス感染症の患者報告数
（巻末の文献1を元に作成）

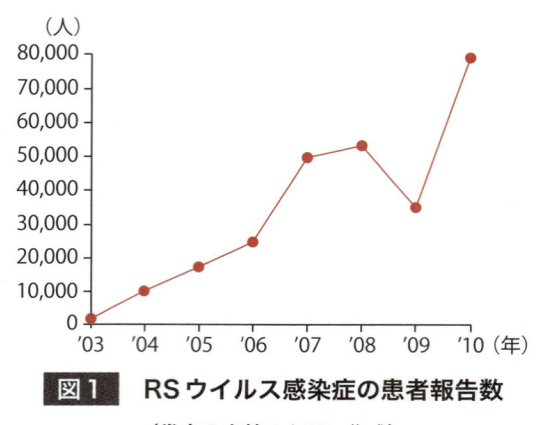

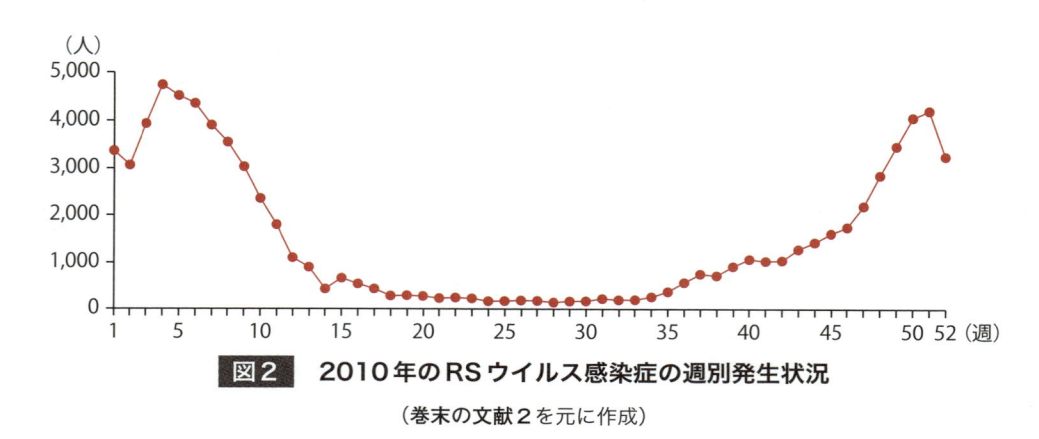

図2 2010年のRSウイルス感染症の週別発生状況
（巻末の文献2を元に作成）

し，20万人近い死亡者を出している．その多くは5歳以下の乳幼児である．わが国においては，ここ数年間でRSウイルス感染症の報告数が急増しており，その制御が必要とされる時期にきている（**図1**）．特に2010年はこれまでにない大流行が起きて，このときの週別発生状況を表したのが**図2**である．なお，RSウイルス感染症の発生状況は11月（44週）ごろから増加しはじめ，冬場に感染のピークが認められるのが一般的である．しかしながら，流行年度によってパターンが異なる場合があり，2012年では夏場でも流行が認められた．また，乳幼児における細気管支炎や肺炎などの下気道疾患による患者数は，RSウイルスの流行時期とほぼ一致していることが知られている．

RSウイルス感染症の累積報告数について年齢群別の割合をみてみると，感染者の約9割（89.2％）は，2歳までの乳幼児で占められていることがわかる（**図3**）．新生児では母親からの**移行抗体**[※1]が認められるが，このグラフをみる限り感染防御にはあまり関与していないようである．また，年長児や成人における再感染はごく一般的にみられるが，ほとんどの場合，重篤化にはいたらない．このようにRSウイルス感染で

※1　移行抗体：母体で作られた抗体は，妊娠後期に胎盤を通して胎児に移行するので，移行抗体とよばれている．

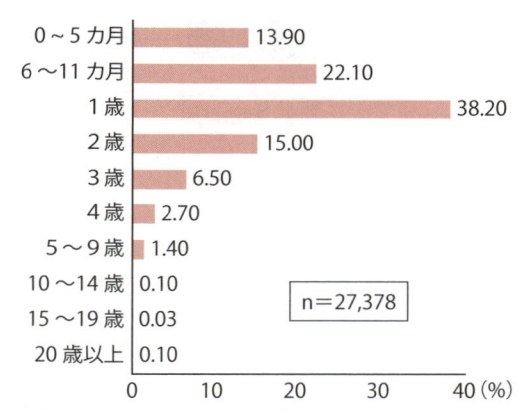

年齢	割合(%)
0〜5カ月	13.90
6〜11カ月	22.10
1歳	38.20
2歳	15.00
3歳	6.50
4歳	2.70
5〜9歳	1.40
10〜14歳	0.10
15〜19歳	0.03
20歳以上	0.10

n=27,378

図3 RSウイルス感染症累積報告数の年齢群別割合（2012年第28〜40週）
（巻末の文献3を元に作成）

は，乳幼児の感染制御を中心とした対策が必要である．

3 成人は軽い症状──新生児・乳幼児・高齢者は重篤化しやすい

　RSウイルスの潜伏期間は2〜8日（平均4〜6日）であり，初感染では年齢を問わず顕性感染を起こすことが知られている（図4）．このウイルスに感染すると，発熱や鼻汁などの**上気道炎**の症状が数日間続いた後，20〜50％の乳幼児において細気管支炎や肺炎などの**下気道疾患**へ進展する．また，発熱以外の症状として咳があり，長引く咳は下気道疾患の徴候として現れることがある．さらに，乳幼児の初感染では，上気道炎や気管支炎の症状が比較的強く，中耳炎を併発することがある．

　2歳までにほぼ100％の乳幼児がRSウイルスに罹患し，生後6カ月以下の乳児の感染では入院治療を必要とする場合がある．注意したいのは生後4週未満の新生児におけるウイルス感染である．ウイルス感染の頻度は低いものの，呼吸器疾患が顕著に現れないまま突然死につながるいわゆる**無呼吸発作**が報告されている．また，低出生体重児や呼吸器・循環器などに基礎疾患をもつ乳幼児は，重篤化の傾向にあることが知られている．

　RSウイルスは再感染を起こしやすく，生後2〜4年目に下気道疾患を繰り返す割合は20％を超えるとされている．しかし，その重症度は年齢を追うごとに減弱し，成人では風邪と似たような症状を起こすのみである．その一方で，RSウイルスは高齢者に重い下気道疾患を起こす起因ウイルスとして認識されつつあり，長期療養施設での集団発生が問題となっている．

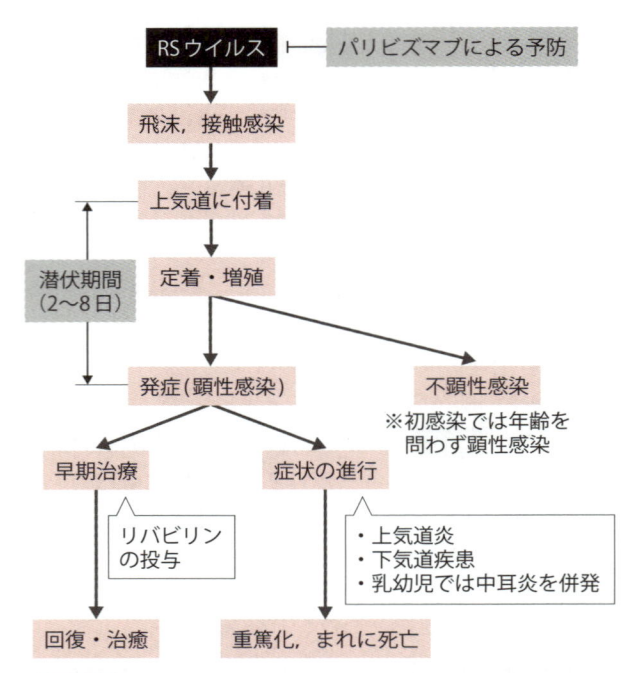

図4　RSウイルスの感染から臨床症状治療まで

4　ウイルス粒子の構造―ゲノムは15.2 kbの一本鎖RNA

　　RSウイルスはパラミクソウイルス科ニューモウイルス属（*Paramyxoviridae Pneumovirus*）に分類され，直径150〜300 nmのウイルス粒子はエンベロープで覆われている．ウイルスゲノムは15.2 kbの一本鎖マイナス鎖RNAで，**図5 A**に示されるようなゲノム構造をもつ．

　　ウイルス表面のエンベロープには，糖タンパク質（F, G, SH）を発現している（**図5 B**）．Gタンパク質の違いによって，A型とB型の異なるサブグループが存在している．Gタンパク質は宿主細胞への吸着に，一方，Fタンパク質はウイルス粒子と宿主細胞膜の融合に関与しており，これらについては後述する．SHタンパク質は**viroporin**の構成タンパク質で，ホモ五量体からなるイオンチャネルを宿主細胞膜に形成することで膜の透過性を亢進する．

　　このような細胞膜の障害は**インフラマソーム**による炎症反応を引き起こす結果となる．宿主はこの炎症反応を感知しウイルスの侵入を補足しているのである．

　　N, P, Lの3種のタンパク質は，ウイルス粒子内でRNAゲノムと相互作用している．Nは核タンパク質で，ウイルスRNAと相互作用することで**ヌクレオカプシド**[※2]を形成する．Lタンパク質はRNA依存性RNAポリメラーゼで，リン酸化タンパク質で

※2　ヌクレオカプシド：ウイルスのゲノム（DNAあるいはRNA）と，そのゲノムを取り囲むタンパク質（カプシド）から構成される．

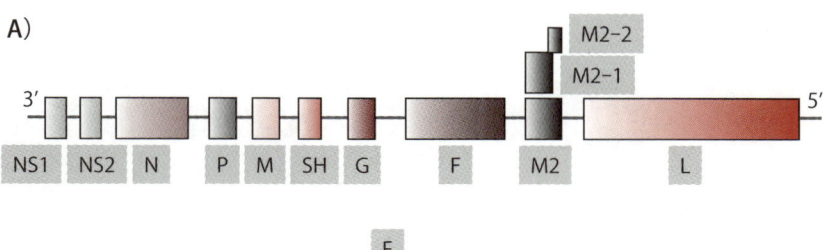

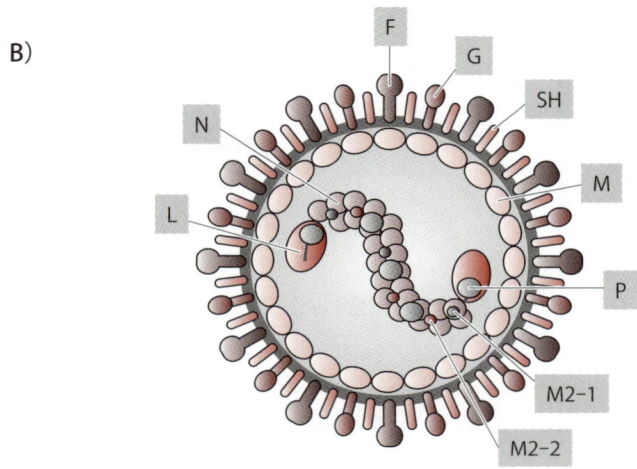

図5 RSウイルスのゲノムと構造

NS1, NS2：非構造タンパク質（免疫応答抑制）
N：核タンパク質でヌクレオカプシドを形成
P：リン酸化タンパク質でLタンパク質と結合する
M：マトリックスタンパク質で，エンベロープタンパク質と結合
SH：ウイルス表面タンパク質（viroporinの構成タンパク質）
G：宿主細胞の糖タンパク質・ヘパリンに結合
F：ウイルス粒子と細胞膜の融合に関与
M2-1：ヌクレオカプシド中に存在しmRNA転写を促進
M2-2：ゲノム複製・転写の調節に関与
L：RNA依存性RNAポリメラーゼ

あるPタンパク質は，RNAポリメラーゼの転写活性に関与している．エンベロープとヌクレオカプシドのあいだに，エンベロープタンパク質と結合するMタンパク質（マトリックスタンパク質）が存在している．M2のORFからは，M2-1ならびにM2-2タンパク質が産生され（両者の読み取り枠は重複している），ウイルスの転写・複製に関与している．そのほか，非構造タンパク質のNS1とNS2がある．NS1は**ミトコンドリア抗ウイルスシグナル伝達タンパク質**（mitochondrial antiviral signaling protein：**MAVS**）と結合しMAVS-RIG-Iの経路を阻害することで，IFN（I型インターフェロン）の産生を阻害する．ちなみに**RIG-I**は，ウイルス由来のRNAを認識しIFN産生を引き起こすRNAヘリカーゼである．一方，NS2は直接RIG-Iと相互作用することで，IFN産生の誘導を抑制している．このようにNS-1，NS-2ともに，免疫応答の抑制に関与している．

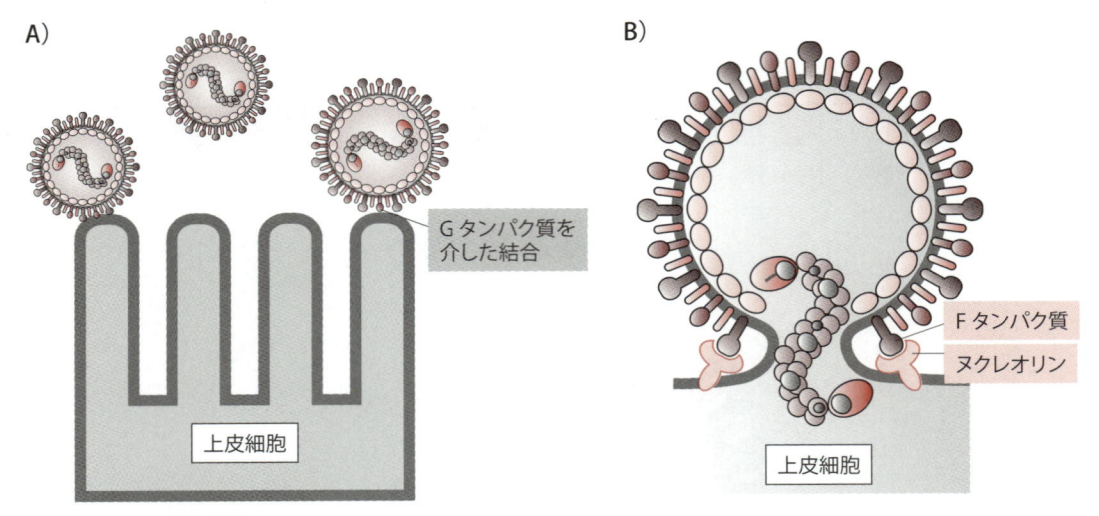

図6　RSウイルスの上皮細胞への結合（A）と融合（B）のしくみ

5　2ステップモデル—どうやって宿主細胞に侵入するのか？

　RSウイルスを培養細胞に感染させると合胞体を形成することは，先に述べた．この合胞体は，ウイルス粒子と宿主の細胞膜が融合することで形成されるが，この細胞膜融合にはエンベロープ上に発現しているFタンパク質が関与している．このFタンパク質はRSウイルス間で保存されているので，後述する**パリビズマブ**（商品名：**シナジス®**）の標的抗原にもなっている．FタンパクしとGタンパク質のほかにSHタンパク質がウイルス表面上に発現しているが，この分子は宿主細胞への結合と融合には関与していない．

　RSウイルスの宿主細胞へのエントリーには，2ステップモデルが提唱されている（図6）．まず，ウイルス表面に発現しているGタンパク質が宿主の細胞膜上に発現している糖タンパク質・ヘパリンと静電気的な相互作用を起こすことで，宿主細胞と結合する．次いでFタンパク質3分子に対し宿主受容体である**ヌクレオリン**1分子が相互作用することで，Fタンパク質に構造変換が起きる．これにより，Fタンパク質の融合ペプチド領域が宿主細胞膜に挿入され，ウイルス粒子と細胞膜の融合が起きると推察されている．このようにRSウイルスの宿主受容体ヌクレオリンが同定されたことで，新たな治療薬開発の標的部位としても注目されている．

6　FI-RSVワクチン—失敗したホルマリン不活化ワクチン

　RSウイルス感染の重症例は主に乳児であり，その予防のためには生後2カ月未満の乳児にワクチンを投与する必要がある．ワクチン開発には，乳児における免疫応答の

未熟性を克服する一方で，高い安全性が求められる．この2つの課題がワクチン開発の乗り越えるべき大きなハードルになっている．

　1966〜1967年に米国で実施されたRSウイルスのホルマリン不活化ワクチン（**FI-RSVワクチン**）の試験では，ワクチン接種を受けた乳児がRSウイルスに自然感染すると，かえって感染の重篤化を引き起こす結果となった．しかしながら，この重篤化のメカニズムについては，よくわかっていない部分が多い．

　FI-RSVワクチンの投与では，①粘膜免疫や有効な中和抗体が誘導されないことや，②Th2応答に偏った免疫反応を誘導することが知られている．また，最近の研究で，FI-RSVワクチンはCD4陽性T細胞の気道への動員を誘導する一方で，気道における**制御性T細胞（Treg）**の局在を消失させることが明らかとなった．Tregはケモカイン受容体（CCR）であるCCR4やCCR8を発現している．これらのリガンドであるCCL17/22をマウスに投与したところ，Tregが遊走しワクチンで誘導されたCD4陽性T細胞の気道における局在が減少し炎症反応が抑制されたのである．このようにFI-RSVのワクチン投与によって，気道へのTregの遊走が阻害されることが明らかとなった．以上が現在考えられている自然感染による重篤化のメカニズムである．

7 治療・予防 ― リバビリンによる治療とパリビズマブによる予防

　米国では治療薬として，合成ヌクレオシド系の**抗ウイルス薬**である**リバビリン**が認可されている．1986年から吸入投与が承認され，RSウイルス排泄量の減少・排泄期間の短縮などの効果を認めている．その一方で，入院期間や予後の改善については不明な部分が多く，わが国では認可されていない．

　予防法として，遺伝子組換え技術で作製されたパリビズマブ（商品名：シナジス®）がある．本剤はRSウイルスのFタンパク質に結合するヒト化モノクローナル抗体で，わが国では2001年1月に認可されている．RSウイルス流行開始前から流行期のあいだに，1カ月ごとに筋注することでその効果が期待できる．低出生体重児，慢性肺疾患や先天性心疾患をもつ乳幼児がRSウイルスに感染すると重篤化するので，**パリビズマブ投与は保険適応の対象になっている**．しかし，パリビズマブ筋注液50 mgの薬価は，約8万円（2013年6月現在）と非常に高額であることが難点である．

第2部 わが国で危惧される感染症　Ⅲ. 小児感染症

17章 麻疹
―予防接種をしっかり受けよう

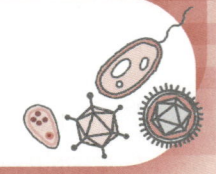

類　型	五類感染症・全数把握
病原体	麻疹ウイルス（Measles virus）
BSL	BSL2
伝播様式	ウイルスは気道分泌物に含まれ，飛沫核（空気）・飛沫・接触感染によって伝播する
潜伏期間	10〜12日
治療・予防	特異的な治療方法はなく対症療法．麻疹風疹混合ワクチン（MRワクチン）による予防接種

1 麻疹とは？―命定めの病

　麻疹（ましん，measles, rubeola）は「はしか」ともよばれ，感染力が強く流行を繰り返すうえに致死率も高いので，子どもの命を奪う病として古くから恐れられてきた．このため，江戸時代には「命定め」とよばれていた．その感染力の強さと重篤性は今なお変わりはなく，医療の発達した現在においても，危惧されるべき感染症の1つである．
　麻疹はワクチンによってその制御が可能な疾患である．その一方で，わが国においては，つい最近までワクチン接種率が低くその制御が不完全で，麻疹感染者が海外にわたる可能性があるため，他国から「麻疹輸出国」とよばれていたこともあった．2007年には高校や大学を中心に，麻疹が大流行して大きな社会問題となった．これを受けて国もようやく重い腰を上げ「麻しんに関する特定感染症予防指針」（2008年1月適用）を公示し，本格的に麻疹排除に乗りだした．この章では，わが国における麻疹の発生状況，麻疹ウイルスの特徴，特に宿主受容体における最新知見をふまえて解説したい．

2 わが国における麻疹の制御状況―予防接種の徹底

　2000年以前は，世界で毎年3,000万人の乳幼児が麻疹に罹患し，87万人がその感染で死亡していた．そのためWHOは麻疹制圧に向けて予防接種拡大計画を積極的に推進し，2010年における世界全体のワクチン接種率は84％まで上昇した．このワクチン接種によって，2010年における麻疹の死亡者数は全世界で13.9万人にまで減少し，ワクチンによる制御が功を奏したかたちとなった．しかしながら，スイスを中心

としたヨーロッパでは現在でもワクチン接種の低下による流行がみられ，EUでは2015年を目標として麻疹排除をめざしている．

わが国では2007年の麻疹流行を重く受け止め「麻しんに関する特定感染症予防指針」（2008年1月適用）が告示され，2012年までに麻疹を排除することをその目標とした（現在は見直しがあって2015年度を目標としている）．また，これまで麻疹の動向調査は，小児科定点および基幹定点からの報告であったが，サーベイランスの体制強化のため2008年以降は五類感染症・全数把握疾患に格上げされた．学校保健安全法では第二種の感染症に分類され，「解熱した後3日を経過するまで」を出席停止期間としている．

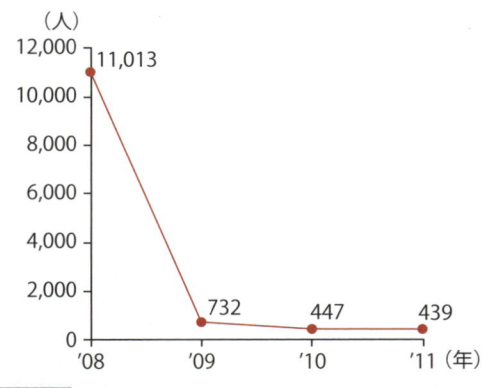

図1 わが国における麻疹患者報告数の推移
（巻末の文献1を元に作成）

また，わが国の2008年における麻疹報告数は11,015例であったが，2009年の麻疹報告数は732例で，大幅に減少した（**図1**）．麻疹が激減した背景として，2つの要因があげられる．1つは2007年に10代を中心とした麻疹流行が起きて，これに対処するかたちで，2008年から5年間にわたって中学1年生と高校3年生を対象とした第3期，第4期のキャッチアップキャンペーン（予防接種未接種の人への一斉接種）が開始されたことがあげられる．もう1つの要因として，2007年と2008年に立て続けに起きた麻疹流行によって，結果的に麻疹ウイルスに免疫を獲得した10代の年齢層が増加したことがあげられる．なお，2008年以降のわが国における麻疹患者報告数をながめてみると，2009年以降は大きな流行が起きておらず，患者数は徐々に減少傾向にあることがわかる．

3 麻疹ウイルスとゲノムの構造——6遺伝子，8タンパク質

麻疹ウイルスは，**パラミクソウイルス**（*Paramyxoviridae*）**科，モルビリウイルス**（*Morbillivirus*）**属**に分類される直径100～150 nmの球形ウイルスである．本ウイルスのゲノムは約16 kbの**非分節一本鎖のマイナス鎖RNA**[※1]で，それが脂質二重膜のエンベロープで覆われている（**図2A**）．このエンベロープ上には，H（hemagglutinin）タンパク質とF（fusion）タンパク質が発現している．前者は宿主受容体との結合，後者は宿主細胞との膜融合に関与しており，これら分子が協調して働くことで宿主への

※1 非分節一本鎖RNA：ウイルスゲノムの情報が1本のRNA上にあるものが非分節ゲノムである．一方，ゲノム情報が複数の分節に分かれているものは，分節ゲノムとよばれる．

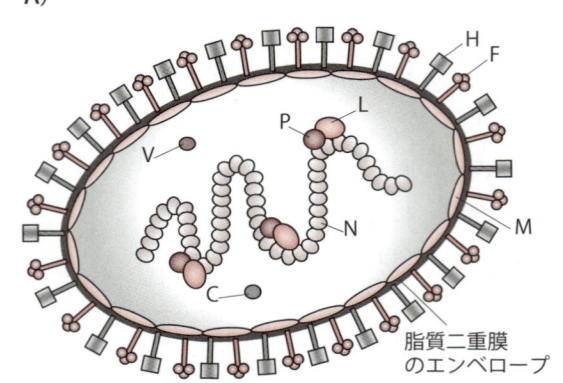

図2　麻疹ウイルスとそのゲノムの構造
A) 麻疹ウイルス，B) 麻疹ウイルスのゲノム（巻末の文献2を元に作成）

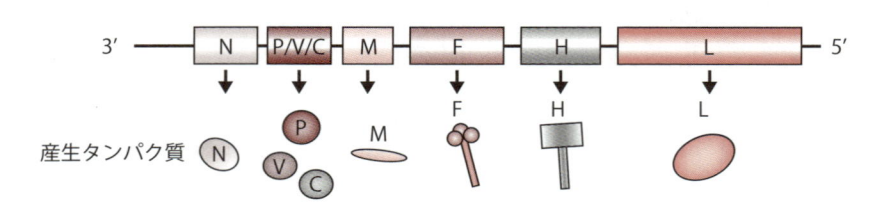

Nタンパク質：核タンパク質でリボヌクレオタンパク質複合体を形成
Pタンパク質：NならびにLタンパク質と結合する
Vタンパク質：ウイルスの転写・複製活性を制御
Cタンパク質：ウイルスの転写・複製活性を制御
Mタンパク質：膜タンパク質で，エンベロープタンパク質と結合
Fタンパク質：細胞膜融合に関与
Hタンパク質：赤血球凝集抗原，宿主の受容体と結合
Lタンパク質：ポリメラーゼ複合体

Column　筆者の麻疹感染記

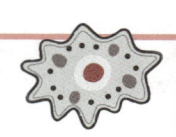

　筆者が5歳ぐらいのときに，近所で麻疹にかかった女の子がいた．「うつしてもらいましょう」ということで，寝込んでいるKちゃんの家にお見舞いに行ったのを覚えている．その後しばらくして，麻疹の徴候である発熱が現れた．口の頬の裏側をのぞくと，白っぽい斑点がたくさんできていて，子供ながらこれは大変なことが起きたと認識した．この斑点は，本文で説明しているコプリック斑とよばれるものである．しかし何よりも辛かったのは「冷たいものを飲むと死んでしまう」と母親に言われたことであった．ヤクルト熱燗は，なんとも後味が悪かったのを記憶している．自然感染では重篤化する場合もあり，もちろんワクチンを受けたほうがよいにきまっている．自然感染では麻疹に対し終生免疫がつくので結果オーライであったが，筆者が生まれた昭和三十年代は，かなりワイルドな時代であったと思う．
　（危険なので絶対にまねしないでください）

侵入を確立している．

　麻疹ウイルスのゲノムには6つの遺伝子がコードされ，さらにP遺伝子から3つのタンパク質が産生される（**図2B**）．それぞれの遺伝子産物の機能については，**図2下**に記載した．

　また，P遺伝子から3つのタンパク質ができるメカニズムを説明しておく．P遺伝子上には読み取り枠の異なる2つの開始コドンが存在するため，同一のmRNAから，PタンパクとウイルスVと粒子には含まれないCタンパク質が翻訳される．さらにRNAエディティングとよばれるメカニズムで，1塩基が挿入されたV mRNAが転写される．これにより，N末端側からPタンパク質が産生されるが，塩基挿入部位以降はフレームシフトによる独自の配列をもったVタンパク質が産生される．

　なお，麻疹ウイルスは，reverse geneticsの手法が確立されており，さまざまな組換えウイルスを作製することが可能である．reverse geneticsとは，RNAゲノムから遺伝子操作によって全長のcDNAを作り，そのcDNAを使って感染性ウイルス粒子を回収する手法である．また，ヒト型受容体を導入した培養細胞やトランスジェニックマウスによる感染実験系も確立され，in vivoによる病態解析が進展している．

4　麻疹の症状と合併症──二大死因は肺炎と脳炎

　麻疹は麻疹ウイルスによって惹起される急性の全身感染症で，ヒトからヒトへ感染する．感染経路は，飛沫核（空気）感染，飛沫感染，接触感染である（**図3**）．ウイルスの感染力はきわめて強く，免疫がないヒトが感染すると90％以上が発症する．そのため不顕性感染者は，ほとんど生じない．

1）症状の変遷

　麻疹ウイルスの潜伏期間は，10～12日間である（**図3，図4A**）．感染の徴候として，38℃前後の発熱が2～4日間続いた後に，倦怠感，上気道炎症状（咳，鼻水，くしゃみ），結膜炎症状（結膜充血，羞明）などが次第に強くなる．いわゆるカタル期である．

　その後，体温は1℃ほど下がり，半日ぐらいで再び高熱（多くは39℃以上）が現れ，二峰性の発熱を呈する．また，発熱と同時に，耳後部，頸部，前額部から発疹が出はじめて，24時間後には顔面，体幹部，上腕部にも現れ，48時間後には四肢末端にまで広がっていく．これが発疹期である．このとき**カタル（catarrh）症状**[※2]は一層激しくなり，発疹が全身に広がるまで，39.5℃以上の高熱が3～4日間継続する．また，発疹が現れる1～2日前頃から，口の頬の裏側に隆起した1 mm程度の白色斑点

※2　カタル（catarrh）症状：粘膜部位に炎症が起きて，多量の粘液を分泌することで，咳や鼻水・鼻づまり，咽の痛みなどを起こす症状である．また，このような症状にある期間は，カタル期とよばれている．

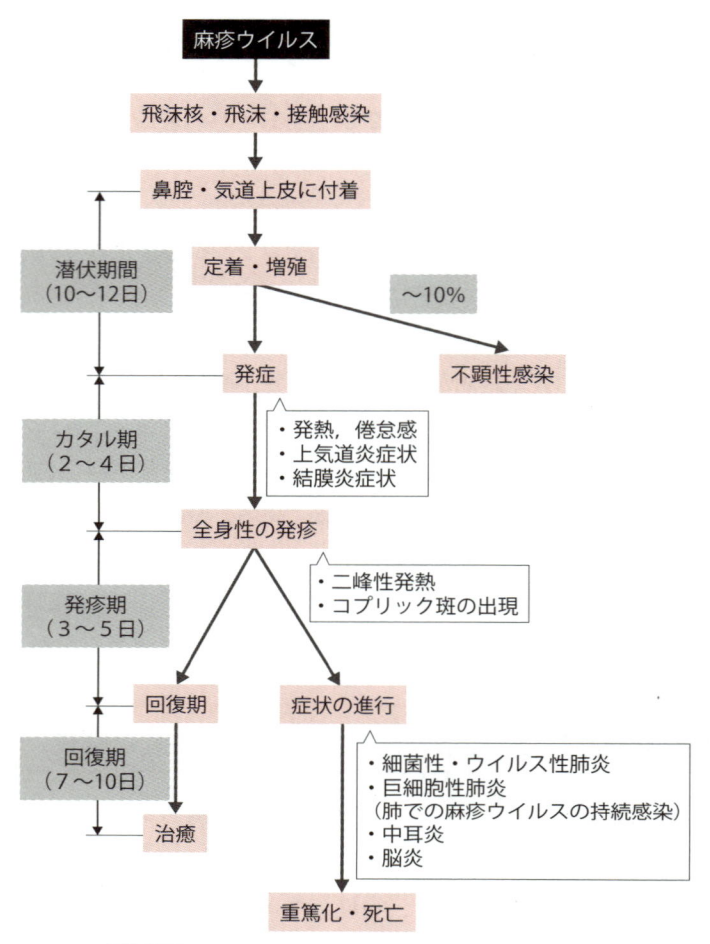

図3 麻疹の感染から臨床症状・治癒まで

（コプリック斑，Koplik斑）が認められる．この**コプリック斑**は麻疹に特徴的であるが，一過性である．感染初期の発疹は扁平な鮮紅色であるが，やがて皮膚面より隆起・融合し不整形斑状（斑丘疹）となる．さらに時間が経つと発疹は暗赤色となり徐々に退色するが，発疹部位で色素沈着がしばらく残ることもある．回復期では発熱が徐々に下がっていき，カタル症状も次第に快方に向かう．

2）肺炎と脳炎

　麻疹ウイルスによる感染は肺炎や中耳炎を合併しやすく，さらに感染者の1,000〜2,000例に1例の割合で，脳炎を発症する．脳炎に移行した場合，約60％は回復するが，20〜40％の患者に中枢神経系の後遺症（精神発達遅滞，痙攣，麻痺）が現れ，脳炎患者の致死率は約15％である．麻疹ウイルスは後述するように免疫系細胞に感染するので，感染時に免疫抑制が起きる．このため肺炎などの二次感染を合併しやすく重篤化することがある．意外にも，麻疹の二大死因は，肺炎と脳炎である．

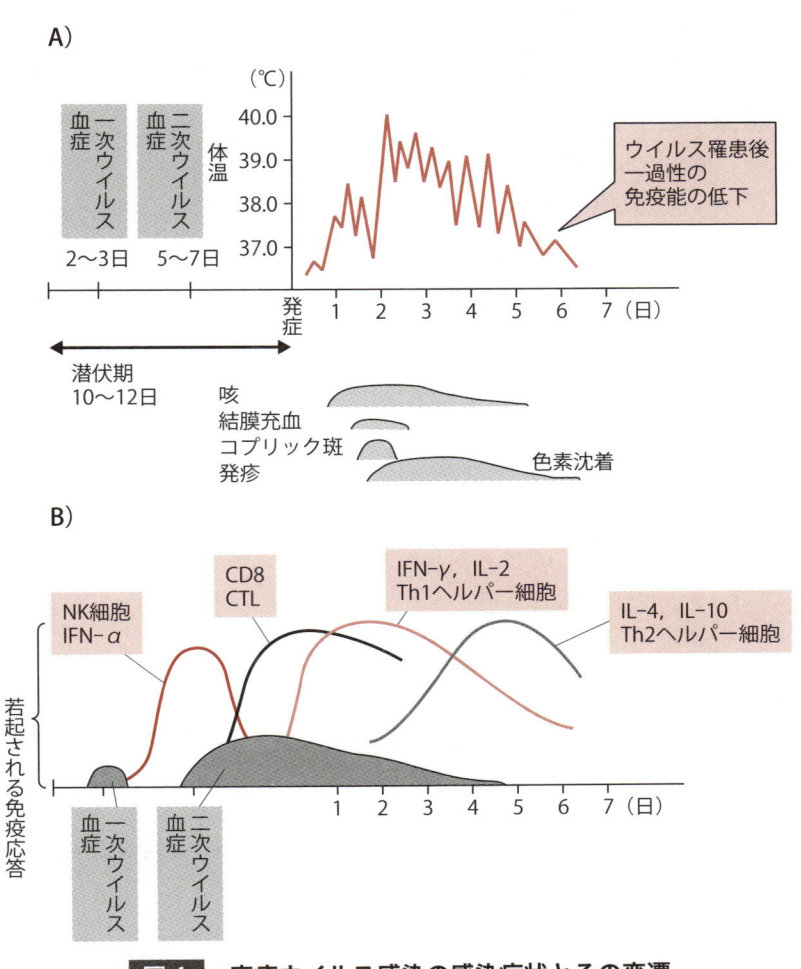

図4　麻疹ウイルス感染の感染症状とその変遷
詳細は本文参照（巻末の文献3を元に作成）

👉 もっと詳しく

亜急性硬化性全脳炎（subacute sclerosing panencephalitis：SSPE）とは？

　SSPEは，脳に麻疹の変異ウイルスが持続感染することで発症する中枢神経系の疾患であり，麻疹罹患者の100万例に8.5例の割合で起こるとされている．麻疹に感染してからSSPEを発症するまでの潜伏期間は数年と長く，緩慢に感染が進行する．SSPEを発症するのは，1歳未満で麻疹に感染した場合や，免疫機能が低下しているときに麻疹に感染した場合に多いとされている．知能障害や運動障害が徐々に進行する予後不良の疾患である．

5 宿主応答と病原因子——免疫系の細胞に侵入

1）感染における宿主応答

　麻疹の自然感染の潜伏期間は10〜12日である．まず，麻疹ウイルスは，気道粘膜上皮の局所で増殖し局所のリンパ球やマクロファージなどに感染する．次いで，感染したリンパ球に乗って所属リンパ節に運ばれ，そこで増殖する．さらに，ウイルスはリンパ球に感染した状態で血流中に入り拡散していく（第一次**ウイルス血症**）．これにより全身の網内系リンパ節に拡散され増殖していく（第二次ウイルス血症）．このように麻疹ウイルスが単球やリンパ球に感染し血流中を移動する過程で，発熱や発疹などの臨床症状が現れる（図4A）．

　感染初期にはウイルス感染細胞からIFN-αが産生され，これによりNK細胞が活性化される（図4B）．次いで，感染細胞を排除するウイルス特異的なCD8依存性の細胞傷害性T細胞（CTL）が誘導される．このあと，Th1ヘルパー細胞から産生されたIL-2やIFN-γが血清中に認められ，これらサイトカインはCTLの活性を増強することが知られている．発疹が出現する感染後期には，IL-4やIL-10などのTh2ヘルパー細胞系の応答に移行し，抗体産生を増強するとともに，細胞性免疫を抑制する方向に働いていく．このように，感染細胞を攻撃するCTLが中心的役割を果たすことで，通常は発症後7〜10日で自然治癒へと向かう．

2）ウイルスのトロピズム[※3]を決定する宿主受容体

◆CD46

　麻疹ウイルスは，エンベロープ上に発現しているHタンパク質が，宿主細胞の特異的な受容体と結合することで，細胞内に侵入する．研究の当初，ワクチン株を用いた探索により，**CD46**とよばれる補体の制御因子が宿主細胞の受容体として同定された．しかしその後の研究で，麻疹ウイルスの野生株はこの受容体を利用しないことが判明した（表）．CD46はワクチン株ならびに一部の実験室継代株が利用している宿主受容体であったのである．

表　麻疹ウイルス株の感染にかかわる宿主受容体

宿主受容体	野生株	ワクチン株
CD46	×	◯
SLAM	◯	◯
Nectin4	◯	◯

◯，×は宿主受容体の利用の有無を表わす

※3　トロピズム：病原体の種類によって増殖可能な細胞・組織が決まっていること．

◆ **SLAM**

2000年になって麻疹ウイルスの野生株ならびにワクチン株が認識する宿主受容体が同定され，それは**SLAM/CD150**（signaling lymphocyte activation molecule）という分子であった（図5）．

SLAMは免疫システムの調節分子であり，活性化リンパ球，胸腺細胞，マクロファージ，樹状細胞などの免疫系細胞で発現している．SLAMが発現している組織とヒト体内における麻疹ウイルスのトロピズムは一致しており，ウイルス罹患後の一過性の免疫抑制などの現象もSLAMがウイルスとの結合を介在する宿主受容体であることで説明が可能である．

ウイルスのHタンパク質はプロペラ状の構造をしており（図2），その部分でSLAMと結合することが推察されている．また，HタンパクのSLAM結合部位は，抗体によって認識されるエピトープ部分でもある．さらにいえば，ワクチンによってできる感染防御抗体は，Hタンパク質の（変異が生じにくい）受容体結合部位を認識する．同一系統の麻疹ワクチンに対して抵抗を示すウイルスが長い間発生しない理由にもなっている．

◆ **Nectin4とDC-SIGN**

その一方で，麻疹ウイルス野生株はSLAM非依存的に細胞に感染することもわかっている．すなわち，麻疹患者や実験動物による病態解析から，本ウイルスは気管支や肺などの上皮細胞にも感染することが明らかとなり，上皮細胞に結合する第三の受容体の存在が推察された．研究の結果，2011年になって，**Nectin4**（poliovirus-receptor-like-4：PVRL4）が麻疹ウイルスの新規受容体として同定された．Nectin4は，細胞の運動や極性化・分化などを制御しており，胎盤や胃の腺細胞，また，多くのがん細胞で発現している．

SLAMやNectin4以外の細胞侵入にかかわる受容体として，未成熟樹状細胞やマクロファージで発現しているC型レクチンタンパク質**DC-SIGN**が同定されている．麻疹ウイルスはまずはじめに未成熟樹状細胞の表面に発現しているDC-SIGNと結合し，細胞膜の形態を変化させる．これによりSLAMが樹状細胞の表面に発現することで感染が成立すると推察されている．

3）麻疹ウイルスの生活環

麻疹ウイルスの体内伝搬に関しては，GFPを発現する麻疹ウイルスをマウスとマカクザルに感染させることで，その侵入経路と伝播様式が解析されている．

まずはじめに，麻疹ウイルスはDC-SIGNとSLAMを介して樹状細胞に感染する（図5❶）．感染した樹状細胞はリンパ節に移動する．次いでリンパ節のなかで動き回っているT細胞，B細胞に感染しウイルスが増殖する（図5❷）．ウイルスはリンパ節を増殖の場としながら，胸腺，脾臓，虫垂，扁桃などの二次リンパ組織にも拡散していく．このようなウイルス伝播の過程で，ウイルス血症ならびに免疫抑制が惹起される．

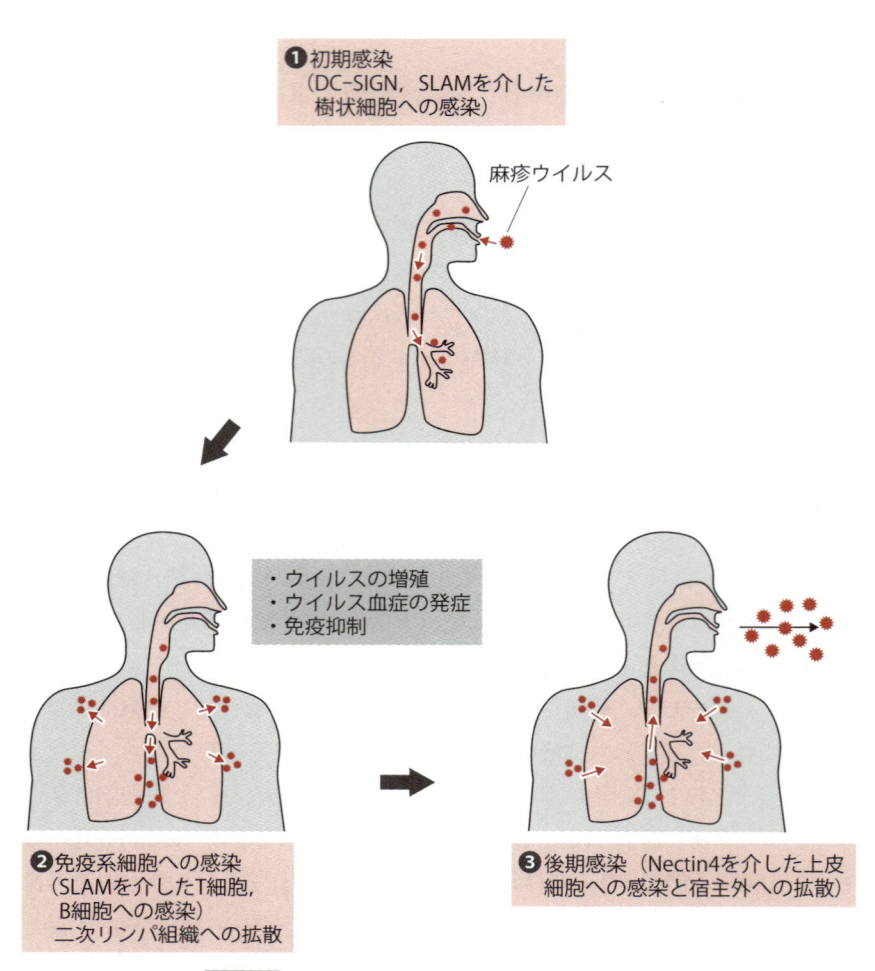

図5　麻疹ウイルスの宿主内での生活環
詳細は本文参照（巻末の文献4を元に作成）

　感染後期においては，ウイルスは肺や気道へ伝播していく（図5❸）．ウイルスの気道上皮細胞への感染は細胞の基底膜側からはじまる．ウイルスに感染した免疫系細胞や骨髄細胞などは，血管・リンパ管の内皮細胞から上皮細胞の基底膜側へと浸潤する．ここで，ウイルスに感染した免疫系細胞表面のHタンパク質と上皮細胞の基底膜側に発現しているNectin4が結合することで，ウイルスが上皮細胞へ侵入する（図6）．最終的に麻疹ウイルスは上皮細胞の頂端膜側から出芽し体外に放出されて，他のヒトへ伝播される．以上が，GFP発現麻疹の解析で推察される麻疹ウイルスの生活環である．

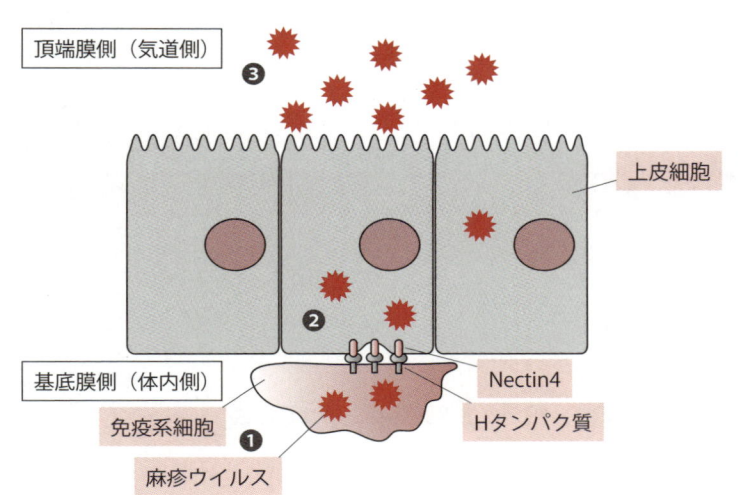

図6　麻疹ウイルスの出芽のメカニズム

❶感染した免疫系細胞に発現しているHタンパク質が上皮細胞のNectin4を認識し結合する．❷次いで，ウイルスのFタンパク質を介して免疫担当細胞と上皮細胞の細胞融合が誘導され麻疹ウイルスは上皮細胞へ侵入する．❸ウイルスが上皮細胞の頂端膜側から出芽して体外に放出される

6　治療・予防─麻疹風疹混合ワクチンによる予防接種

　前述のとおり，麻疹ウイルスにはワクチンが有効である．わが国では定期予防接種として，**麻疹風疹混合ワクチン（MRワクチン）**が使用されている．接種時期は，1歳児（第一期）ならびに5歳以上7歳未満（第二期）で，計2回接種を行う．なお，2回接種によるワクチンの持続期間は10年程度とされており，感染した場合は特異的な治療方法はないので対症療法となる．

第2部 わが国で危惧される感染症　Ⅲ. 小児感染症

18章 風疹
—ワクチン政策と流行の関係

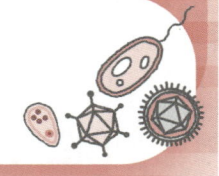

- **類　型**　五類感染症・全数把握
- **病原体**　風疹ウイルス（Rubella virus）
- **BSL**　BSL2
- **伝播様式**　ウイルスは気道分泌物に含まれ，飛沫・接触感染によって伝播
- **潜伏期間**　2〜3週間
- **治療・予防**　特異的な治療方法はなく対症療法．MR（麻疹風疹）混合ワクチンによる予防

1 風疹とは？—わが国で繰り返される大流行

　風疹は麻疹と比べてその症状が軽微であることから，「3日はしか」ともよばれている．しかし，妊娠初期で風疹に罹患すると胎児にもウイルスが感染し，**先天性風疹症候群（congenital rubella syndrome：CRS）**を起こすことがある（後述）．また，風疹はワクチンでその制御が可能であるにもかかわらず，わが国においては大流行を繰り返している．これらは過去のワクチン政策に起因しているところが大きい．この章では風疹ウイルスの特徴と病原性について解説するとともに，風疹の流行とCRSの関連について解説したい．

2 ワクチン政策の経緯—今なお続く流行とその原因

1）ワクチン政策の経緯

　わが国における風疹ワクチンの定期接種は，1977年8月から女子中学生に対して開始された（図1）．しかし，風疹流行のたびにCRS事例が報告された．そこで1989年4月から，生後12〜72カ月の男女を対象として**MMR**（麻疹・おたふくかぜ・風疹）ワクチンの接種が開始された．ところが，MMRワクチンの接種後に無菌性髄膜炎が多発し1993年4月にその接種が中止となった．

　1995年4月から，生後12〜90カ月未満の男女（標準として生後12カ月〜36カ月）を対象としてワクチンが接種されるようになり，現在にいたっている．また，1995年4月から，中学生（男女）も定期接種の対象となり，2005年度まで継続した．しかし，集団接種から個別接種へと変更したために，中学生男女の接種率が激減する結果となった．これに対処するために，2001年11月7日から2003年9月30日までの暫

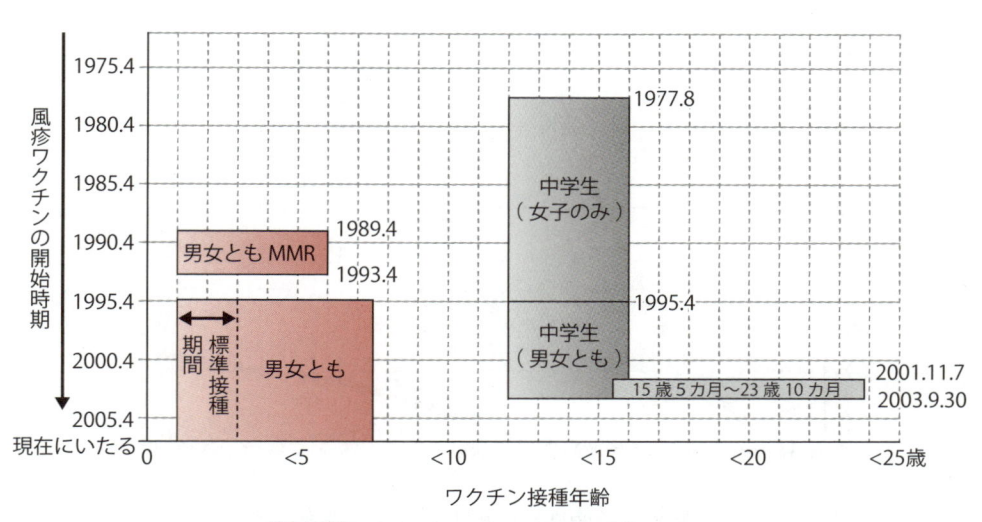

図1 風疹ワクチンの定期接種の経緯
（巻末の文献1を元に作成）

定措置として，1979年4月2日〜1987年10月1日（15歳5カ月〜23歳10カ月に相当）のあいだに生まれた男女に対してワクチン接種が行われた．しかし，この経過措置の情報は国民に広く浸透しなかったため，ワクチン未接種者が成人になった2004年に，推計患者数で約4万人の大流行を起こし10例のCRSが報告された．このような状況を憂慮して，2008年より風疹のサーベイランスは小児科定点医療機関（週単位）から五類感染症・全数把握疾患に格上げされ，監視体制の強化が行われるようになったのである．

2）最近の流行とその原因

ワクチンの定期接種化，さらにはサーベイランスの強化も相次いで実施されたが，結果的に，現在も起きている風疹の蔓延を止めることはできていない（2013年6月現在）．2010年に87人であった風疹累積報告数は，2011年に378人，2012年に2,392人を数えた．さらに2013年になると，その患者数は堰をきったように上昇した（**図2**）．2013年（6月5日現在）の患者報告数は9,408人となり，2012年の累計報告数をあっさりと超え，歯止めがかからない状況が続いている．

このような風疹の蔓延は，わが国における過去のワクチン政策の不備を如実に反映しており，1989年以前のワクチン未接種男子が成人になって感染者が急増したことに起因している．さらに2011年になるとアジアで大規模な風疹流行が発生し，海外から帰国後に風疹を発症した成人男性とその二次感染による集団発生が報告されるようになり，国内における風疹患者数の増加に拍車をかけた．ちなみに風疹感染者の約9割は成人で，男性感染者の人数は女性のそれと比較して，約3.5倍であることが報告されている．このことからも1989年以前のワクチン未接種に原因があることがわか

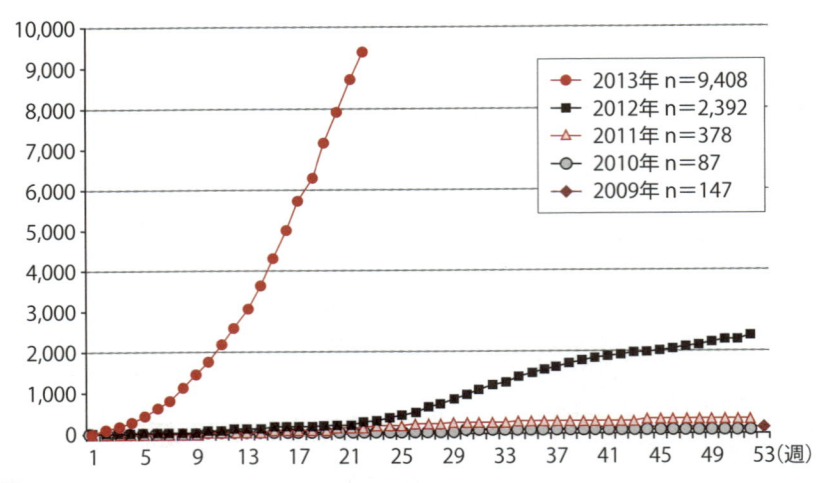

図2 2009〜2013年における風疹の累積報告数の推移（2013年6月5日現在）
（巻末の文献2より引用）

る．また年齢別にみてみると，男性の感染者はワクチン接種歴のない20〜40代に多く，女性は20代に多いのが特徴であった．これについては，MMRワクチン接種後の副反応（髄膜炎の多発）によるワクチン接種の一時中止（1993年4月）に負うところが大きい．

米国の疾病対策センター（CDC）は，日本における流行を重く受け止め，風疹抗体のない妊娠中の女性は日本への渡航を避けるべきとの勧告を出している（2013年6月19日）．

3 一般症状と生天性風疹症候群——妊婦は気をつけて！

1）風疹の一般症状

風疹ウイルスの潜伏期間は，14〜21日（平均16〜18日）である（**図3**）．感染の徴候として，発熱，**発疹**，リンパ節腫脹（耳介後部，後頭部，頸部）がみられるが，発熱は風疹患者の約半数程度である．しかし，これら3つの徴候のうちいずれかを欠いてしまうと，その臨床診断は困難となる．

感染初期の発疹は，小さな淡紅色で皮膚面よりやや隆起しており，発疹が全身に広がるまでに数日を要することがある．一般的に発疹に色素沈着はみられないが，発疹が強く現れた場合には，沈着を伴うことがある．また，発疹が現れる数日前からリンパ節腫脹が認められ，3〜6週間持続する．さらに，カタル症状ならびに眼球の結膜充血を伴うが，麻疹と比べると軽微である．なお，ウイルスの**排出期間**[※1]は，発疹の出現と前後して1週間ほどであるが，解熱するとウイルス排出量は激減し，その感染

※1　排出期間：感染後，体内で増殖したウイルスが再び体外へ放出される期間．

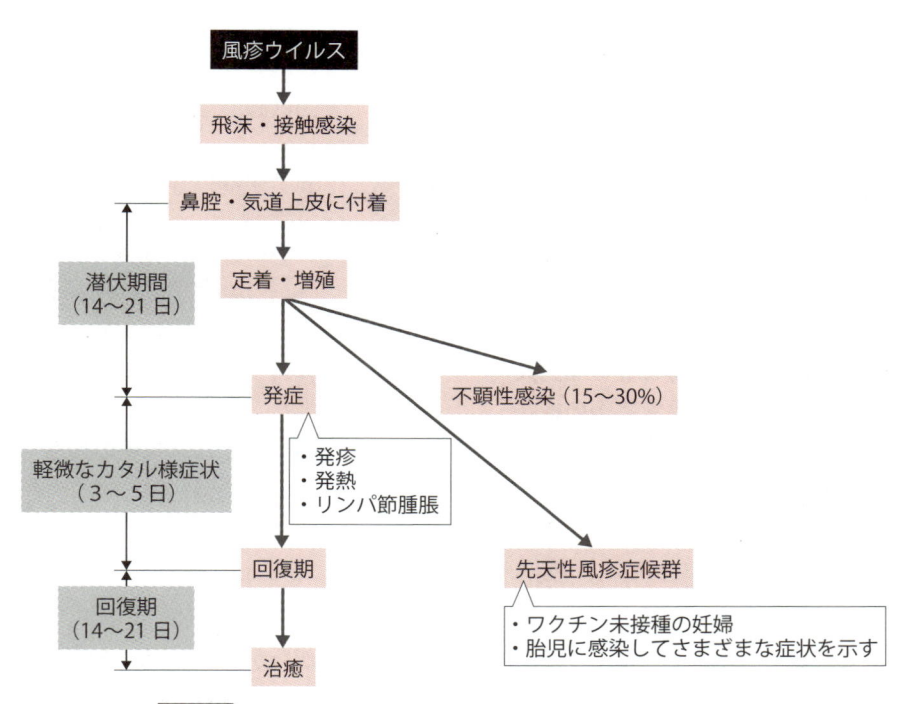

図3 風疹ウイルスの感染から臨床症状・治癒まで

力も急速に弱くなる．

　風疹は一般的に予後が良好な疾患であるが，まれに，血小板減少性紫斑病や急性脳炎に移行することがある．また，成人では手指のこわばりや関節炎を伴うこともあるが，そのほとんどは一過性である．その一方で，妊婦に感染すると胎児にウイルスが伝播し，先天異常をもたらすことがある．

2）先天性風疹症候群とは

　風疹の危惧すべき点として，風疹ウイルスに感受性のある**妊婦**（妊娠20週ごろまで）が感染すると，胎児にもウイルス感染が起きて，先天異常をふくめたさまざまな症状を伴う，いわゆる先天性風疹症候群（congenital rubella syndrome：CRS）を惹起することである．妊娠中のどの時期に感染するのかによってその重症度は異なるが，先天性心疾患，難聴，白内障，色素性網膜症などが認められる．このような先天性の異常のほかに，血小板減少性紫斑病，溶血性貧血，間質性肺炎，髄膜脳炎，精神運動発達遅滞などが現れることがある．CRSは五類感染症・全数把握に類型化されている．

　これまでの疫学調査より，風疹の流行年とCRSの発生報告数は，相関関係にあることが明らかとなっている．前述したように，2013年（6月5日現在）の患者報告数は9,408人であり，ここ数年のなかでは類をみないほどの大流行となった．それに伴いCRSを起こした事例も増加しており，2004年のCRS報告例を抜いて16例となった

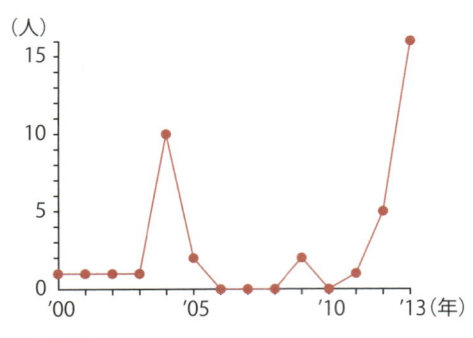

図4 2000〜2013年における先天性風疹症候群の報告事例の推移（2013年10月9日現在）
（巻末の文献3を元に作成）

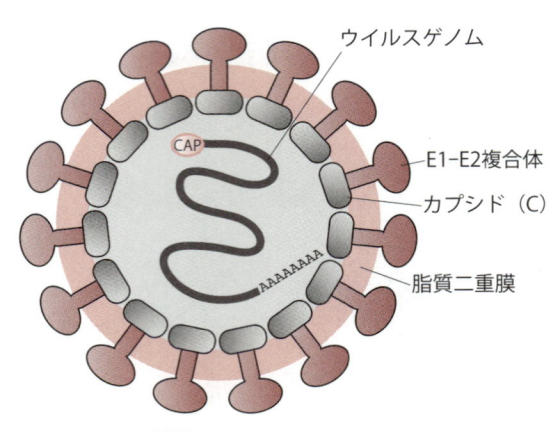

図5 ウイルス粒子の構造

（2013年10月9日現在）（**図4**）．CRSを起こした乳児について，その母親のワクチン接種歴をみてみると，ワクチン未接種あるいは不明者が全体の9割近くを占めていた．改めてワクチンによる予防が重要であることがわかる．なお，風疹ワクチンは生ワクチンであるので，妊婦は接種することができない．そのため，妊娠を希望する女性とその家族においては，妊娠前のワクチン接種とワクチン抗体価の確認が，CRS阻止にきわめて重要である．また，風疹とCRSについて，しっかりとした情報提供が必要である．

4 風疹ウイルスのゲノム構造 ― 最も高いG＋C含有率

　風疹ウイルスはトガウイルス（*Togaviridae*）科，ルビウイルス（*Rubivirus*）属に分類される唯一のウイルスで，エンベロープに覆われた直径約60 nmの球形ウイルスである（**図5**）．このウイルスのゲノムは約10 kbの1本鎖のプラス鎖RNAで，これまでに報告されているRNAウイルスのなかでも最も高いG＋C含有率（約70％）を有している．また，ゲノムの5′末端側に転写複製に関与する非構造タンパク質が，3′末端側にウイルス粒子を構成する構造タンパク質（C，E1，E2）が，それぞれコードされている（**図6**）．このなかでもエンベロープ上に発現しているE1，E2エンベロープタンパク質はヘテロ二量体を形成し，カプシドタンパク質とともに粒子形成に関与している．また，E1タンパク質は感染防御抗体を誘導する唯一の抗原であり，受容体結合能と膜融合能を有している．なお，E1タンパク質は，宿主細胞への侵入に関与する因子として重要であるが，宿主側の受容体はいまだに同定されていない．結晶構造解析の結果，E1タンパク質はクラスⅡ膜融合タンパク質であることが推察されている．一方，ウイルスの非構造タンパク質であるRNA依存性RNAポリメラーゼはウイルスゲノム複製・転写に関与しており，ヘリカーゼはゲノム複製の際に生成する2本

図6 風疹ウイルスのゲノム構造

鎖RNAの解きほぐしをおこなっている．また，メチルトランスフェラーゼは，RNAのキャップ形成に必要な因子であると推察されているが，Xドメインの機能についてはよくわかっていない．なお，ウイルスmRNAから翻訳された前駆体タンパク質（p200）は，ウイルスプロテアーゼの切断を受けて，p150とp90のタンパク質を生成する．

5 ワクチン株の温度感受性領域 — 39℃ではほとんど増殖しない

　風疹ウイルスの自然宿主はヒトのみであり，また，適当な動物実験系も確立されておらず病原性解析は，麻疹のように進展していない．

　風疹の予防には弱毒生ワクチンが使用されており，このワクチン株は臨床分離株を培養細胞で継代培養することで樹立されている．ワクチン株の多くは，その開発過程において低温培養への**馴化**※2がおこなわれている．すなわち，わが国のワクチン株はいずれも35℃の培養で増殖するが，39℃ではほとんど増殖しない温度感受性株である．この要因を探るために，reverse geneticsの手法を用いて，ワクチン株の温度感

※2 馴化：個々のウイルスは増殖に適した温度域を有している．麻疹ウイルスは35℃で増殖しにくいが，低温培養で継代することで35℃での増殖能を獲得する．これを馴化とよんでいる．また，H7N9鳥インフルエンザウイルス（**第2部5章**参照）は，鳥の体温（42℃）がウイルス増殖の至適温度である．ところが，ヒトから分離されたH7N9ウイルスは，ヒト気道温度（33℃）での増殖力が強いことが明らかとなっている．このように，鳥インフルエンザウイルスにおけるパンデミックの一要因として，ヒト体温への馴化があげられる．

受性領域の同定が行なわれた．具体的には，風疹ウイルスの野生株とKRTワクチン株の比較解析で，ワクチン株の温度感受性はp150のプロテアーゼドメイン（**図6**）に存在する1,042番目のアミノ酸置換と，p90のヘリカーゼドメインに存在する1,497番目のアミノ酸置換に起因していることが明らかとなった．このようにワクチン株が39℃で増殖しないのは，プロテアーゼとヘリカーゼドメインのアミノ酸置換によって熱安定性が低下したためと推察されている．

6 治療・予防 ─ MR混合ワクチンによる予防

　風疹に感染した場合，特異的な治療法はなく対症療法のみである．先進国の多くの国では，**MMR**（麻疹・おたふくかぜ・風疹）ワクチンが使用されている．ただし，前述したようにわが国では，おたふくかぜワクチン株による無菌性髄膜炎が多発したためにMMRの使用は中止となった．このような経緯により，2006年度からMMRではなくMR（麻疹風疹）混合ワクチンが定期接種に導入されている．

第 2 部　わが国で危惧される感染症　Ⅳ. 薬剤耐性菌感染症

19章　薬剤耐性緑膿菌感染症
―自然耐性と獲得耐性による多剤耐性化

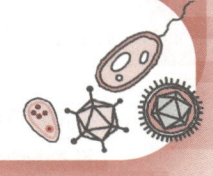

類　型	五類感染症・定点把握〔基幹定点医療機関（月単位）〕
病原体	薬剤耐性緑膿菌
BSL	BSL2
伝播様式	医療従事者からの接触感染，医療器具・蓄尿器などを介した感染．特に抵抗力が低下した易感染患者への感染が多い
潜伏期間	明確ではない
治療・予防	有効な抗菌薬はほとんどない．医療施設における清掃・消毒の徹底

1　日和見感染と多剤耐性化―本来はおとなしい緑膿菌だが…

　緑膿菌（*Pseudomonas aeruginosa*）はグラム陰性の好気性桿菌で，菌体の一極に存在しているべん毛で運動することができる（図1）．本菌は，土壌，水中，下水などの湿潤な環境に生息しており，また，ヒトを含む多くの動物から常在菌として分離される．本菌は健常人に対して通常無害であるが，その一方で，寝たきりの老人や外科的手術などで抵抗力が低下した患者（**易感染患者**）に，**日和見感染**を起こす場合がある．

　緑膿菌は栄養が乏しい環境でも生育することが可能であり，加湿器や人工呼吸器に使用される精製水から検出されることがある．また，消毒薬に対しても自然耐性を示すので，院内にいったん定着するとその排除が困難となる．さらに，市販されている抗菌薬のほとんどに耐性を獲得した緑膿菌が各地の医療施設で分離され，その拡大が危惧されている．

　この章では緑膿菌の病原性と多剤耐性化のメカニズムを中心に解説する．一方，カルバペネム耐性を獲得した腸内細菌科の細菌と，多剤耐性アシネトバクター属菌については第3部5章で解説しているので，こちらも参照してほしい．

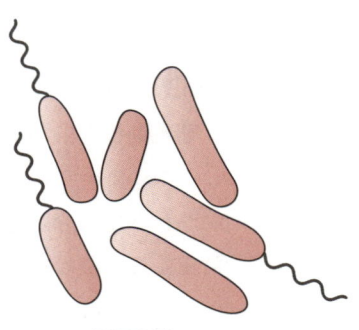

図1　緑膿菌

2　多剤耐性緑膿菌の発生——ほとんどの抗菌薬が無効

　緑膿菌の特徴として，ペニシリンや第一世代のセファロスポリン系抗菌薬に**自然耐性**を有していること，また，テトラサイクリンやマクロライド系抗菌薬に対しても感受性が低いことがあげられる．このため本菌に対抗する切り札として，広域β-ラクタム系，フルオロキノロン系，アミノグリコシド系抗菌薬が長いあいだ使用され続けてきた．しかしこのような薬剤の選択圧は，これら3系統のいずれの薬剤に対しても耐性を獲得した**多剤耐性緑膿菌**（multidrug-resistant *P. aeruginosa*：MDRP）を生み落とす結果となったのである（図2）．薬剤耐性緑膿菌感染症は，MDRPによる感染症をさしており，五類感染症の定点把握疾患に指定されている．図3に示すように薬剤耐性緑膿菌感染症の年別報告数は減少傾向にあるが，MDRPはほとんどの抗菌薬に対し耐性を獲得しているために，注意が必要である．

　本菌による症例として気管切開症例における肺炎，気管支炎などの呼吸器感染症，また，尿管カテーテル使用時の尿路感染症などがあげられる．さらに本菌が創傷部位や粘膜などから血中に侵入した場合は，菌血症から敗血症に進展することがある．敗血症におけるショックや多臓器不全を伴う重篤化には，細胞壁外膜に存在するLPS（リポ多糖）のリピドA部分（エンドトキシン）が関与している．

3　病原因子と多剤耐性化——緑膿菌はそもそも自然耐性をもつ

　MDRPの感染力ならびに病原性は，通常の緑膿菌とのあいだに大差はないと考えられている．しかし，MDRPはほとんどの抗菌薬に対し耐性を獲得しているので，いったん感染すると効果的な治療法がない．これまで明らかにされた緑膿菌の病原性と多剤耐性のメカニズムについて，以下に解説する．

1）病原性発揮の温度域

　哺乳動物を自然宿主とする細菌は，宿主の体温に適応した病原遺伝子の発現調節をおこなっている．例えば腸管病原性大腸菌は，ヒトの体温に近い37℃付近で病原性にかかわるIII型分泌装置（**第3部4章**参照）の発現を誘導している．一方，野外環境に常在する細菌は病原性発揮の温度域が幅広く，*Pseudomonas*属細菌も例外ではない．例えば，*Pseudomonas syringae*は常温で植物に感染する．また，緑膿菌では，カイコを用いた*in vivo*感染系が確立され抗菌薬の評価がおこなわれているが，この評価系は緑膿菌が常温で病原因子や異物排出ポンプなどを発現しうるという特徴を利用している．

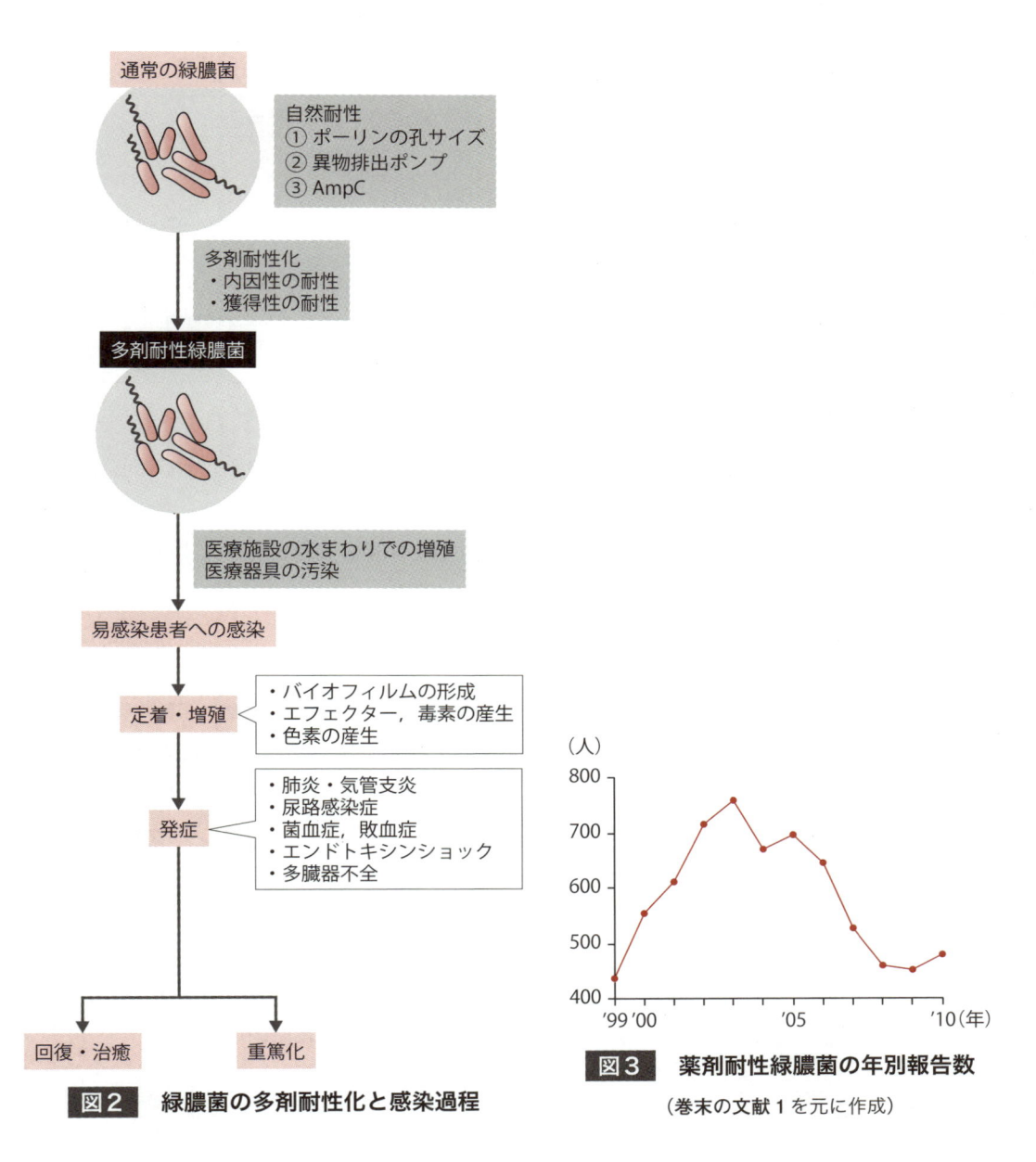

図2 緑膿菌の多剤耐性化と感染過程

図3 薬剤耐性緑膿菌の年別報告数
（巻末の文献1を元に作成）

2）色素産生による鉄飢餓への対応

　緑膿菌の臨床分離株のほとんどは，色素を産生する．これまでにピオシアニン（青緑色），ピオベルジン（蛍光黄緑色），ピオルビン（赤色），ピオメラニン（黒褐色）などの色素が同定されている．ピオシアニンは，IL-8産生を誘導することで感染局所に好中球の浸潤を促し，炎症性の細胞傷害を局所に引き起こすことが知られている．また，ピオメラニンは，本菌の長期定着に関与すると推察されているが，その性質についてはよくわかっていない．一方，ピオベルジンはシデロフォアの一種で，強い鉄結合性を有し体液中のトランスフェリンやラクトフェリンから鉄を奪い取ることができる．

表　緑膿菌の毒素・エフェクター

名称	機能	基質
ExoA	ADP-リボシル化	EF-2（ペプチド伸長因子）
ExoS	GAP活性 ADPRT活性	Rho, Rac, Cdc42 Ras, Rac, Cdc42, Rab, ezrin, moesinなど
ExoT	GAP活性 ADPRT活性	Rho, Rac, Cdc42 Crk-Ⅰ, Crk-Ⅱ
ExoU	ホスホリパーゼA2活性	リン脂質，リゾリン脂質，中性脂質
ExoY	アデニル酸シクラーゼ活性	ATP

　宿主は鉄飢餓の環境をつくり出すことで，病原菌の生育を阻害している．これに対し緑膿菌は，ピオベルジンを産生することで鉄を菌体内に取り込み，宿主内の鉄飢餓環境に適応している．このように色素産生は，本菌の病原性発揮に関与しているのである．

3）毒素

　緑膿菌は，タンパク質毒素（表），エラスターゼ，コラゲナーゼなど種々多様な病原因子を菌体外に分泌する．これらが協調して機能することで，感染成立に寄与している．代表的なタンパク質毒素として，ExoA（エキソトキシンA）があげられる．臨床分離株の90％以上は本毒素を産生する．ExoAは典型的なAB型タンパク質毒素で，AサブユニットがB毒素活性，Bサブユニットが宿主細胞への結合に関与する．ExoAはエンドサイトーシスによって宿主細胞に取り込まれた後，ペプチド伸張因子（elongation factor-2：EF-2）をADP-リボシル化することで，タンパク質合成を不可逆的に阻害している．一方，他のグラム陰性病原菌と同様に，本菌もⅢ型分泌装置（**図4A**）を保持しており，エフェクターとよばれる病原因子を宿主細胞内に注入する．

👉 もっと詳しく

エフェクターの性質

　緑膿菌のエフェクターとして，これまでにExoS，ExoT，ExoU，ExoYが同定されている（表）．ExoSとExoTは，GAP（GTPase activating protein）活性とADPRT（ADPリボシルトランスフェラーゼ）活性を併せもっている．これらエフェクターは低分子量GTP結合タンパク質であるRho，Rac，Cdc42に作用し，不活性型（GDP結合型）へと変換する．さらに宿主側因子14-3-3タンパク質と相互作用することで，標的タンパク質（表）をADP-リボシル化する．ホスホリパーゼA2活性を有するExoUは，細胞膜成分であるグリセロリン脂質のアシル鎖を加水分解することで細胞死を誘導する．一方，RTXファミリーに属するExoYは，アデニル酸シクラーゼ活性を有し，

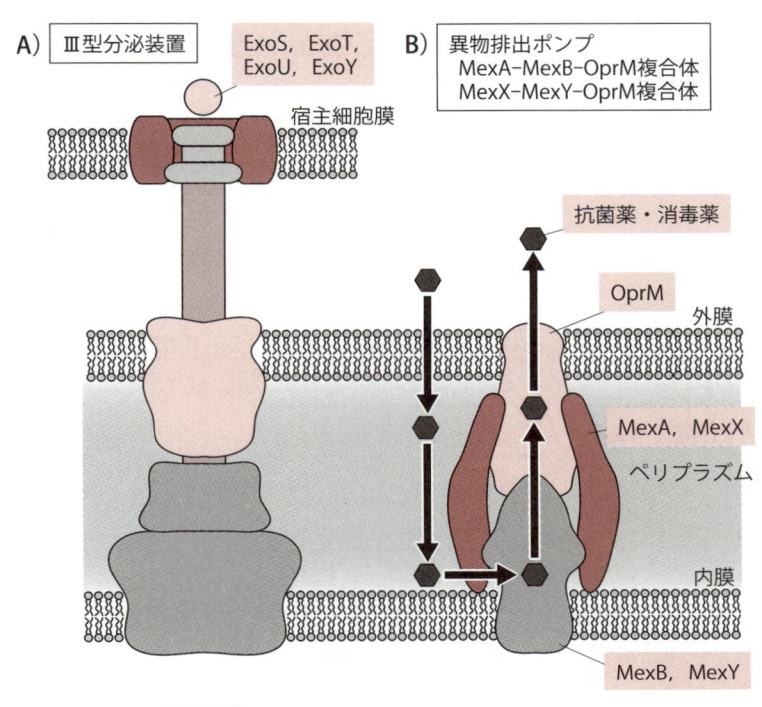

図4 異物排出ポンプとⅢ型分泌装置

ATPを基質としてcAMPを産生する．これらエフェクターが協調的に作用することで，細胞傷害，上皮細胞のバリアー機能の破壊，DNA合成の阻害，小胞輸送の阻害，貪食作用の阻害を誘導する．

4) バイオフィルムの形成

緑膿菌はオートインデューサーとよばれる低分子物質を菌体外に放出する（第3部3章参照）．オートインデューサーがある一定の濃度を超えたときにバイオフィルム（粘性に富んだ膜状構造）が形成され，抗菌薬・消毒薬に対する抵抗性が増加する．尿管カテーテル使用時に，カテーテル表面に緑膿菌のバイオフィルムが形成されることがあり，尿路感染症の引き金となる．

5) 自然耐性と多剤耐性化のメカニズム

緑膿菌は各種抗菌薬に対し自然耐性を獲得しており，❶〜❸の3つのメカニズムに集約することができる（図5）．❶緑膿菌は大腸菌などの細菌と比べて，外膜に存在するポーリンの孔サイズが小さいので，抗菌薬の取り込み効率が低い（すなわち感受性が低い）と考えられている．❷染色体上の*ampC*遺伝子はAmpC（セファロスポリナーゼ）をコードしており，アンピシリンなどのペニシリン系抗菌薬や第一世代セファロスポリン系抗菌薬に対し自然耐性を示す．❸元来存在する**異物排出ポンプ**（MexA-

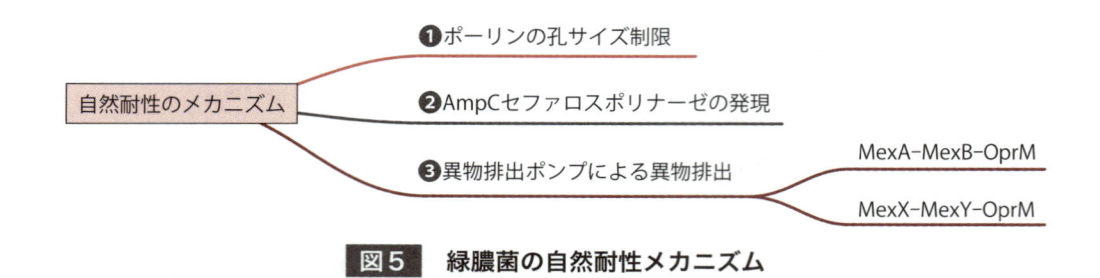

```
自然耐性のメカニズム ─┬─ ❶ポーリンの孔サイズ制限
                      ├─ ❷AmpCセファロスポリナーゼの発現
                      └─ ❸異物排出ポンプによる異物排出 ─┬─ MexA-MexB-OprM
                                                          └─ MexX-MexY-OprM
```

図5　緑膿菌の自然耐性メカニズム

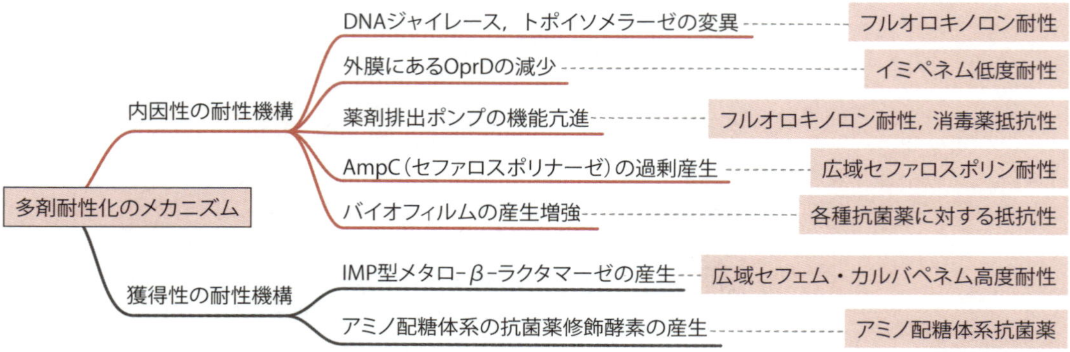

```
多剤耐性化のメカニズム ─┬─ 内因性の耐性機構 ─┬─ DNAジャイレース，トポイソメラーゼの変異 ─── フルオロキノロン耐性
                        │                    ├─ 外膜にあるOprDの減少 ─── イミペネム低度耐性
                        │                    ├─ 薬剤排出ポンプの機能亢進 ─── フルオロキノロン耐性，消毒薬抵抗性
                        │                    ├─ AmpC（セファロスポリナーゼ）の過剰産生 ─── 広域セファロスポリン耐性
                        │                    └─ バイオフィルムの産生増強 ─── 各種抗菌薬に対する抵抗性
                        └─ 獲得性の耐性機構 ─┬─ IMP型メタロ-β-ラクタマーゼの産生 ─── 広域セフェム・カルバペネム高度耐性
                                              └─ アミノ配糖体系の抗菌薬修飾酵素の産生 ─── アミノ配糖体系抗菌薬
```

図6　緑膿菌の多剤耐性メカニズム

MexB-OprM，MexX-MexY-OprM）が，抗菌薬・消毒薬の菌体外への汲み出しに関与している（**図4B**）．このように種々の抗菌薬に対し生来耐性を獲得している緑膿菌に，複数の要因で多剤耐性化したのがMDRPである．**図6**に示すように，**多剤耐性の機構は内因性と獲得性に大別される**．

　内因性の耐性は，抗菌薬の長期的使用や環境中の持続的な選択圧により緑膿菌が生来もっている内在性の遺伝子に変異が生じたものである．例えば，フルオロキノロン系抗菌薬を持続的に使用すれば，フルオロキノロン耐性の緑膿菌が，やがて出現することを意味している．一方，緑膿菌が他の耐性菌から伝達性の薬剤耐性プラスミドやプロファージを介して薬剤耐性を獲得する場合があり，これらは獲得性の耐性機構とよばれている．**図6**に示されるように，**IMP型メタロ-β-ラクタマーゼ産生によるカルバペネムの高度耐性は，他の菌やMDRPからプラスミドを受け取ることで獲得する**．いいかえれば，カルバペネムを持続的に使用しても，通常の緑膿菌からカルバペネム高度耐性が自然発生的に出現することはない．このような理由から，メタロ-β-ラクタマーゼを産生するMDRPが同一医療施設内で複数の患者から検出されたときには，MDRPによる院内感染が広がりつつあることを考慮に入れ対策を講じる必要がある．なお，多剤耐性のなかでも，OprD（D2ポーリン）の減少とIMP型メタロ-β-ラクタマーゼ産生の2つの性質をもったMDRPは，イミペネムなどのカルバペネム抗菌薬に高度耐性を示すので注意を要する．薬剤耐性のメカニズムについては**第3部5章**で詳しく解説しているので，こちらも参照してほしい．

4 治療・予防—ポリペプチド系抗菌薬が有効

　MDRPは，国内で利用可能なほとんどの抗菌薬に耐性を獲得している．ポリペプチド系抗菌薬であるポリミキシンBやポリミキシンE（コリスチン）の有用性が臨床的に示されているが，国内販売の承認は得られていない．また，ポリペプチド系抗菌薬の副作用として，腎障害や神経障害が報告されており，その適用は慎重であるべきである．すなわち，MDRPによって肺炎や敗血症を発症すると抗菌薬などの効果が期待できずに，その治療が非常に困難となる．院内施設における清掃・消毒の徹底によってMDRPによる院内感染を最小限に食い止めることが重要である．

　その一方で，MDRPは健常人に病気を発症しないので，本菌が検出されても特別な治療をおこなう必要はない．MDRPが問題となるのは易感染患者であり，院内でMDRPに感染した患者が，必ずしも重篤化にいたるわけではない．また，健常人や免疫力がある患者においては，抗菌薬の利用を中止することでMDRPは自然に減少する．

第2部　わが国で危惧される感染症　　Ⅳ. 薬剤耐性菌感染症

20章 メチシリン耐性黄色ブドウ球菌感染症
―薬剤耐性菌の代表格

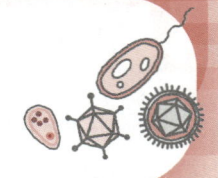

- **類　型**　五類感染症・定点把握〔基幹定点医療機関（月単位）〕
- **病原体**　メチシリン耐性黄色ブドウ球菌
  （methicillin-resistant *Staphylococcus aureus*：MRSA）
- **BSL**　BSL2
- **伝播様式**　医療従事者の手指・医療器具を介した接触感染
- **潜伏期間**　明確ではない
- **治　療**　バンコマイシン，テイコプラニン，アルベカシン，リネゾリド，ダプトマイシン投与による治療

1　抗菌薬開発の歴史―MRSAの出現

　1940年代にペニシリンGの工業的生産が開始され，**黄色ブドウ球菌**が惹起する化膿性疾患や肺炎などの治療薬として利用されるようになった．まもなくして，ペニシリンのβ-ラクタム環を分解する酵素（ペニシリナーゼ）を産生することで，ペニシリン耐性を獲得した黄色ブドウ球菌が出現した．このようなペニシリン耐性菌に対抗するために，ペニシリナーゼに分解されない抗菌薬の開発がおこなわれ，半合成狭域抗菌薬である**メチシリン**が1960年に導入された．しかし，その1年後には，このメチシリンにさえ耐性を示す**メチシリン耐性黄色ブドウ球菌（MRSA）**がイギリスで分離されたのである．

　わが国において，MRSAは1980年代初頭から増えはじめ全国に拡散していった．現在，入院患者から分離される黄色ブドウ球菌の50〜70％はMRSAであり，その制御は一筋縄ではいかない．この章では，わが国におけるMRSAの状況とメチシリン耐性化機構について解説する．また，**バンコマイシン耐性黄色ブドウ球菌（Vancomycin-resistant *Staphylococcus aureus*：VRSA）**についても触れてみたい．

2　薬剤耐性菌感染症―ほとんどはMRSAに起因する

　MRSA感染症は，感染症法で五類感染症の定点把握疾患に分類され（**第1部3章参照**），全国にある基幹定点の病院から報告がなされている．その報告によると，MRSA感染症はここ数年のあいだ，23,000〜24,000件を推移している（**図1**）．

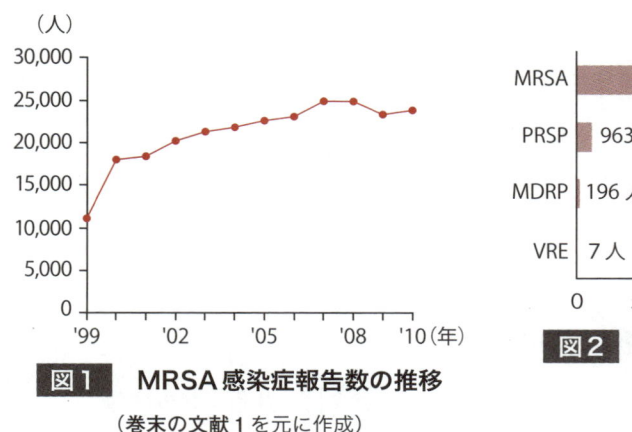

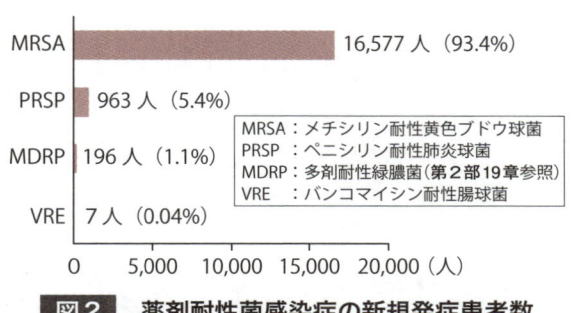

図1 MRSA感染症報告数の推移
（巻末の文献1を元に作成）

図2 薬剤耐性菌感染症の新規発症患者数（2012年1～12月）
（巻末の文献2を元に作成）

MRSA：メチシリン耐性黄色ブドウ球菌
PRSP：ペニシリン耐性肺炎球菌
MDRP：多剤耐性緑膿菌（第2部19章参照）
VRE：バンコマイシン耐性腸球菌

MRSA 16,577人（93.4％）
PRSP 963人（5.4％）
MDRP 196人（1.1％）
VRE 7人（0.04％）

　また，わが国における薬剤耐性菌感染症のより詳細なデータは，厚生労働省「**院内感染対策サーベイランス事業（JANIS）**」のホームページ（http://www.nih-janis.jp/index.asp）で閲覧することが可能である．JANISは，医療機関における院内感染の発生状況，薬剤耐性菌の分離ならびに発生状況を調査・収集することで，院内感染対策の情報を共有することを目的としたサーベイランス事業で，1,087の医療機関（2013年2月現在）が参加している．

　では，JANISが公開している情報とはどのようなものであろうか．2012年の年報からMRSA感染症の実態について解説してみよう．JANISで集計された2012年（1～12月）における薬剤耐性菌感染症の新規な発症患者の総数は，17,743人であった．このなかでMRSA感染症による新規患者数の割合は93.4％であり，薬剤耐性感染症のほとんどはMRSAに起因していることがわかる（図2）．また，MRSA感染症を起こした新規患者について疾患別にみたのが図3である．**人工呼吸器関連肺炎**を含む肺炎が37％と最も多く，次いで菌血症16％，皮膚・軟部組織感染症12％と続いている．年齢別で分けてみると，MRSA感染症の新規患者数は高齢者に集中しており，60歳以上の患者が83％を占めていた．

　このようにMRSAは，薬剤耐性菌感染症の主要な起因菌であり，MRSA感染症のリスクファクターとして，高齢であることがあげられる．

3 感染症状と感染の拡大—院内感染型と市中感染型

1）感染症状

　黄色ブドウ球菌は，通性嫌気性のグラム陽性菌である．顕微鏡で観察するとブドウ状の配列をなしていることが，本菌名称の由来になっている（図4）．この菌は栄養が乏しく乾燥した環境でも長期間にわたって生き延びることが可能であり，また，ヒトや動物の皮膚，鼻咽腔，消化管などにも常在している．通常は無害であるが，皮膚の

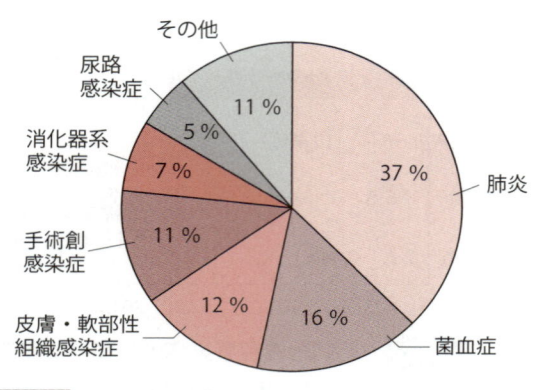

図3 MRSA感染入院患者の疾患別にみた割合（2012年1〜12月）
（巻末の文献2を元に作成）

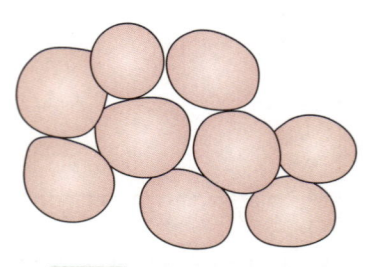

肺炎 37%
菌血症 16%
皮膚・軟部性組織感染症 12%
手術創感染症 11%
消化器系感染症 7%
尿路感染症 5%
その他 11%

図4 黄色ブドウ球菌

切創や刺創などに，化膿症や膿痂疹，毛囊炎，癤，癰，蜂巣炎などを惹起する．また，エンテロトキシンを含む複数の毒素を産生するので，食中毒や腸炎などの起因菌としても知られている．

　黄色ブドウ球菌がメチシリン耐性を獲得したものがMRSAなので，MRSAも黄色ブドウ球菌と同じような症状を惹起する（図5）．MRSA感染症を疾患別にみると，肺炎や菌血症の起因菌として分離されることが多く（図3），重症化した場合は種々の抗菌薬に耐性を示すので，その治療が困難となる．MRSA感染のリスクファクターとして，高齢であること以外に，免疫不全患者，術後患者，気管内挿管患者，未熟児・新生児であることなどがあげられる．

2）市中型MRSA

　MRSAは院内感染型であるHA-MRSA（hospital-associated MRSA）とは別に，市中感染型として，CA-MRSA（community-associated MRSA）の存在が報告されている．このCA-MRSAは，入院歴や抗菌薬使用などの院内感染のリスクがないヒトから分離されるMRSAとして定義されている．実際に外来患者から分離される黄色ブドウ球菌の10〜30％はMRSAであり，院内感染型と市中感染型のMRSAが混在している．

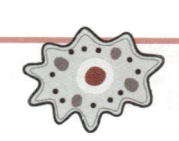

Column　おでき

　癤（せつ）は「おでき」ともよばれ，1つの毛穴を中心とする深在性膿皮症（化膿性炎症）である．一方，癤が複数の毛穴におよんで皮下で連続して集合体をつくったものが，癰（よう）である．また，顔面にできた癤や癰が，面疔（めんちょう）である．

一方，蜂巣炎（ほうそうえん）は，皮膚深部から皮下脂肪組織にかけて起きる化膿性炎症で，水平に広がるのが特徴である．このように細菌が起こす化膿性疾患は，ややこしい名前の連続であるが，これらは皮膚・軟部組織感染症と総称されている．

図5　MRSAの感染過程

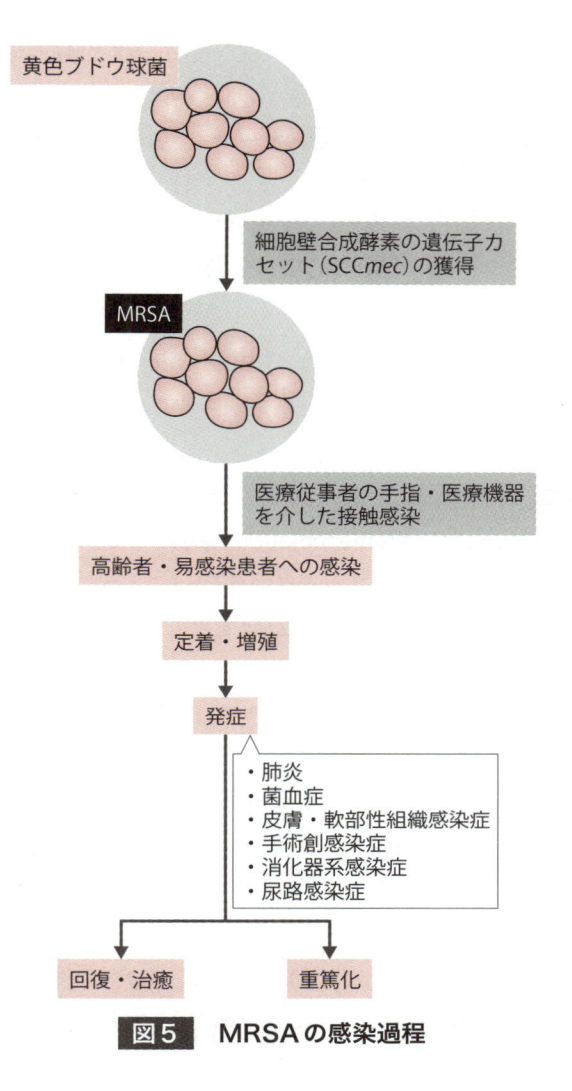

　CA-MRSAでは，小児や若年層の健常人が感染し学校などで流行することがあり，皮膚・軟部組織感染症が主な疾患である．なお，米国で分離されるCA-MRSAは，**白血球溶解毒素（Panton-Valentine leukocidin：PVL**[※]**）**を産生する株が大半を占めている．一方，わが国でのCA-MRSAにおけるPVL産生株は3〜5％であり，米国と比べてその分離率はかなり低い．PVL産生は肺炎の重篤化に関与すると推察されているが，その詳細は不明である．

4　メチシリンの耐性化機構—SCC*mec*の獲得

　黄色ブドウ球菌は，4種類の**細胞壁合成酵素（penicillin binding protein：PBP）**を

※　PVL：ロイコシジンは，細菌によって産生される二成分性の孔形成毒素の総称である．PVLは，LukS-PVとLukF-PVより構成され，白血球を特異的に破壊する．

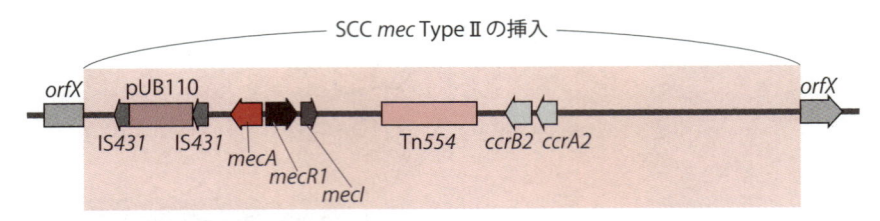

図6　SCC*mec*獲得によるメチシリン耐性化機構

　有している．一方，MRSAは，**PBP2'**（penicillin binding protein 2 prime）とよばれる細胞壁合成酵素の遺伝子を外来から取り込むことで，薬剤耐性を獲得している．すなわち，メチシリンを含むβ-ラクタム系抗菌薬は，このPBP2'に対する親和性が低いので，菌体の細胞壁合成を阻害することができない．このPBP2'は，**SCC**（staphylococcal chromosomal cassette）*mec*とよばれる比較的大きなDNA断片上の*mecA*にコードされている（図6）．

　MRSA株では例外なく**SCC*mec***を有しており，この遺伝子カセットは，*S. sciuri*より獲得したと推察されている．SCC*mec*上には*mecA*のほかに，*mecA*の発現を制御する*mecI*と*mecR*1がコードされている．MecIは，*mecA*発現の抑制因子として機能している．一方，MecR1は，環境中に存在する低濃度のβ-ラクタム系抗菌薬を感知することで，MecIによる抑制を解除し，*mecA*発現を誘導するシグナルトランスデューサーとして機能している．SCC*mec*は，11種類の異なるタイプが存在（2013年7月現在）している．図6ではタイプⅡのSCC*mec*を示しているが，実はほとんどのタイプで，*mecI*や*mecR*1に欠損が起きている．したがって，このような制御系に欠失をもつSCC*mec*を取り込んだMRSAでは，*mecA*が恒常的に発現している．

　SCC*mec*の染色体への挿入ならびに切り出しは，*orfX*遺伝子上に存在する特異的配列（*attBscc*）を介しておこなわれる．この部位特異的組換えには，SCC*mec*にコードされるCcr（cassette chromosome recombinases）とよばれるレコンビナーゼが関与している．また，トランスポゾン（移動可能な遺伝子）であるTn*554*内には，エリスロマイシン，スペクチノマイシンがコードされている．さらに，挿入配列IS*431*を介してトブラマイシンとブレオマイシン耐性遺伝子を含む薬剤耐性プラスミドpUB110がSCC*mec*上に組み込まれている．このように，SCC*mec*上には，*mecA*だけではなく他の薬剤耐性遺伝子もコードされているので，SCC*mec*の獲得はβ-ラクタム系抗菌薬だけではなく，他の抗菌薬にも耐性を獲得する結果となる．

5　治療・予防—抗MRSA薬ダプトマイシンへの期待

　わが国では抗MRSA用の抗菌薬として，バンコマイシン（VCM），テイコプラニン（TEIC），アルベカシン（ABK），リネゾリド（LZD），ダプトマイシンン（DAP）が使

用されている．VCMとTEICはグリコペプチド系，ABKはアミノ配糖体，LZDはオキサゾリジノン系，DAPはリポペプチド系に分類される．バンコマイシンは耐性菌が生じにくい抗菌薬として，MRSA治療に長らく利用されてきた．しかし，最近になって，バンコマイシン耐性遺伝子*vanA*を獲得したバンコマイシン耐性黄色ブドウ球菌（VRSA）が報告されるようになり，その蔓延が危惧されている．

　MRSAに起因する肺炎の治療には，第一選択薬として，LZD，VCM，TEICが用いられる．注意点として，人工呼吸器関連肺炎や糖尿病の患者では，LZDの方がVCMより臨床効果が優れているとの報告がある．また，第二選択薬としてABKが用いられる．一方，新規抗菌薬であるDAPは環状リポペプチド系抗菌薬で，他の抗菌薬とは異なる作用機序を有する．ただし，DAPは肺サーファクタント（表面活性物質）と結合する性質があるので，肺炎に対してはその効果を期待できない．一方，MRSAに起因する菌血症患者については，DAPあるいはVCMを第一選択薬として，最低2週間投与する．また，第二選択薬として，TEIC，ABK，LZDを利用可能である．

　前述したように，MRSAは感染患者，医療従事者，カテーテルなどの医療機器を介してその感染が拡大する．したがって，医療従事者においては手洗いにはじまる一連の消毒や殺菌操作を確実におこなうことが，MRSA拡大の予防につながる．

　なお，検出頻度は低いもののVCMに高度耐性を示すMRSAが米国で検出され，新たな治療薬の開発が急務となっている．そのようななか，DAPがわが国においても承認された（2011年7月）．DAPはグラム陽性菌の細胞膜に結合し膜電位を消失させることで，カリウムイオンの放出を誘導する．それによりタンパク質ならびにRNA・DNA合成が速やかに阻害され，菌が死滅するとされている．このようにDAPは，新たな作用機序をもつ抗MRSA薬として，臨床現場で注目されている．

👉 もっと詳しく

バンコマイシン耐性黄色ブドウ球菌（VRSA）とは

　2002年，米国においてVCMの長期投与を受けていた腎透析の患者から，この抗菌薬に高度耐性を示すVRSAがはじめて分離された．この例では，腸球菌のVCM耐性遺伝子*vanA*がプラスミドを介しMRSAに伝播したと推測されている．また，2012年にはイラン，2013年にはポルトガルでVRSAが分離され，米国での分離株と同様に，*mecA*ならびに*vanA*遺伝子の存在が確認された．腸球菌からMRSAへのDNA接合伝達は起きにくいと考えられており，実際に，高度耐性のVRSA分離は頻発していない．しかしながら，MRSAに*vanA*プラスミドが伝達し適応していったときには，MRSAどうしで伝播頻度が高くなる可能性もあり，楽観視はできない．

第3部
感染と防御におけるストラテジー

　ここでは，感染初期の病原体排除に重要な役割を果たしている食細胞による貪食作用と選択的オートファジーについて解説するとともに，これらの宿主応答に対する細胞内寄生細菌の回避システムについても述べてみたい．また，病原細菌が共通して保有する病原性発揮の機構，病原因子排出システムとしての分泌装置，カルバペネム耐性の獲得機構なども解説する．

第3部 感染と防御におけるストラテジー

1章 宿主の防御機構① ファゴリソーム形成
―食細胞のもつ殺菌排除システム

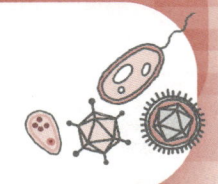

宿主の免疫細胞であるマクロファージや樹状細胞は，細菌（病原体）を貪食しファゴソームとして細胞質内に取り込む．このファゴソームはリソソームと融合することでファゴリソームが形成され，より強力な殺菌排除がおこなわれる．その一方で，ある種の病原体は，ファゴリソームの形成を巧みに回避することで，生体内での生存を図っている．この章ではファゴリソームがどのように形成されるのか，宿主側因子も含めて詳細に解説する．

1 ファゴリソーム形成―ファゴソームとリソソームの融合

マクロファージは生体内に侵入してきた細菌をそのままでも貪食するが，細菌に抗体や補体が結合していると，Fc受容体や補体受容体を介して，より速やかな貪食をおこなう．マクロファージの貪食作用についてイベントごとに解説すると，以下のようになる．

まず，細菌の接着部位でマクロファージの細胞骨格に再編成が起きて，細菌は形質膜に取り囲まれたようなかたちで細胞質内に取り込まれ，**発生期ファゴソーム（nascent phagosome）**が形成される（図1）．この生まれたてのファゴソーム膜に，初期・後期エンドソーム，そしてリソソームが段階的に融合していくことで，**ファゴリソーム**が形成される．

ファゴソーム内に閉じ込められた細菌は，まずはじめに，**活性酸素**の洗礼を受ける．これに対して細菌側は**カタラーゼ（catalase：KatA）**や**スーパーオキシドジスムターゼ（superoxide dismutase：Sod）**を産生し活性酸素を分解することで，抵抗している．このように，ファゴソームの形成だけでは殺菌排除は十分ではないことがわかる．そこでファゴソームは，加水分解酵素や抗菌ペプチドを内包する**リソソーム**と融合することで，より強力な殺菌排除システムを動員するのである．

2 Rab―小胞輸送と膜融合のキーファクター

ファゴソームからファゴリソームが形成される過程では，膜融合（膜成熟）が段階的に誘導される必要があり，これを制御しているのは，**低分子量GTP結合タンパク質**の**Rab**である．Rabも他の低分子量GTP結合タンパク質と同様に，GDP結合型が

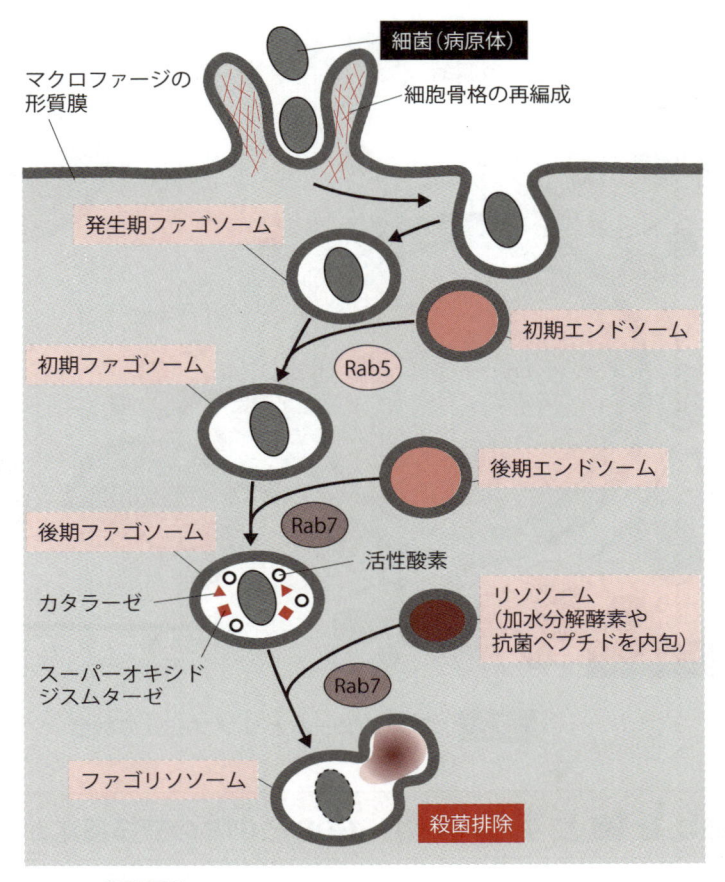

図1　病原体の貪食とファゴリソーム形成

不活性型で，GTP結合型が活性型である．Rabは酵母からヒトにいたる真核生物のすべてに保存されており，下流の分子（エフェクター）に外界の刺激を伝える分子スイッチとして機能している．そのアイソフォーム数は，生物種によって大きく異なる．出芽酵母では11種類，ショウジョウバエでは29種類，ヒトやマウスでは60種類以上のRabアイソフォームが存在する．小胞輸送における膜成熟は，Rabアイソフォームの使い分けによって，精緻に制御されている．例えば，**Rab5**は，発生期ファゴソームと**初期エンドソームの融合（初期ファゴソーム形成）**に関与している（**図1**）．一方，**Rab7**は，初期ファゴソームと**後期エンドソームの融合（後期ファゴソーム形成）**，後期ファゴソームとリソソームの融合（ファゴリソーム形成）の両者に関与している．RabならびにRabと相互作用するエフェクターや**テザリングタンパク質**※の特異性が，膜成熟のステップを決定しているのである．

※　テザリングタンパク質：小胞輸送やファゴリソームの形成過程においては，ある決まった順序で小胞と標的膜の融合が起きる必要がある．その順序にしたがって小胞と標的膜との特異的な接着を担うのがテザリングタンパク質である．

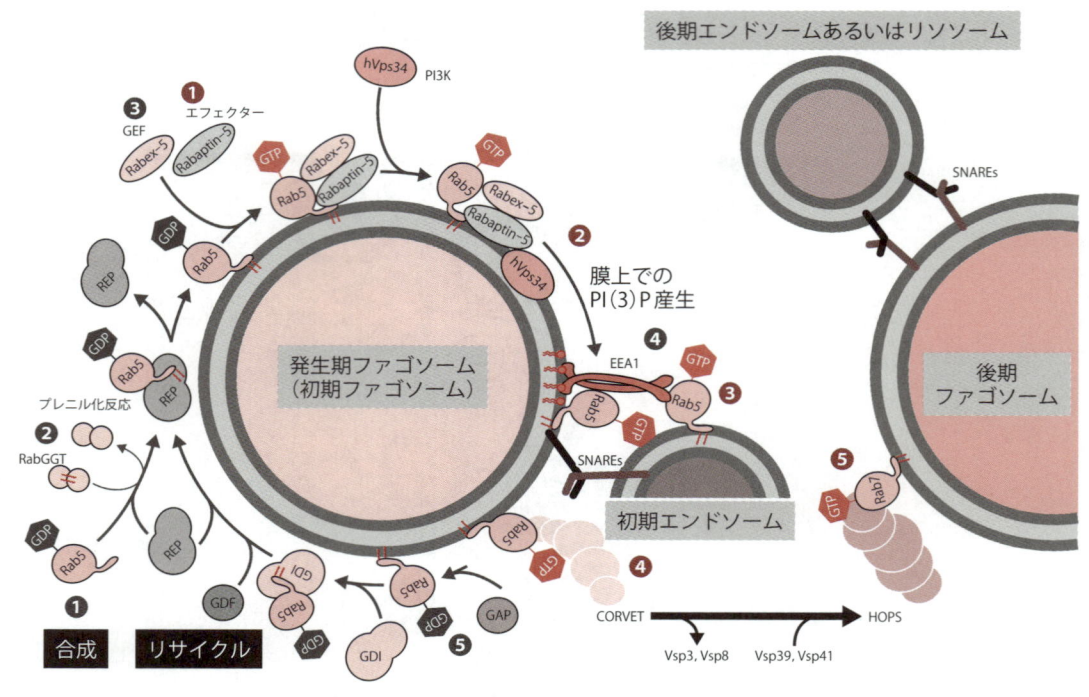

図2 ファゴソームとリソソームの融合

3 Rabを軸とする機構—GDPとGTPの交換反応が基本

　ここではRabを介した膜融合（成熟）の基本的なステップについて，Rab5を例にあげてもう少し詳しく解説してみよう（**図2**）．

　生体内で合成されたRab5は，GDPと結合した後，REP（Rab escort protein）と相互作用する（**図2❶**）．この際，**RabGGT（Rabゲラニルゲラニル転移酵素）** が，GDP-Rab5のC末端に2つのプレニル基（より正確にはゲラニルゲラニル基）を転移する（**図2❷**）．このRabGGTによる転移反応（疎水性のプレニル基をタンパク質に付加する）は，プレニル化反応とよばれる．反応後のRabGGTは，REP-プレニル化Rab5複合体から解離する．一方，プレニル化によって脂質アンカーが付加されたGDP-Rab5は，脂質に富んだ細胞膜上にアンカリングすることが可能となる．このときREPは遊離型となり，細胞質で再利用される．

　膜上にアンカリングしたRab5は，**GEF（グアニンヌクレオチド交換因子）** によって，GTP（活性化）型に変換される（**図2❸**）．これによりエフェクター分子との相互作用が可能となり，供与膜と標的膜の接着・融合を誘導する．膜融合の最終ステップは，**SNAREs（soluble NSF attachment protein receptors）** が関与している（**図2❹**）．供与膜に特異的なv-SNAREと，標的膜上に存在するt-SNAREが対を形成することで，膜融合が完了する．ちなみに真核生物では，v-SNAREとt-SNAREの20種

類以上のアイソフォームが対を形成する．膜融合が完了した後のRab5は，**GAP**（**G**TPase **a**ccelerating **p**rotein，GTPase活性化タンパク質）の働きで，GTPase活性が促進され，GTP型からGDP型にもどる（図2❺）．GDP（不活性化）型になったRab5は，**GDI**（**G**DP **d**issociation **i**nhibitor，GDP解離抑制因子）によって，膜から引き剥がされて細胞質へと遊離する．細胞質中のRab5-GDI複合体は，**GDF**（**G**DI **d**isplacement **f**actors，GDI置換因子）によって認識され，REP経路へリサイクルされると推察されている．以上がRab5にフォーカスをあてた膜成熟の大まかな全体像である．

4 Rab以外の分子によるダイナミックな膜成熟の制御

1）発生期と初期ファゴソームの形成

ここでは，ファゴソームからファゴリソソームにおける膜成熟のプロセスに関与するRab以外の登場人物についても，解説してみてみよう．前述したように，貪食作用の最初のステップで発生期ファゴソームが形成される（図1）．このファゴソーム膜は形質膜と類似しているが，形質膜と比べて**PI(4,5)P$_2$**（ホスファチジルイノシトール-4,5-ニリン酸）や，アクチン量が少ないことが特徴的である．発生期から初期ファゴソームの移行期に起きているイベントについては不明な部分が多いが，この発生期ファゴソーム膜に初期エンドソームが接着することでその部位に，Rab5がリクルートされ，さらにRab5のGEFであるRabex-5によって活性化型に変換されると推察されている（図2❶）．活性化型Rab5と結合するエフェクターの1つとして，**Rabaptin-5**がある．Rabaptin-5との相互作用でRabex-5のGEF活性がさらに上昇し，Rab5は正のフィードバック制御を受けることで持続的に活性化され，膜の成熟化が進行していく．

次いで，Rabex-5，Rab5，Rabaptin-5からなるプラットフォームに，**PI3K**（ホスファチジルイノシトール 3-キナーゼ）である**hVps34**（**h**uman **v**acuolar **p**rotein **s**orting **34**）がリクルートされる（図2❷）．hVps34は，膜上でPI(3)P（ホスファチジルイノシトール-3-リン酸）を産生する．膜上で産生されたPI(3)Pに，膜成熟に関与するタンパク質が結合することで，ファゴソーム膜の成熟が進行する．初期ファゴソームでは，**EEA1**（初期エンドソーム抗原1）がFYVEドメインを介して，膜上のPI(3)Pに結合する．その一方で，活性化型Rab5とも相互作用し，SNAREとともに膜融合を誘導する（図2❸）．EEA1は膜結合型コイルドコイルタンパク質で，初期エンドサイトーシスにおける小胞間の融合に必須なテザリングタンパク質として発見され，SNAREのシンタキシンファミリーと結合する．このように，発生期から初期ファゴソーム形成の過程においては，Rab5によってリクルートされるEEA1が膜融合の特異性の一部を担っている．

一方，Rab7に結合するエフェクターやテザリングタンパク質は，Rab5が結合するパートナーとは異なっており，このような特異性がRabアイソフォームを介した小胞輸送の特異性を決定しているのである．

2）後期ファゴソームの形成

初期から後期ファゴソーム形成の過程では，Rab5が膜上から解離後，Rab7がリクルートされる．ヒトにおいてRab5とRab7はどのように入れ変わるのか，そのメカニズムは不明である．一方，酵母では，**CORVET（class C core vacuole/endosomes tethering）複合体**と**HOPS（homotypic fusion and vacuole protein sorting）複合体**が，Rab7のリクルートに関与している（図2❹）．CORVET複合体は，Rab5によって初期ファゴソームの膜上にリクルートされ，CORVET複合体の一部であるVsp3とVsp8が，Vsp39とVsp41に入れ変わることで，HOPS複合体となる．この複合体はRab5，Rab7両者と相互作用するエフェクターとして機能するだけではなく，Rab7のGEF活性を有している．これにより，Rab7のリクルートと活性化が誘導され，後期ファゴソームならびにファゴリソソーム形成のステップが進行すると推察されている（図2❺）．

このように，Rabのアイソフォームやエフェクター，それにテザリングタンパク質がダイナミックに入れ変わることで，ファゴソームからファゴリソソームへの膜融合が制御されている．その一方で，病原体は膜成熟のステップを阻害または亢進することで，宿主内での生存を確立している．

👉 もっと詳しく

PI(3)Pの構造について

PI（ホスファチジルイノシトール）は脂肪酸部分とイノシトール環より構成される（図3）．PIのイノシトール環にリン酸基がエステル結合した分子は**ホスホイノシタイド**とよばれ，広義においてPIに含めることがある．哺乳類がもつホスホイノシタイドは，リン酸基の数によって，PIP（ホスファチジルイノシトール一リン酸），PIP_2（ホスファチジルイノシトール二リン酸），PIP_3（ホスファチジルイノシトール三リン酸）の3つである．さらにホスホイノシタイドはリン酸基の位置によって，PI(3)P，PI(4)P，PI(5)Pなどと表記され，イノシトール環の3位，4位，5位に，リン酸基が付加されていることを表している．ホスファチジルイノシトール–3–リン酸は，PI(3)PあるいはPI3Pと略記される．FYVEやPHOXドメインをもつタンパク質はPI(3)Pにアンカーリングすることでエンドソーム膜上に局在している．ホスホイノシタイドは単純な構造をしているのにもかかわらず，膜成熟の運命を担う重要な分子なのである．

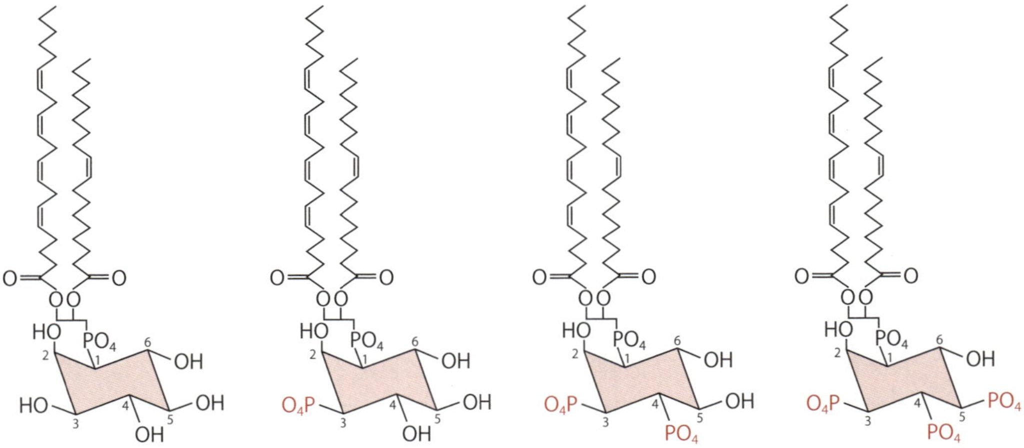

図3 ホスホイノシタイドの構造

5 細菌に保存されている共通の感染戦略
─ファゴリソームの形成阻害と細菌がつくりだす小胞環境

　サルモネラ（*Salmonella*）属細菌は，Ⅲ型分泌装置（第3部4章参照）を介して，エフェクターとよばれる病原因子を宿主内に注入する．サルモネラはエフェクターを利用しファゴソームとリソソームの融合を阻害することで，マクロファージによる殺菌排除から逃れている．さらに，SCV（*Salmonella*-containing vacuole）とよばれる特殊な小胞を形成し，菌はこのなかで生存を維持している．本菌と同じような戦略でマクロファージの殺菌排除から逃れている病原体として，レジオネラ，ブルセラ，結核菌（第2部2章参照）などがある．興味深いことに，このような病原細菌が小胞環境から細胞質側に飛び出した場合には，宿主側の**選択的オートファジー**によって殺菌処理されることが知られている．ファゴリソームからの回避とオートファジーによる殺菌排除は，表裏一体の関係にあるので，次章の第3部2章でその詳細を解説する．

第3部 感染と防御におけるストラテジー

2章 宿主の防御機構② 選択的オートファジー
―細胞内寄生細菌に対する排除システム

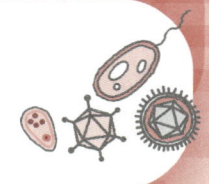

　自然免疫としてのオートファジー研究は発展途上にあり，よくわかっていない部分が多いが，細胞質中の細菌に対する排除システムとして重要な位置を占めており，オートファジーを語らずして感染現象を説明することはできない．この章では，現段階でどの部分が曖昧なのかを含めて，選択的オートファジーによる殺菌排除のしくみと病原体のオートファジー回避機構について解説したい．

1 オートファジー―自然免疫システムとしての重要性

　細菌のなかには，マクロファージのような食細胞に貪食されても細胞内で生存・増殖が可能なものが存在しており，細胞内寄生細菌とよばれている．例えば，結核菌（第2部2章参照）はマクロファージによって貪食後，ファゴソームとリソソームの融合を阻害し，特殊な小胞MCV（*Mycobacterium*-containing vacuole）を構築する．なお，病原体を内包する小胞に対し，PCV（pathogen-containing vacuole）という用語が最初に使われたのは，細胞内寄生細菌のサルモネラにおいてであり，本菌はマクロファージ内でSCV（*Salmonella*-containing vacuole）を形成する．これまで，研究者のあいだでは，細胞内寄生細菌が宿主細胞内でPCVをいったん形成してしまえば，細菌側へ細胞制御の支配権が移ってしまうような印象が少なからずあった．事実，1990年代はPCV研究の全盛時代であった．しかし，近年の研究の展開により，宿主は**オートファジー**（autophagy）を利用しPCV内の病原体を排除していることが明らかになったのである．

　これらを突き詰めると，PCVという環境は「細菌の生存戦略と宿主の殺菌排除のバランス」の上に成り立っており，オートファジーは細胞内における殺菌排除システムとして重要な位置を占めているのである．

2 オートファジーとは？―日本語では自食作用と訳されるが…

1）オートファジーの役割と研究の展開

　オートファジーの「auto」はギリシャ語で「自己」をさしており，「phagy」は「食べる」を意味している．日本語では自食作用と訳される場合もある．これまで，オートファジーは大規模で非選択的な分解系として考えられてきた．例えば，細胞が飢餓

やストレス条件に曝されたときに，細胞質の大きな区画をオートファジーによって分解し，それらをアミノ酸として再利用することが知られている．しかし，このような働きのほかに，オートファジーは，発生，分化，アルツハイマー病などの神経変性疾患，がんの進展などにも関与することが明らかになった．

オートファジーを制御している上流の制御因子は，**mTOR**（mammalian target of rapamycin）である（図1）．**AKT**シグナル経路による mTOR の活性化はオートファジーを抑制し，一方，**AMPK**（AMP activated protein kinase）および p53 のシグナル経路は，mTOR を抑制することでオートファジーを促進する．飢餓状態では mTOR が抑制され，これによりオートファジーが活性化される．さらに，mTOR は長寿と密接に関連しており，マウスにラパマイシンを投与し mTOR を阻害すると，マウスの寿命が延びたのである．このような背景もあって，mTOR ならびにオートファジーをとりまく領域は，現在，色めき立っている．

閑話休題．オートファジーは，飢餓状態における大規模で非選択的な自己構成成分のリサイクル系として，酵母の領域でその研究が進んできた．大隅らはオートファゴソーム形成に異常をきたす酵母変異株を作製し，オートファジー（autophagy：*ATG*）遺伝子のクローニングに成功した．現在では，35種類の *ATG* 遺伝子群が出芽酵母で同定され（2012年4月現在），これらの多くは哺乳類においても高度に保存されている．また，オートファゴソームの形成には，少なくとも18の *ATG* 遺伝子が関与している．

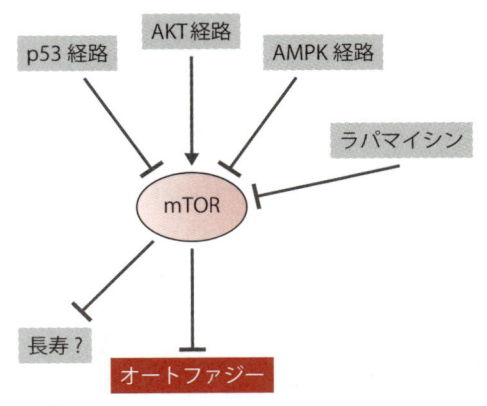

図1 mTOR によるオートファジーの制御

2）オートファゴソーム形成のしくみ

まずはじめに，オートファゴソーム形成のしくみについて簡単に説明してみよう．オートファジーが誘導されると，**隔離膜**の前駆体である膜区画に，Atg5-Atg12-Atg16L などを含むタンパク質複合体が結合する．この膜上に LC3-Ⅱ もリクルートされ，徐々に湾曲しながら伸長していくことで，隔離膜が形成される（図2❶）．最終的に隔離膜末端どうしが融合し，直径1μmほどの二重膜構造（オートファゴソーム）を形成する（図2❷）．オートファゴソーム形成の前後に伴い Atg5-Atg12-Atg16L 複合体は膜から離脱するが，LC3-Ⅱ は膜に留まり続ける．このため LC3-Ⅱ はオートファゴソームのマーカーとして利用されている．次いでオートファゴソーム外膜とリソソーム膜が融合することでオートリソソームが形成され，リソソームから流入してきた加水分解酵素群によって，内膜と内容物が消化される（図2❸）．

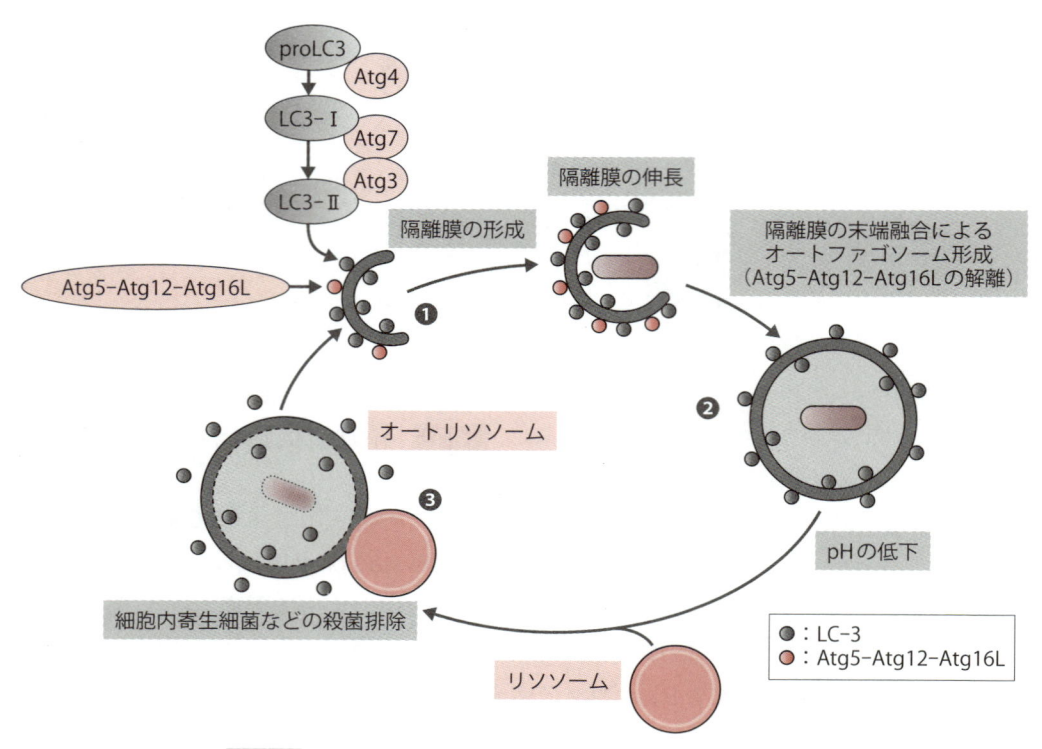

図2　オートファジーによる殺菌排除のメカニズム

　なお，オートファジー発見当初は基質特異性がないように思われていたが，現在では選択的なオートファジーの存在が明らかとなり，オルガネラの品質管理や細胞内寄生細菌の排除に関与していることがわかっている．

👉 もっと詳しく

LC3の成熟過程について

　LC3はproLC3として生体内で合成された後，Atg4とよばれるシステインプロテアーゼでC末端側が切断され，C末端がグリシン残基となったLC3-Ⅰが生成される．このLC3-Ⅰは可溶化型で細胞質に存在しているが，ユビキチン様修飾酵素（E1～E3様酵素）によってホスファチジルエタノールアミン（PE）が付加される．具体的には，Atg7（E1様酵素）とAtg3（E2様酵素）の触媒を介し，Atg5-Atg12-Atg16L複合体（ユビキチンリガーゼE3様酵素）によって，PEがLC3-ⅠのC末端側に付加される．LC3-ⅠにPEが結合したものはLC3-Ⅱとよばれ，この修飾によってオートファゴソーム膜への局在が可能となる．なお，LC3-Ⅱはオートファゴソーム形成後にAtg4で脱PE化され，細胞質へ遊離して再利用される．この章で説明している膜局在型のLC3は，正確にはLC3-Ⅱと記載すべきであるが，簡略化のためにLC3と記載しているところがある．

3 病原体の認識・排除機構—宿主側の巧妙な手段

　細胞内寄生細菌には，グラム陽性菌・陰性菌の両者が存在する．宿主は生体内に侵入してきた多様な病原細菌をどのように認識し，オートファジーによる排除をおこなっているのであろうか．これについては少なくとも2つの経路が知られている．1つはファゴソーム膜やエンドソーム膜の破綻を認識する経路で，もう1つは，ユビキチンリガーゼ **LRSAM1** による菌体の認識機構である．ここでは，細胞内寄生細菌であるサルモネラを例にあげて解説してみよう．

1）SCV膜の損傷がオートファジーの引き金となる

　サルモネラは細胞に侵入する過程で，膜表面上の糖鎖を取り込んだかたちでSCVを形成する（図3❶）．サルモネラはSCVのなかで緩慢に増殖した後，Ⅲ型分泌装置に依存したエフェクター（第3部4章参照）によってSCV膜を破壊し細胞質へ逃れることで，新たな増殖の場を確立しようとする（図3❷）．その一方で，SCVの恒常性は宿主側に厳重に監視されており，細菌を閉じ込めているSCV膜に損傷が起きると，オートファジーがすみやかに誘導される．このSCV膜の堅牢性を監視するために働いている分子が，糖鎖結合タンパク質の**ガレクチン−8**である．

　本菌がSCVから細胞質へ逃れようとする際に，SCVの膜が破壊され，内膜側の糖鎖が細胞質に露出される．このような糖鎖に細胞質に存在していたガレクチン−8が結合する．この糖鎖−ガレクチン結合体に，アダプタータンパク質であるNDP52が結合することで，オートファジーの初期段階が誘導される．

👉 もっと詳しく

腸チフス・パラチフス

　サルモネラ（*Salmonella*）は，腸内細菌科に属するグラム陰性の通性嫌気性桿菌である．O抗原，べん毛抗原，莢膜抗原の違いから，2,500種以上の血清型に分類される．サルモネラ属菌による感染症は，チフス性疾患と非チフス性のサルモネラ症に大別される．チフス性疾患には，**チフス菌**（*Salmonella enterica* serovar Typhi）が起こす腸チフスと，**パラチフスA菌**（*S. enterica* serovar Paratyphi A）によるパラチフスがある．一方，非チフス性サルモネラ症は，**ネズミチフス菌**（*S. enterica* serovar Typhimurium）や**腸炎菌**（*S. enterica* serovar Enteritidis）などによって惹起され，急性胃腸炎や食中毒を起こす．三類感染症に分類されている腸チフスならびにパラチフス症は，単なる腸管性疾患ではなく，発熱，徐脈，バラ疹，肝・脾腫などを主訴とする重症の全身性疾患であり，汚染された食物・水を介して経口感染する．サルモネラに共通する感染戦略は，マクロファージに貪食された後，SCVを形成し，そのなかで増殖することである．それでは，チフス性と非チフス性疾患を起こす菌の違いは何処

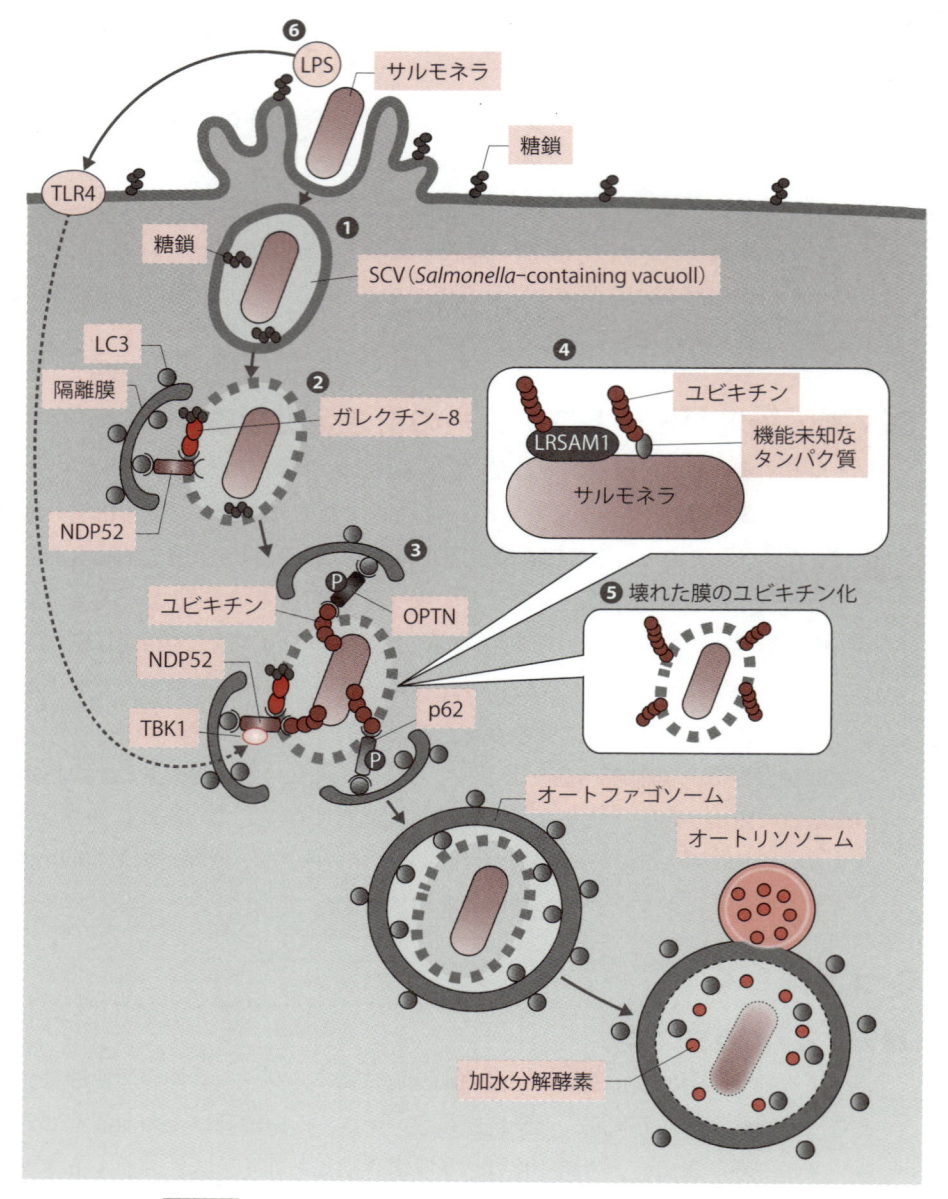

図3 サルモネラのオートファジーを介した殺菌排除

にあるのであろうか．チフス菌の感染では腸管粘膜上皮における好中球浸潤が抑制されており，これには**TviA**という因子が関与している．この制御因子は，Ⅲ型分泌装置のSPI-Iやべん毛発現を抑制する一方で，莢膜発現を活性化する．チフス性疾患を起こす菌は，病原体に特異的な分子構造（pathogen-associated molecular patterns：PAMPs）の発現を積極的に変えることで，自然免疫系からの攻撃を回避しているのである．

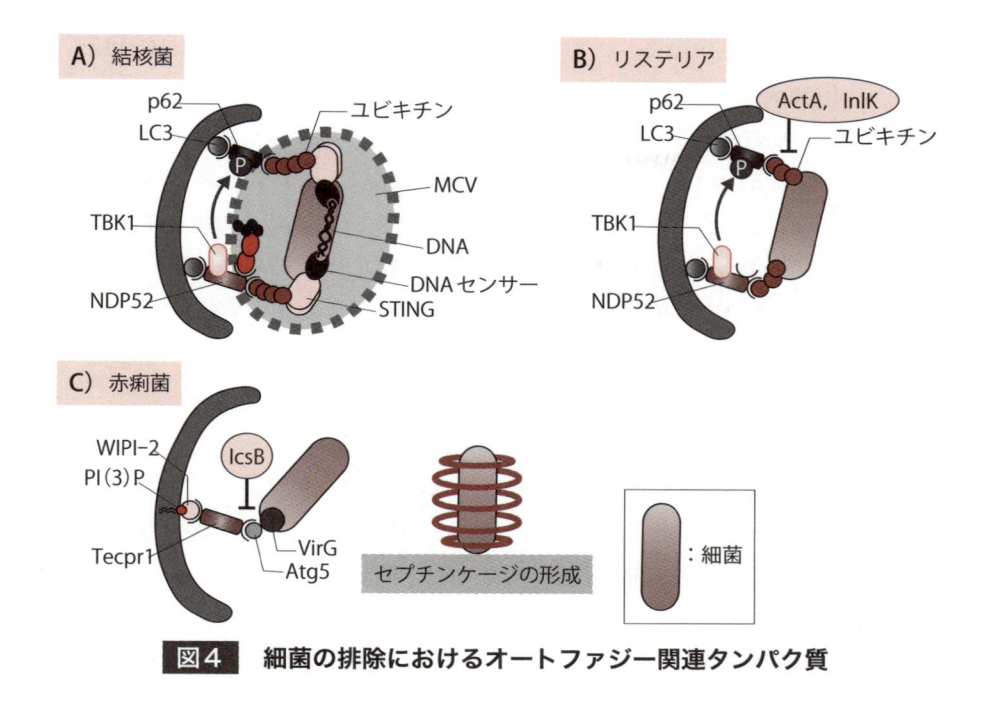

図4　細菌の排除におけるオートファジー関連タンパク質

2）NDP52が膜の破綻を認識するしくみ

　細胞質にいる細菌の殺菌排除には選択的オートファジーが関与しており，この選択性を決定しているのが，基質と隔離膜を連結するアダプタータンパク質である．サルモネラ感染ではアダプタータンパク質NDP52が，ガレクチン-8と隔離膜上のLC3と結びつけることで，SCVのまわりにオートファゴソームが形成される（図3）．また，NDP52は，A群レンサ球菌，結核菌，リステリアにおける選択的オートファジーの誘導にも関与している（図4 A，B）．

　一方，赤痢菌やリステリアはPCVを形成せずに，感染初期にエンドソーム膜を破壊し，細胞内を運動することで近接細胞に拡散していく（図4 B，C）．実はこのような菌の周辺にもガレクチンが局在することが明らかになっている．ガレクチンによるオートファジー誘導は，他の細胞内寄生細菌においても精査される必要はあるが，宿主は病原体侵襲によるファゴソーム膜やエンドソーム膜の破綻を，基本的にはガレクチン結合性のNDP52で感知しているのである．感染による膜の破綻を認識するシステムは，個々の細菌をいちいち認識する必要がないので，きわめて合目的なシステムといえよう．

3）ユビキチンを目印とするオートファジーの誘導

　前述のようにサルモネラ感染では膜の破綻部位にNDP52が集積し，SCVを取り囲むようにして，初期オートファジーが誘導される．しかし，より効率的な殺菌排除には，ユビキチン化による選択的オートファジーが必要となる．膜の破綻に伴いポリユ

ビキチン化が起こり，これにアダプタータンパク質であるNDP52，p62，OPTN（optineurin）が結合する（図3❸）．なお，ユビキチン・プロテアソーム系によるタンパク質の分解については第2部10章で解説しているので，そちらも参照してほしい．

NDP52はユビキチン結合領域だけではなく，ガレクチン-8の結合領域も有していることが，大きな特徴である．また，ヒトLC3には3つのアイソフォーム（LC3A，LC3B，LC3C）が存在するが，NDP52はLC3Cと特異的に結合する．LC3Cとの結合領域はNDP52のN末端側に位置しており，ユビキチンとガレクチン-8の結合領域はC末端側に位置している．

4）ユビキチンリガーゼLRSAM1の関与

サルモネラの研究で，LRSAM1とよばれるE3リガーゼ活性をもつタンパク質が，菌体のユビキチン化に関与していることが明らかとなった（図3❹）．その一方で，ユビキチン化される菌側の基質については不明であり，その全体像はまだ曖昧である．サルモネラ感染では，SCV膜の破綻をNDP52が認識することで，オートファジーが誘導される．次いで，LRSAM1がSCV内の菌体を認識し，未知の菌体タンパク質をユビキチン化する．SCV膜周辺に局在しているNDP52がユビキチン化された菌体を認識することで，オートファジーの成熟が加速されると考えられる．このとき，LRSAM1によって自身のタンパク質もユビキチン化するが，ユビキチン化LRSAM1をアダプ

Column 細菌の選択的オートファジーは，マイトファジーと共通する？

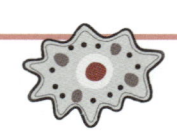

選択的オートファジーはミトコンドリアや小胞体の品質管理のために，生体側が元来利用しているシステムである．例えばミトコンドリアは，酸化的リン酸化の過程で活性酸素を産生するので，酸化的なダメージを受けやすいオルガネラである．このため古くなったミトコンドリアを処理するために，**マイトファジー（mitophagy）**とよばれるオートファジーが存在する．興味深いことに，**若年性パーキンソン病**の原因遺伝子産物である**Parkin（PARK2）**は，ミトコンドリア膜のユビキチンリガーゼとして機能していることが明らかになったのである．もう少し具体的に説明すると，膜電位が低下した（古くなった）ミトコンドリア膜上には，**PINK1**とよばれるタンパク質が安定に局在するようになる．このPINK1にPARK2が結合することで，膜上に存在する**VDAC1（voltage-dependent anion channel 1：電位依存性アニオンチャネル1）**がユビキチン化される．このとき，VDAC1と結合するアダプタータンパク質として，p62が報告されている．このように膜電位が低下したミトコンドリアは，膜上のタンパク質のユビキチン化が引き金となって，マイトファジーによって分解されるのである．ミトコンドリアはリケッチア類縁であるプロテオバクテリアが真核細胞に共生することで獲得されたと考えられている．この考えをさらに広げると殺菌排除に関与する選択的オートファジーの一部は，マイトファジーと同じような機構が使われている可能性がある．事実，結核菌のオートファジーを介した殺菌排除には，Parkinが関与していることが，2013年のNature誌（**巻末の文献1**）に報告された．現段階では，このParkinがどのようにファゴソーム膜を認識するのかについては不明であるが，本分子は神経変性疾患以外に，感染症にも関与していることが示唆されたのである．

タータンパク質が認識するのかについては，よくわかっていない．

一方，LRSAM1による菌体のユビキチン化（巻末の文献2）とは異なったモデルも提唱されている．それは，サルモネラによるエンドソーム膜の破壊に伴い，「菌体ではなく膜タンパク質がユビキチン化される」というモデルである（図3❺）（巻末の文献3）．より具体的には，オートファジーは細菌を標的にしている訳ではなく，傷ついたエンドソームを標的として除去する際に，菌体も同時に除去されるというものである．現時点では議論が分かれるところであるが，後者のモデルのほうがガレクチン–8による糖鎖認識の後に続くイベントをよどみなく紡いでおり，また，グラム陰性・陽性菌の垣根を超えてオートファジーが機能する汎用性をうまく説明することができる．今後の研究によって，その詳細が明らかになるであろう．

なお，基質のユビキチン化に依存せずに，ジアシルグリセロールのシグナルを介したオートファジーの誘導機構もサルモネラで報告されている．殺菌排除におけるオートファジー誘導は，いくつかの異なった経路で，バックアップされているようである．

5）結核菌におけるSTINGを介したオートファジー

結核菌はマクロファージの貪食作用によって取り込まれた後，MCVを形成する（第2部2章参照）．その後，結核菌は結核菌特異抗原ESAT-6を菌体外に分泌することで，MCV膜を破壊する．菌体表層には細菌由来のDNAが巻き付いており，これが細胞質中の二本鎖DNAによる免疫応答に関与するSTING（stimulator of interferon genes）シグナル伝達分子によって捕捉される（図4 A）．

細胞質中に存在する二本鎖DNAは，DNAセンサーであるDDX41が感知し，その下流に存在するSTINGに刺激を伝達する（ただし，STINGとDDX41が直接相互作用するのかについてはわかっていない）．STINGは活性化に伴い二量体を形成し，NDP52を介してTBK1（TANK-binding kinase 1）と相互作用する．また，ユビキチンリガーゼであるTRIM56が，STINGの150番目のリジン残基をユビキチン化することが報告されている．結核菌におけるユビキチン依存性の選択的オートファジーについては，曖昧である．可能性として，①LRSAM1が菌体のユビキチン化を誘導する，②ユビキチン化されたSTINGあるいはエンドソーム膜にアダプタータンパク質であるNDP52ならびにp62が結合しオートファジーが誘導される経路があげられる．

細菌のセカンドメッセンジャーであるc-di-GMPは，DDX41とSTINGの両者に直接相互作用するが，c-di-GMPとの親和性はDDX41のほうが強い．おそらく，DDX41が細胞質内の二本鎖DNAとc-di-GMPのシグナルを認識し，その刺激をSTINGに伝達すると推察される．

6）TBK1を介した自然免疫システムとのクロストーク

TBK1は炎症性サイトカインの産生に関与する制御因子として同定された．興味深

いことに，TBK1はアダプタータンパク質であるOPTNやp62をリン酸化し，これら分子のLC3との結合能力をあげることで，オートファジー成熟に関与していたのである．

サルモネラ感染時に動員されるアダプタータンパク質として，NDP52，OPTN，p62があげられる（図3❸）．TBK1は**NAP1**と**Sintbad**というタンパク質を介しNDP52と結合する．NDP52との結合によりTBK1はオートファジーが起きている局所に移行することが可能となり，NDP52と共局在する他のアダプタータンパク質，OPTN（177番目のセリン残基）やp62（403番目のセリン残基）のセリン残基をリン酸化する．

サルモネラの感染実験では，LPS（リポ多糖）刺激で**TLR4**経路の下流にあるTBK1が活性化され，これによりアダプタータンパク質のリン酸化が起きることが報告されている（図3❻）．また，細胞内に侵入してきた細菌は，前述のようにDDX41–STING経路で感知され，TBK1を活性化する．このように細胞の外側と内側のシグナルは，それぞれ，TLRとSTINGの経路（**第1部4章**参照）を介しTBK1に伝えられ，この分子がアダプタータンパク質をリン酸化することで，オートファジーを正に制御している．このように，オートファジーと他の自然免疫システムは，TBK1という分子を介し協調して制御されているのである．

👉 もっと詳しく

A群レンサ球菌の風変わりなオートファゴソーム

A群β溶血性レンサ球菌（Group A *Streptococcus*：GAS）は，小児が罹患する感染症の起因菌の1つであるが，ときとして人喰いバクテリアとなりうる（**第2部3章**参照）．本菌は上皮細胞のような非貪食系細胞から侵入することが明らかとなっている．本菌が細胞内に侵入するとエンドソーム膜に囲まれるが，β型溶血毒素である**ストレプトリジンO**を分泌しエンドソーム膜を破壊することで細胞質へと逃れる．一方，宿主は細胞質へ脱出したGASをオートファゴソームによって捕捉している（図5）．GASを取り囲むオートファゴソームは，通常のものと比べて10倍以上の大きさを示すために，**GcAV**（GAS-

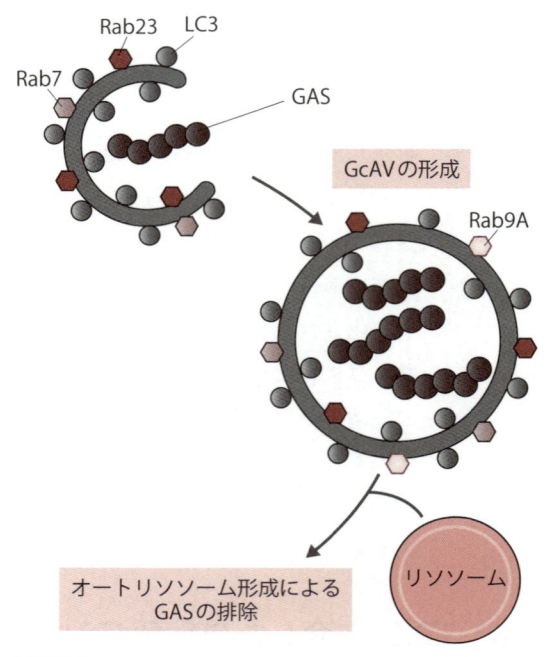

図5 GAS感染に伴うGcAV形成と殺菌排除

containing autophagosome-like vacuole）とよばれている．GcAVの形成には，Rab7，Rab9A，Rab23などの低分子量Gタンパク質が関与しているが，これらのRabは通常のオートファゴソームには存在していない．なので，GcAVは単純に肥満したオートファゴソームではない．最終的にGASは，GcAVがリソソームと融合することで殺菌排除される．現在オートファジーによるGASの排除機構が少しずつ明らかになってきたところである．

4 オートファジー回避——細菌だって負けてない！

これまでは細胞内寄生細菌がオートファジーによって殺菌排除されることを解説してきた．その一方で，ある種の病原菌はオートファジーを積極的に回避することが明らかとなっている．ここではオートファジーの回避機構について，病原細菌ごとに分けて解説する（図4）．

1）リステリアにおける分子擬態によるオートファジーの回避

細胞内寄生細菌であるリステリア・モノサイトゲネス（*Listeria monocytogenes*）は，マクロファージや上皮細胞に侵入する能力を有している．菌体表層に発現するInlAタンパク質のN末端が，宿主細胞のE-カドヘリンに結合することで，エンドサイトーシスが誘導され，これにより細胞内侵入を成立させている．次いで本菌は，LLO（listeriolysin O）とよばれる膜傷害毒素を産生し，エンドソーム膜を破壊することで，細胞質内へと脱出する．

本菌の細胞内での運動は，菌体表層に発現しているActAタンパク質が関与している．ActAにアクチン重合に関与する宿主側因子VASPならびにArp2/3複合体が結合することで，菌体一極にアクチンが重合・伸長し細胞内での運動性が付与される．

リステリアに対するオートファジーは，LRSAM1あるいは他の分子が菌体をユビキ

Column　メジャープレイヤーとしてのNDP52

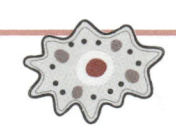

選択的オートファジーのメジャープレイヤーとして機能している分子は，間違いなくNDP52であろう．本分子はPCV膜の破綻を認識し，いち早く駆けつけるアダプタータンパク質である．さらに，NAP1やSintbadを介してTBK1と相互作用する能力も有している．基質のユビキチン化をめがけて突入してきたOPTNやp62を，NDP52と結合しているTBK1でリン酸化することで，これらアダプタータンパク質のLC3との結合能力をさらに高め，オートファゴソーム成熟を促進している．NDP52はPCV膜の堅牢性を感知するとともに，オートファゴソームの場で，他のアダプタータンパク質の活性化にも関与しているのである．

チン化し，これにアダプタータンパク質のp62やNDP52が結合することで誘導されると推定されている（図4B）．リステリアでは菌体表層に局在するActAがArp2/3複合体ならびにVASPと相互作用することで，細胞内運動をおこなっている．さらに，Arp2/3複合体やVASPが菌の周りに集積することで，菌体のユビキチン化を阻害しUb（ユビキチン）–p62–LC3を介したオートファジー誘導を回避することが報告されている．

一方，Vault（ヴォールト）は細胞質内で最大の分子量をもつ核酸–タンパク質複合体であり，ひも状タンパク質（major vault protein：MVP）が78個会合した鳥カゴ様の構造をもつ．ヴォールトの生体内での機能は不明であるが，リステリアは外膜タンパク質InlKを利用し，MVPを菌体表面に集めることが知られている．これと似たしくみとして髄膜炎菌はシアル酸を菌体表層にまとうことで，宿主側の異物排除機構から逃れている（第2部13〜15章参照）．これらの回避機構は，細菌による**分子擬態**（molecular mimicry）とよばれている．リステリアでは，ActAならびにInlKを介した分子擬態によって，オートファジーを回避している．

2）赤痢菌におけるオートファジー回避のメカニズム

赤痢菌の細胞内での運動と隣接細胞への拡散には，菌体表層の一極で発現しているVirGが関与（第2部8章参照）しており，リステリアと類似の細胞内動態を示す．菌体表層に局在しているVirGに，N–WASPとArp2/3複合体が相互作用し，菌体一極にアクチン線維が重合・伸長していくことで，本菌に運動能が付与される．

赤痢菌では，このVirGにAtg5が結合し，これにTecpr1とWIPI–2〔隔離膜に局在しているPI(3)Pと結合している〕が順次結合することで，オートファジーが誘導される（図4C）．本菌はⅢ型分泌装置（第3部4章参照）によって細胞内にVirAとIcsBを注入することが知られており，興味深いことに，これら分泌タンパク質はそれぞれ異なった機能で，オートファジーを阻害している．VirAは**TBC GAP**（GTPase活性化タンパク質）様の活性を有しており，Rab1活性を抑えることでオートファジー形成に影響をおよぼす．一方，IcsBはAtg5とVirGの結合を競合的に阻害することでオー

Column　リステリア症について

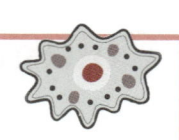

グラム陽性桿菌のリステリア属には8菌種が含まれ，リステリア症はリステリア・モノサイトゲネスによって惹起される人畜共通感染症である．リステリア・モノサイトゲネスが健常人に感染した場合，無症状のまま経過することが多いが，高齢者や妊婦，免疫機能が低下しているときに感染すると，重篤な疾患となる場合がある．リステリア症の症状として，38〜39℃の発熱，頭痛，嘔吐などがあり，重症化すると意識障害や痙攣などを惹起する．また，妊婦から胎児に感染した場合，流産や早産の原因となることが知られている．

トファジーを抑制している．

　なお，宿主の細胞骨格を構成するタンパク質の**セプチン**は，細胞質中で運動している赤痢菌を取り囲んで（セプチンケージ形成，**図4C**），オートファジー経路に導いていることも報告されている．このように宿主側も，細胞質中を動きまわる病原体に対し細胞骨格タンパク質による固いケージをつくることで，動きを封じ込める戦略をとっている．

3）レジオネラのRavZエフェクターによるLC3の切断

　結核菌やサルモネラと同様に，**レジオネラ・ニューモフィラ**（*Legionella pneumophila*）もファゴソームとリソソームの融合を阻害することで，細胞内寄生の性質を獲得している．本菌はⅣ型分泌装置（**第3部4章参照**）であるIcm/Dotによってエフェクターを細胞内に注入することで，ファゴソーム内での生存を維持している．最近の研究で，**RavZ**エフェクターが，LC3のリサイクルを阻害することが明らかとなった．RavZはAtg4と類似の酵素活性を有するものの，LC3C末端のグリシン残基を欠いたかたちで切断してしまう．C末端のグリシン残基が欠損したLC3は，Atg7とAtg3によるPE付加のステップに入ることができない．このようにレジオネラは，LC3のリサイクル過程に影響をおよぼすことで，感染を維持していることが推察される．

Column　レジオネラ属細菌について

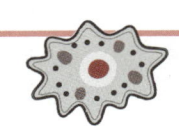

　グラム陰性桿菌の*Legionella*属の代表菌種として，前述のレジオネラ・ニューモフィラがあげられる．高齢者や免疫力が低下したヒトに劇症性の肺炎を起こすことがあり，レジオネラ症として四類感染症に指定されている．レジオネラ属細菌は自然環境のなかでごくありふれた菌として，湖沼や河川，土壌などに生息している．また，アメーバや原生生物などに寄生もしている．このように環境中に存在する菌であるため，ビル屋上の冷却塔や循環型の入浴・温泉施設にレジオネラを含むアメーバが混入することがあり，これらをエアロゾルの形で吸入して感染するケースがある．わが国では高齢者を中心として，入浴・温泉施設にて死亡事例が散発的に起きている．発症すると，発熱，咳，頭痛などの症状を起こし，中枢神経系の症状が早期に現れるのが本菌感染の特徴である．有効な抗菌薬治療がなされない場合には，致死率は60〜70％に上がるので注意が必要である．

第3部 感染と防御におけるストラテジー

3章 細菌の感染機構① 病原性発揮のシグナル —環境変化の感知と遺伝子発現

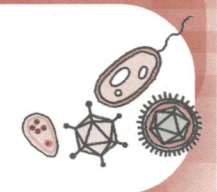

　細菌のなかでもヒトに病気を起こすものは，種々の病原遺伝子を同調して発現することで，宿主の殺菌排除に抵抗している．また，細菌はオートインデューサーとよばれる低分子を菌体外に分泌し，細菌どうしでコミュニケーションをとることも明らかとなってきた．

　この章では，細菌遺伝子の発現について基礎から解説するとともに，外界のシグナルがどのように細菌内に伝えられるのかについて，二成分制御系とクオラムセンシングを例にとり解説した．また，細菌は生体内において，個としてよりも集団としてふるまうことで，宿主に抵抗するしくみも明らかとなってきた．その代表格がバイオフィルムの形成である．ここでは，クオラムセンシングによるバイオフィルム形成についても述べてみたい．

1　細菌の遺伝子発現のアウトライン—オペロンとレギュロン

　生物のタンパク質の情報は遺伝子にコードされている．細菌の場合，その発現にいたる構成は図1Aのようになる．まず，**RNAポリメラーゼ**は，転写開始点（＋1）の−10領域，−35領域にある特殊な塩基配列（**プロモーター**）を認識し，mRNAの転写を開始する．次いで，リボソームがmRNA上のRBS（リボソーム結合配列）を認識し，開始コドン（AUG）から終止コドン（UAA, UGA, UAG）までのコード領域を翻訳していく．

　また，プロモーター近傍には転写制御因子の結合部位（オペレーター）が存在していることが多く，このオペレーターが遺伝子の転写レベルでの制御に関与している．研究の当初，**オペレーター**は転写を負に調節するリプレッサーの結合領域をさしていたが，正に調節する**アクチベーター**の結合領域もオペレーターとよばれることがある．

　単一のプロモーター・オペレーターに共通支配を受ける遺伝子クラスター（複数の遺伝子のセット）の単位はオペロンとよばれ，1つのmRNAから複数のポリペプチドが産生される（図1B）．さらに，1つの制御因子がゲノム上に分散する複数の遺伝子やオペロンを広範囲に支配している場合があり，このような統一的な遺伝子の発現制御の単位は**レギュロン**とよばれる（図1C）．

　一方，細菌は集団として，すなわち個体どうしの間で，遺伝子発現を制御するシステムも有しており，後述するクオラムセンシングがこれに当たる．

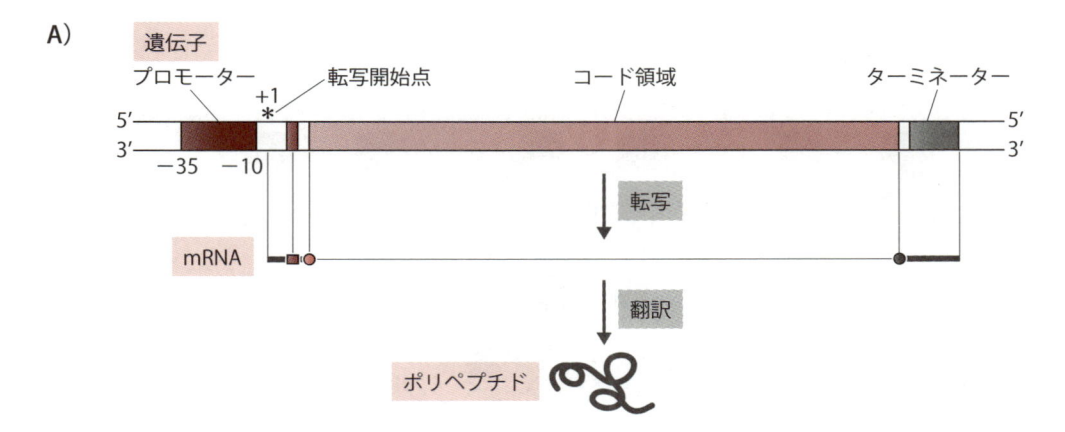

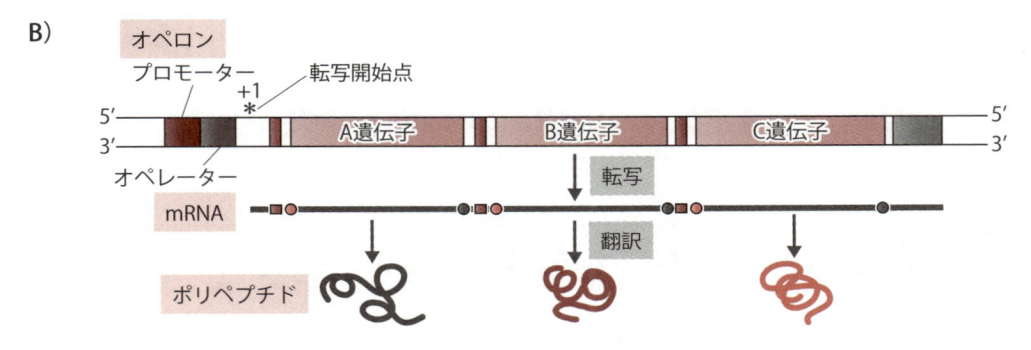

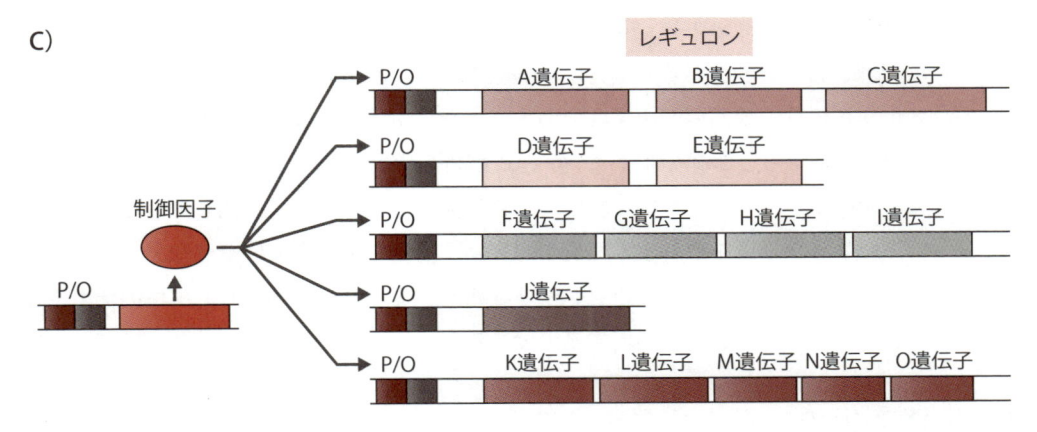

図1 細菌の遺伝子発現

A) 遺伝子構成と転写・翻訳の過程．B) オペロンの構成．C) レギュロンの構成．
■：RBS（リボソーム結合配列），●：開始コドン（AUG），●：終止コドン（UAA，UGA，UAG），
P/O：プロモーターとオペレーター

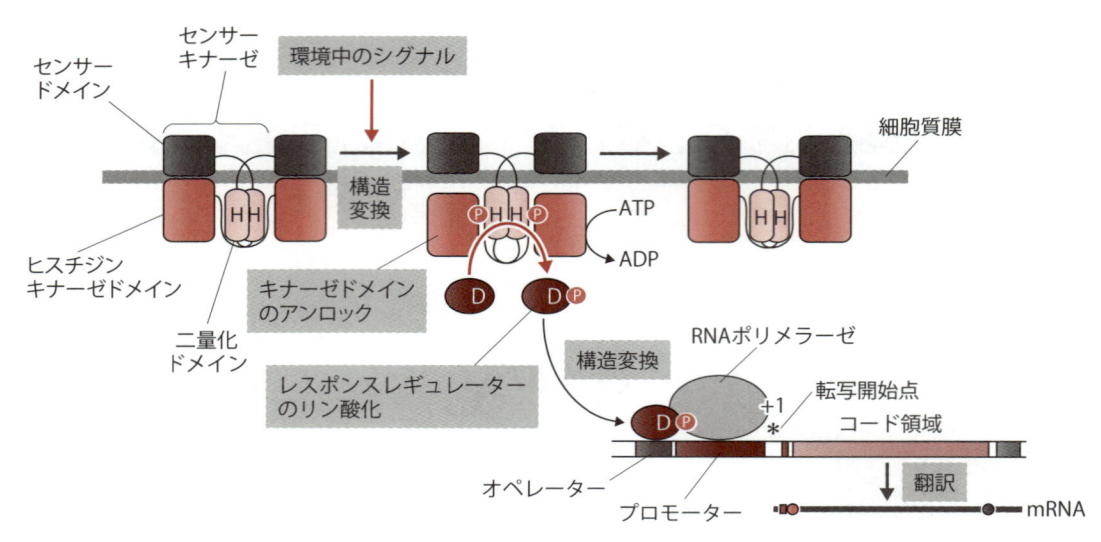

図2 二成分制御系による遺伝子の制御
H：ヒスチジン残基，D：アスパラギン酸残基

2 二成分制御系——環境変化を感知するセンサー

1）病原細菌の遺伝子発現は環境に応じて劇的に変化する

　細菌は種々の環境中のシグナルを感知することで，その環境に適応した遺伝子の発現制御をおこなっている．例えば，病原細菌がわれわれの体内に入ったときに劇的に変化するのは，細菌周囲の温度である．また，生体内では細菌の生存に欠かせない鉄も限局下にある．この**鉄飢餓**は，宿主が生体制御のためにトランスフェリンなどを使って積極的につくり出している環境で，自然免疫の一部として機能している．

　このような細菌を取り巻く環境の激変は，宿主の生体内環境を感知するシグナルにもなっており，細菌は種々のセンサーを利用してそれらを補足し，生体内での生存に必要な（病原）遺伝子を発現するのである．

2）環境変化のシグナルを伝えるしくみ

　環境変化を細菌の細胞質に伝えるシステムとして，**二成分制御系**（two component regulatory system）があげられる（図2）．このシステムは言葉が表すように，細胞質膜に局在するセンサーキナーゼと，細胞質内に局在するレスポンスレギュレーターの2つの因子で構成される．

　センサーキナーゼは，細胞質膜外に露出したセンサードメイン，細胞質内のヒスチジンキナーゼドメイン，さらに，二量化ドメインから構成される．センサーキナーゼには種々の多様性が存在するが，これらドメインの基本構造は同じで，リン酸化を介して生体内にシグナルを伝達する．

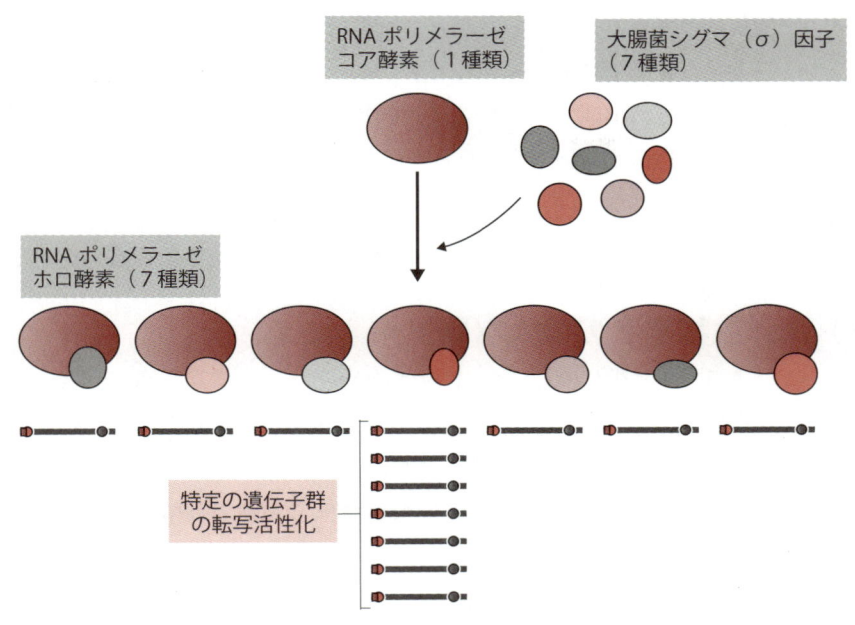

図3 細菌におけるRNAポリメラーゼの構成

　環境変化のシグナルは，どのようにしてリン酸化のシグナルに置き換えられるのであろうか．まず，センサードメインが環境の変化（温度，鉄飢餓，pHなど）を感知すると構造変換が誘導される．これにより閉じていたキナーゼドメインがアンロックされ，二量化ドメインのヒスチジン残基（H）がリン酸化される．このヒスチジン残基のリン酸基（P）は，続いて，細胞質内に局在しているレスポンスレギュレーターのアスパラギン酸残基（D）に転移される．このリン酸化でレスポンスレギュレーターの構造変換が誘導され，オペレーターに結合することが可能となり，遺伝子の発現制御にたどり着く．このように，環境中のシグナルはリン酸化のリレーを通して菌体内に伝達されるので，二成分制御系は**リン酸リレーシグナル伝達系（phospho-relay system）**ともよばれている．

　この制御系によって多くの遺伝子が支配されており，例えば百日咳菌（第2部12章参照）のBvg二成分制御系は，100種以上の遺伝子を制御している．

3　シグマ因子——環境変化に応じた遺伝子発現の制御

　細菌における遺伝子発現の特徴として，**シグマ（σ）因子**を介した遺伝子の制御があげられる（**図3**）．細菌の**RNAポリメラーゼ**のコア酵素は，5種類のサブユニット複合体（$\alpha 1, \alpha 2, \beta, \beta', \omega$）から構成される．このコア酵素に**シグマ因子**が結合することでホロ酵素となる．コア酵素は1種類しかないが，シグマ因子は複数種存在（大腸菌では7個，放線菌では数十種類）しており，それぞれのシグマ因子がDNA上の

特異的なプロモーターを認識する．例えば，大腸菌の主要シグマ因子は σ^{70} であるが，栄養枯渇状態や酸化ストレス条件では，σ^S が利用される．

このように細菌ではシグマ因子を使い分けることで，環境の変化に適応したダイナミックな遺伝子発現をおこなっているのである．

4　クオラムセンシング—細菌間のコミュニケーション

1）海洋生物学者の偉大な発見

ここからは少しのあいだ，*Vibrio fischeri* という海洋性細菌の話をしてみよう．本菌は海中に浮遊しているが，ときとして，魚のウロコやイカの発光器官でコロニーを形成し光ることが知られている．実は，このような菌が発光するしくみの研究を通して，**クオラムセンシング**（Quorum sensing）とよばれる細菌のコミュニケーションシステムが発見されたのである．

研究の当初は，海洋生物学者のなかでも，ごく少数が知的好奇心から，この光るしくみを解明しようとしていた．1960年代には，*V. fischeri* を液体培地で成育させると菌数が増加したときに発光することが明らかとなり，培地のなかに発光を阻害する物質が存在すると考えられていた．すなわち，菌数が増加すると，菌数に比べて阻害物質の比率が小さくなるために，培養後期になって発光が生じるというモデルである．しかしこのモデルはまちがいであった．その後の研究で，菌体が産生する**オートインデューサー**（autoinducer）とよばれる分子が培地中に蓄積することで，発光することが明らかになったのである（図4）．

1981年，オートインデューサーは，Eberhardらによって *V. fischeri* からはじめて分離・同定された．**AHL**（N-acyl homoserine lactone）が，その本体であった．

2）クオラムセンシングのメカニズム

V. fischeri で産生されたオートインデューサーは，細胞膜を容易に通過して菌体外に放出される（図4）．つまり，細菌が増えるほど，産生されるオートインデューサーが増え，この分子の環境中での濃度も高くなる．この分子が環境中で十分な濃度になったときに，発光が誘導される．*V. fischeri* は環境中のオートインデューサーの濃度を監視することで，周りの菌の密度，言い換えれば，集団の大きさを感知し発光に関与する遺伝子の発現を強めているのである．このようなしくみがクオラムセンシングである．なお，クオラムとは議決に必要な定足数のことで，細菌数が一定数を超えたときに遺伝子が発現するので，このような名前がつけられている．

それでは，*V. fischeri* の光る過程について，遺伝子レベルから解説してみよう．本菌のオートインデューサーであるAHLは，LuxIタンパク質によって合成され，菌体外に放出される．環境中にAHLが蓄積され，ある一定濃度の閾値を超えたときに，細

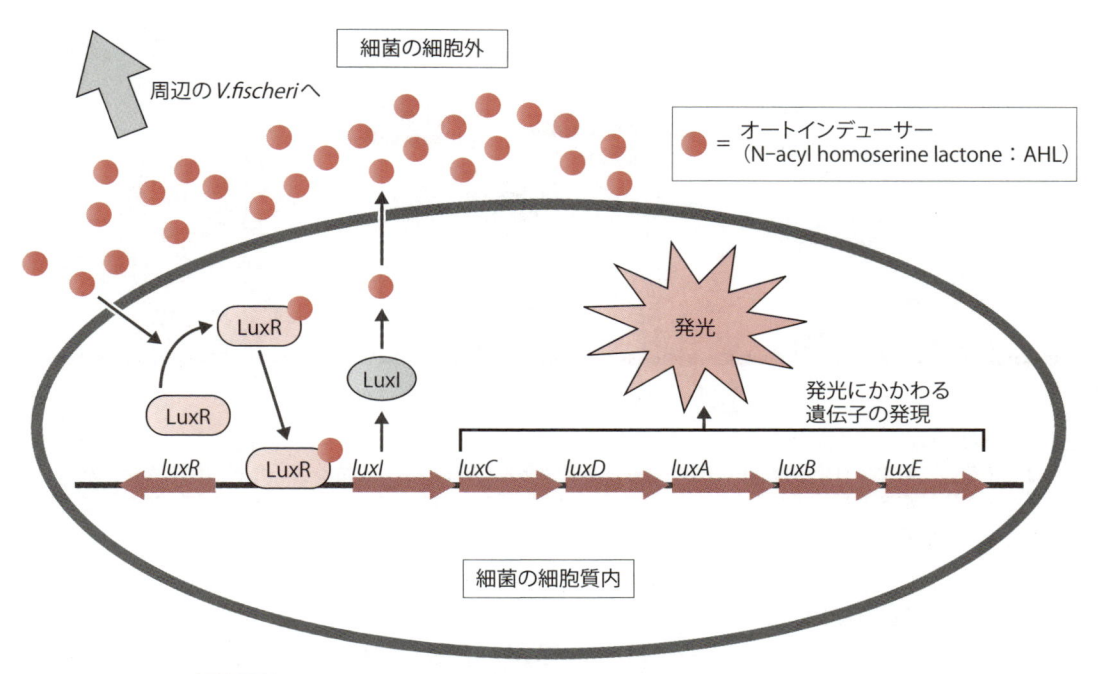

図4　V. fischeriにおけるクオラムセンシングを介した発光

LuxI：オートインデューサー（AHL）の合成にかかわるタンパク質，LuxR：AHL受容体タンパク質

菌の細胞質内に存在するLuxRにAHLが結合するようになる．このLuxR/AHL複合体が発光にかかわる遺伝子の制御領域に結合することで，**ルシフェラーゼ**[※]遺伝子の発現が起きる．さらにLuxR/AHL複合体は，AHL産生にかかわる*luxI*遺伝子の発現をも誘導する．つまり，AHLの濃度が閾値を超えると，自己産物で加速度的に誘導（autoinduce）されるのが，このシステムの大きな特徴である．このような理由により，海洋中に浮遊している菌体は光らないが，イカなどの特殊な器官でコロニーを形成し菌の密度が高くなったときにのみ光るのである．

3）クオラムセンシングとバイオフィルム

当初，クオラムセンシングは，*V. fischeri*や***Viblio harveyi***などの海洋性細菌がもつ固有なシステムであると考えられていた．しかし研究が進展するにつれて，他の菌の遺伝子発現にも使われていることが明らかにされた．特に，院内感染の起因菌として悪名高い緑膿菌（**第2部19章**参照）の**バイオフィルム**形成にクオラムセンシングが関与していることが発見されると，光ることには興味がなかった細菌学者も，にわかに色めき立ったのである．

※　ルシフェラーゼ：ルシフェラーゼは細菌内で合成される発光物質ルシフェリンに作用して発光を誘導する．*V. fischeri*では，*luxA*と*luxB*産物が相互作用することで，ルシフェラーゼとしての活性を示す．この発光反応にはATPの介在が必要である．

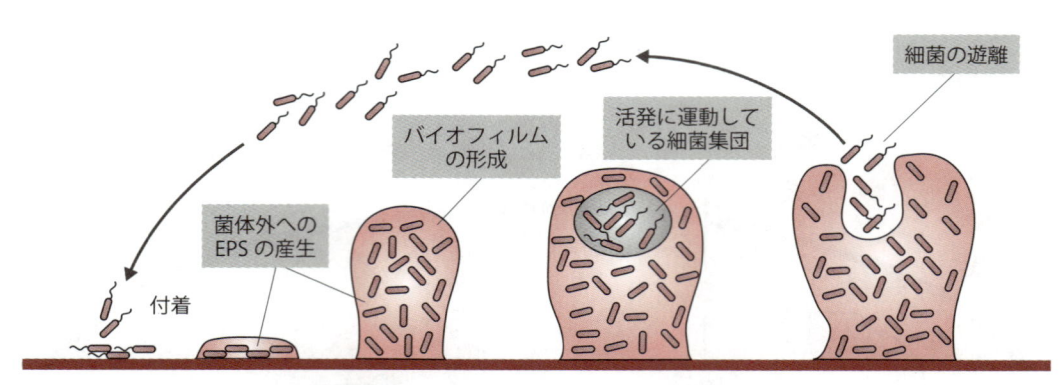

図5　バイオフィルム形成のサイクル

環境中で運動しながら浮遊している細菌が，細胞表層に付着すると，菌体外にEPSを産生して不可逆的な固着を確立する．これにより細菌集団の密度がさらに高まりクオラムセンシングのシグナルが活性化され，バイオフィルム形成が進行する．このバイオフィルムのなかには，活発に運動する細菌集団が出現し再び遊離することで，環境中に拡散していく．

◆緑膿菌のバイオフィルム

多くの細菌はバイオフィルムを形成する（図5）．例えば，緑膿菌がカテーテル表面などに付着して増殖すると，EPS（extracellular polymeric substances）を産生し，大きさ100μm以上もの粘調性の塊を形成する．これがバイオフィルムである．

EPSは，多糖類，細胞外DNA，アミロイドファイバー，脂質，タンパク質などで構成される．細菌集団は，この粘調性のEPSで覆われているので，酸素濃度や栄養物はバイオフィルム内部に移行するにつれて低下する．これにより，バイオフィルム内の細菌は成育が遅いという特徴をもつ．また，バイオフィルムに覆われた細菌は浮遊しているときと比べて，その遺伝子発現が大きく異なることが知られている．

バイオフィルムの物理的特性，さらに，菌の代謝・生育が極端に低下するために，バイオフィルム内の細菌は消毒薬や抗菌薬，また，貪食などの自然免疫系に対して強い抵抗性を示すようになるのである．

◆クオラムセンシングに関与する因子

前述したように，**緑膿菌のバイオフィルム形成はクオラムセンシングに支配されている**．緑膿菌では，LasIがオートインデューサー産生に関与する（図6）．また，LasRがオートインデューサーの受容体として機能している．緑膿菌のLasI欠損株ではバイオフィルムを形成することはできないが，この欠損株の培養液にオートインデューサーを添加すると，バイオフィルムを形成することが確認されている．また，緑膿菌では毒素産生のシグナルにもクオラムセンシングが利用されている．さらに，**腸管出血性大腸菌**（第2部1章参照）では，AI-3とよばれるオートインデューサーが，ベロ毒素産生やⅢ型分泌装置の発現を支配している．このように，クオラムセンシングは海洋性細菌の発光のみならず，細菌の病原性を制御しているのである．

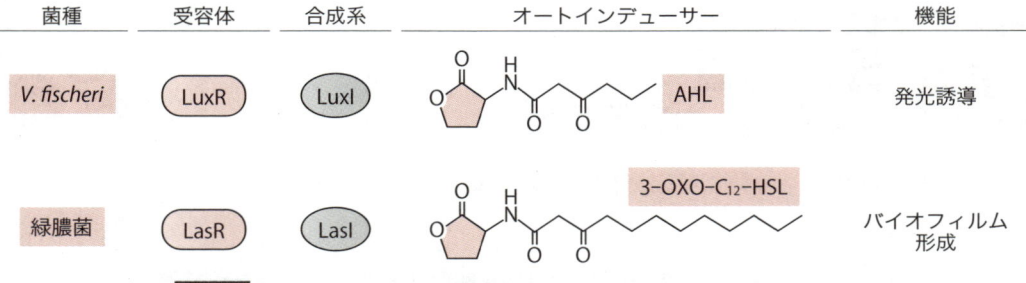

菌種	受容体	合成系	オートインデューサー	機能
V. fischeri	LuxR	LuxI	AHL	発光誘導
緑膿菌	LasR	LasI	3-OXO-C$_{12}$-HSL	バイオフィルム形成

図6 V. fischeriと緑膿菌のクオラムセンシング関連因子

👉 もっと詳しく

バイオフィルムと疾患

バイオフィルムは，1960年代に歯周病のリスクファクターとして報告された．また，ペースメーカーや尿道カテーテルの使用時に，バイオフィルム形成に起因する感染症が確認されている．さらに，**嚢胞性線維症**（cystic fibrosis，遺伝性疾患の一種）の患者の肺には，緑膿菌を主体とするバイオフィルムが高率で検出され，抗菌薬が効きにくいことが報告さている．一方，腎結石にバイオフィルムが付着した場合，外科的手術で取り除いても再発する傾向がある．このような理由から，バイオフィルム形成を阻害する薬剤の開発が進められている．

第3部 感染と防御におけるストラテジー

4章 細菌の感染機構②
分泌装置
―細菌のもつ究極兵器

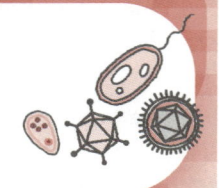

　細菌学は，タンパク質毒素の病原性を解明することで，大きく発展していった．しかしその一方で，毒素をもたない病原菌も多数存在しており，これらの病原性発揮のメカニズムは，まったくの謎であった．

　1990年代になって大きな発見があり，細菌学における病原因子論が大きく塗りかえられた．それは「ある種の病原細菌はニードル（針）状の分泌装置を利用し宿主細胞内に病原因子（エフェクター）を注入する」という事実であった．この針状の器官はⅢ型分泌装置と命名され，いまでは多くの病原細菌がこの装置を利用していることが明らかになっている．さらに，エフェクターと相互作用する宿主側因子の解析が急速な勢いで進展し，赤痢菌やサルモネラなどエフェクターを産生する多くの病原菌で，病原性発揮の再定義がおこなわれている．

　この章では，細菌の菌体表層と分泌装置の大まかなアウトラインを述べた後に，膜透過装置とグラム陰性菌・陽性菌における分泌装置の詳細について解説したい．

1 細菌の表層構造と分泌の基本―病原因子を外に出すしくみ

1）細菌の表層構造

　細菌は菌体表層の構造から，グラム陰性菌とグラム陽性菌に分類される（図1）．グラム陰性菌の菌体表層は，細胞質膜（内膜）と外膜の二重膜で構成され，その間隙に

Column　病原因子と毒素・エフェクターについて

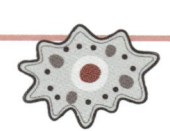

　細菌が宿主に付着し感染成立にいたるまでには，さまざまな因子が介在する．感染成立に必要な菌側の因子は，**病原因子**あるいはビルレンス因子と総称される．病原因子のなかには毒素とエフェクターが含まれ，これらは宿主細胞や組織に作用しさまざまな生理活性を示す細菌由来の因子である．

　毒素は自らが標的細胞と相互作用し，毒性発揮に関与するすべての機能を兼ね備えており，タンパク質毒素と非タンパク質毒素（ペプチドグリカン，ポリケチド，セレウリドなど）に大別される．また，リポ多糖は非タンパク質毒素に組み込まれるべきであるが，エンドトキシンと定義されてきた経緯をもつ．閑話休題．これに対して，Ⅲ・Ⅳ・Ⅵ型分泌装置によって宿主に移行する病原因子は，エフェクターと総称される．毒素と同じように生体側にさまざまな生理活性を誘導するが，その細胞内移行は分泌装置に完全に依存している．

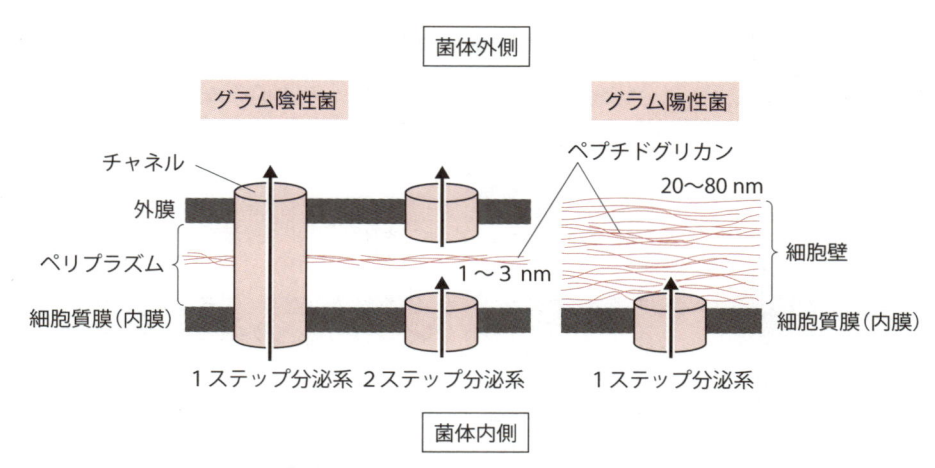

図1　菌体表層の構造と分泌スタイル

薄いペプチドグリカン層（1〜3 nm）が存在している．内膜と外膜のあいだにある領域は，**ペリプラズム**とよばれている．一方，グラム陽性菌は，細胞質膜の外側にペプチドグリカンから構成される分厚い細胞壁を有している．

2）分泌装置の種類

グラム陰性菌の分泌装置は，外膜・内膜を貫通するチャネル複合体によって菌体外に直接分泌する1ステップ分泌系と，内膜・外膜にそれぞれ別個に構築されたチャネルを介し菌体外に分泌する2ステップ分泌系に大別される．このため，2ステップ分泌系を利用する分泌タンパク質は，ペリプラズムを経由してから分泌される．

これまで，グラム陰性菌・陽性菌合わせて，7種の分泌装置と2種の膜透過装置が報告されている（表，図2）．II型ならびにV型分泌装置を利用する分泌タンパク質は，Sec・Tat膜透過装置を介しペリプラズムに移行する．また，III型，IV型，そしてVI型分泌装置は，ニードル状の構造を介し宿主細胞のなかに病原因子（エフェクター）を注入する．

菌体内で産生された分泌タンパク質のN末端あるいはC末端にはシグナル配列が存在しており，それによってどの分泌装置あるいは膜透過装置を利用するのか，タグ付けされ仕分けられている．

前置きが長くなってしまったが，個々の膜透過装置と分泌装置について，もう少し詳しく解説してみよう．

2　Sec・Tat膜透過装置—膜内在型でII型分泌装置と共役

1）Sec膜透過装置

Sec膜透過装置は，細菌だけではなく哺乳動物においても高度に保存されている．種

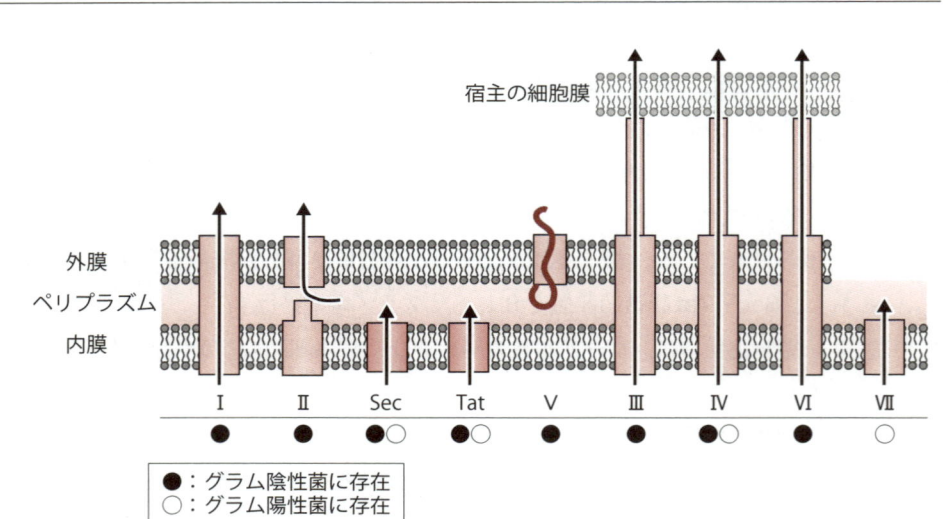

表 細菌のⅠ～Ⅶ型分泌装置とSec・Tat膜透過装置の特徴

分泌装置	特徴	代表的な毒素・エフェクター
Sec膜透過装置	Ⅱ型分泌装置と共役してタンパク質の菌体外分泌に関与．SecAホモログであるSecA2は病原性に関与	SecA2依存的に分泌：GspB（口腔内連鎖球菌）
Tat膜透過装置	分泌タンパク質は高次構造が保存された状態でペリプラズムに移行	ホスホリパーゼC（緑膿菌）はTat膜透過装置によってペリプラズムに移行後，Ⅱ型分泌装置によって分泌される
Ⅰ型分泌装置	シグナル配列はC末端に存在	α溶血素（大腸菌），アデニル酸シクラーゼ（百日咳菌），ロイコトキシン（Pasteurella haemolytica）
Ⅱ型分泌装置	Sec・Tat膜透過装置と共役	コレラ毒素（コレラ菌），エキソトキシンA（緑膿菌）
Ⅲ型分泌装置	エフェクターの宿主移行に関与	YopE（エルシニア），BopC（百日咳菌），Tir（腸管出血性大腸菌），OspI（赤痢菌）
Ⅳ型分泌装置	エフェクターとDNAの移行に関与	RalF（レジオネラ），百日咳毒素（百日咳菌），CagA（ヘリコバクター）
Ⅴ型分泌装置	オートトランスポーター．分泌に必要なシグナルを内包する	EspP（腸管出血性大腸菌），パータクチン（百日咳菌）
Ⅵ型分泌装置	エフェクターの移行に関与．他菌を溶菌することで生存をはかる	VgrG-3（コレラ菌），Tse1（緑膿菌）
Ⅶ型分泌装置	タンパク質はシャペロンと結合した状態で分泌される	ESAT-6（結核菌）

図2 細菌のⅠ～Ⅶ型分泌装置とSec・Tat膜透過装置

●：グラム陰性菌に存在
○：グラム陽性菌に存在

を超えて機能している膜の認識・透過システムであり，生命維持に必須な装置でもある．

　大腸菌のSec膜透過装置は，SecY，SecE，SecG（SecYEG）からなる膜内在性のチャネルである．菌体内で産生された分泌タンパク質の前駆体タンパク質は，シグナル認識粒子（SRP）あるいはSecBシャペロンを介してSecYEGに運ばれ，SecAのATP加水分解エネルギーならびにプロトン駆動力によってペリプラズム側に輸送される（図3）．

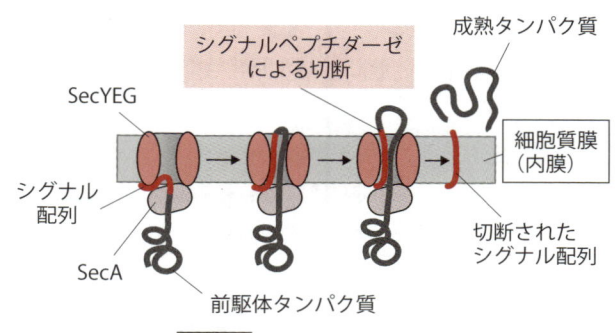

図3 Sec膜透過装置

　前駆体タンパク質のシグナル配列（N末端の20〜30残基に存在）は，膜透過装置を通過するときにシグナルペプチダーゼによって切断され，少し短くなったタンパク質がペリプラズムに運ばれてくる．切断されたタンパク質は，成熟タンパク質とよばれている．また，前駆体タンパク質はSecYEGチャネルを通過するときにその高次構造がほどかれるが，ペリプラズム領域で再び高次構造の巻き戻しがおこなわれる．

　Sec膜透過装置は，II型分泌装置と共役してタンパク質の菌体外分泌に関与しているが，外膜タンパク質もSec膜透過装置を利用して，ペリプラズムへ移行する．その後，移行した外膜タンパク質はオートトランスポーター（7参照）と同じように，Bam複合体を介し外膜に挿入される（後述の図8参照）．

2）Tat膜透過装置

　Sec膜透過装置と類似した膜内在型チャネルとして，**Tat（twin-arginine translocation）膜透過装置**があり，こちらのチャネルは，TatA，TatB，TatCから構成される．分泌タンパク質のシグナル配列に，2つのアルギニン残基が連続〔R–R–X–F–(I/L)–(K/R)〕するのが特徴である．Tat膜透過装置を利用する分泌タンパク質の前駆体タンパク質は，高次構造が維持された状態でペリプラズム側に移行するが，詳しいメカニズムについてはわかっていない．

3　I型分泌装置——菌体外への直接分泌

　I型分泌装置は，内膜・外膜を貫通するチャネル複合体で，分泌タンパク質はペリプラズムに移行せずに菌体外に直接分泌される（図4）．大腸菌のα溶血素の分泌にかかわるI型分泌装置は，TolC外膜タンパク質，ペリプラズムを貫通するHlyD，HlyB内膜タンパク質（ABCトランスポーター）から構成される．

　HlyBは，内膜貫通領域とATPaseドメインを有し，ATPの加水分解エネルギーを駆

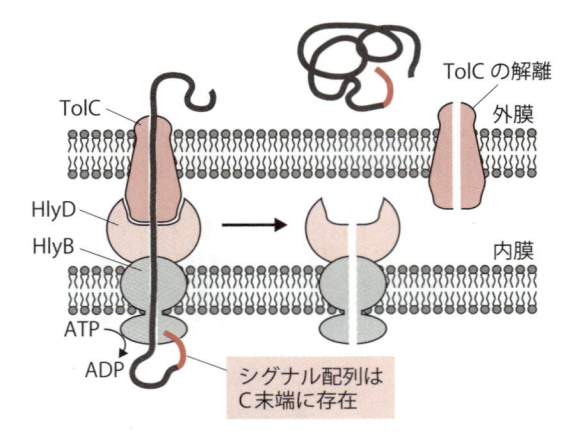

図4　I型分泌装置による大腸菌のα溶血素の分泌

動力として分泌タンパク質をチャネル内に装填・輸送する．分泌タンパク質のシグナル配列はC末端に局在している．Sec膜透過装置による輸送とは異なり，分泌タンパク質は切断を受けずにそのまま菌体外に分泌される．また，分泌後はTolCとHlyB–HlyD複合体は解離すると推察されている．大腸菌のα溶血素のほかに，百日咳菌のアデニル酸シクラーゼ，*Pasteurella haemolytica*のロイコトキシンなどがこの装置を利用して菌体外に分泌される．その一方でTolCは，薬剤耐性を担う**異物排出トランスポーター**としても機能することが明らかとなっている．

4　II型分泌装置 — サブユニットをもつ毒素の分泌も可能

　II型分泌装置は外膜を貫通するチャネル複合体で，Sec・Tat膜透過装置と共役している．この分泌装置の最大の特徴は，**ホロ毒素**のような大きな複合体の分泌も可能なことである．ここでは**コレラ毒素**（第2部9章参照）の分泌過程を例にあげて，解説してみよう（図5）．

　菌体内で産生されたコレラ毒素のA・Bサブユニットは，それぞれSec膜透過装置を通過しペリプラズムへ移行する．このペリプラズム領域で個々のサブユニットが高次構造を形成し複合体を形成することで，A1.B5型（Aサブユニット1個がBサブユニット五量体に乗ったような形態を示す）のホロ毒素となる．このホロ毒素は，II型分泌装置の内膜プラットホーム複合体（GspCFLMの複合体）の一部であるGspCに認識され，外膜上の**セクレチン**内に装填される（図5❶）．そこで，pseudopilus（GspKIJの三量体で構成）に乗ったようなかたちになり，セクレチンとpseudopilusとの相互作用を介してATPaseにシグナルが伝達され，ATPの加水分解が起きる（図5❷）．この加水分解エネルギーによって，pseudopilusの下部構造にあたるpseudopilin（GspG）の重合が促進され，コレラ毒素はセクレチン上部へと移行する（図5

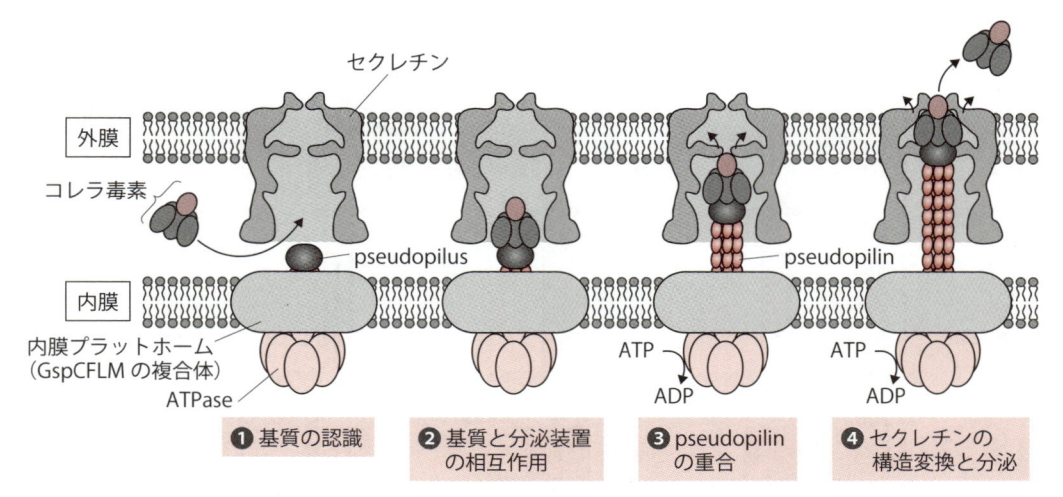

図5 　Ⅱ型分泌装置によるコレラ毒素の分泌

❶基質の認識　❷基質と分泌装置の相互作用　❸pseudopilinの重合　❹セクレチンの構造変換と分泌

❸）．これによりセクレチンの構造変換が起きて，セレクチン上端部が開口し，コレラ毒素が菌体外へと分泌される（図5❹）．以上が，Ⅱ型分泌装置の超微形態学的解析，生化学的解析で推察されているコレラ毒素の分泌メカニズムである．

5 Ⅲ型分泌装置 — ニードルで病原因子を注入する

1）エフェクターとは？

　Ⅲ型分泌装置は多くのグラム陰性病原菌に保存されており，これまでにエルシニア属，緑膿菌，赤痢菌，サルモネラ属，腸管病原性大腸菌，腸管出血性大腸菌，クラミジア，百日咳菌，また，植物病原菌や共生細菌からも報告されている．

　分泌装置を介して宿主に直接注入される病原因子は，一般に**エフェクター**と総称されている．エフェクターは宿主に移行後，宿主側因子と相互作用することで，宿主の生理機能を撹乱する分子である．Ⅲ型分泌装置をもつ病原菌は，多くの場合，複数種のエフェクターを有しており，これらが宿主細胞内で協調して働くことで病原性が発揮される．このため，個々のエフェクターの機能を網羅的に繋ぎあわせることで，エフェクターを介した感染現象が，はじめてみえてくる．一筋縄ではいかないが，赤痢菌やサルモネラにおいては，エフェクターの機能解析から，これらの感染現象が解明されようとしている．

2）超微形態学的解析からみえてきた構造

　Ⅲ型分泌装置は，基部構造とニードル構造から構成され，さらに基部構造は，内膜リング，外膜リング，そして2つのリングを連結するロッド構造より構成される．エルシニア属細菌のⅢ型分泌装置とその構成因子を例にあげて解説したのが，図6である．

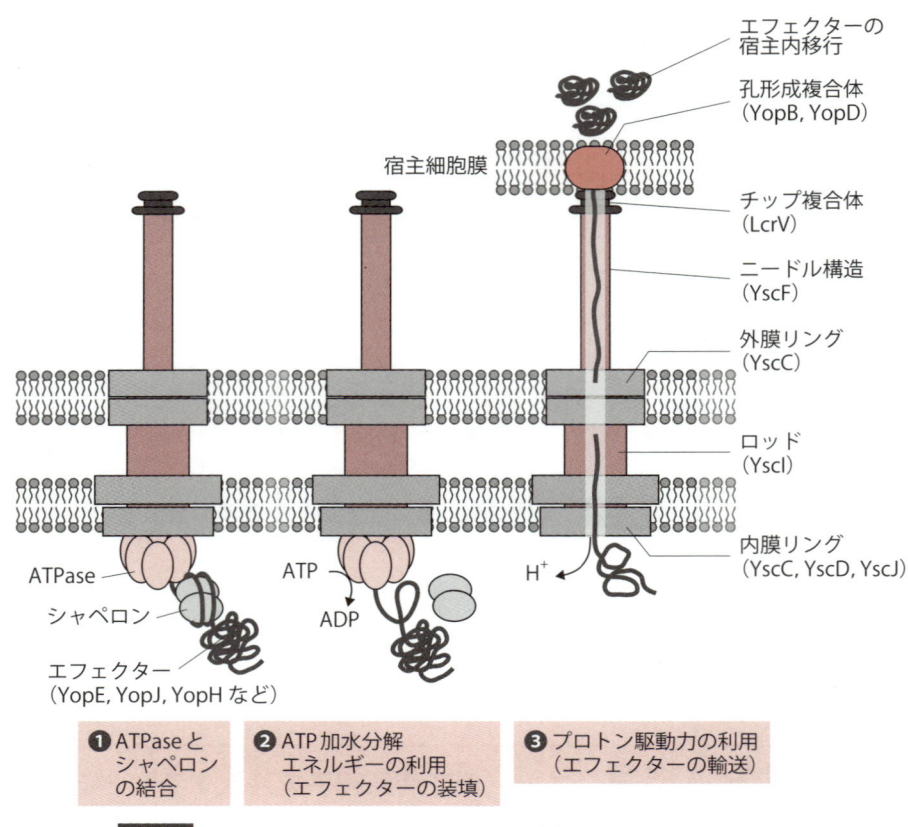

図6　エルシニアのⅢ型分泌装置の構造とエフェクター移行

図中ラベル：
- エフェクターの宿主内移行
- 孔形成複合体（YopB, YopD）
- 宿主細胞膜
- チップ複合体（LcrV）
- ニードル構造（YscF）
- 外膜リング（YscC）
- ロッド（YscI）
- 内膜リング（YscC, YscD, YscJ）
- ATPase
- シャペロン
- エフェクター（YopE, YopJ, YopH など）
- ❶ ATPaseとシャペロンの結合
- ❷ ATP加水分解エネルギーの利用（エフェクターの装填）
- ❸ プロトン駆動力の利用（エフェクターの輸送）

　YscFタンパク質でできているニードル構造は菌体表層より突出しており，その先端にはチップ複合体が付随しており，LcrVタンパク質の五量体で構築されている．このチップ複合体の先端部には，さらに孔形成複合体（YopBとYopDのヘテロ複合体より構成）が結合しており，宿主細胞膜に孔を形成する．

　一方，基部構造は，外膜リング（YscC）と内膜リング（YscC, YscD, YscJ），そしてそれらを連結するロッド（YscI）から構成される．エフェクターはこのニードル内を通過し宿主細胞内に移行すると推察されている．

3）エフェクターの宿主移行について

　エルシニアのYopEエフェクターの解析から，菌体外への移行に必要な配列は，N末端の15残基に存在することが明らかになっている．他のエフェクターの多くも，N末端の15〜30アミノ酸残基に**シグナル配列**が存在している．

　エフェクターは以下に示されるステップで宿主細胞内に移行すると考えられている．菌体内でエフェクターが産生されると固有なシャペロンと相互作用する（図6❶）．このエフェクター・シャペロン複合体が，分泌装置基部にあるATPaseと結合すること

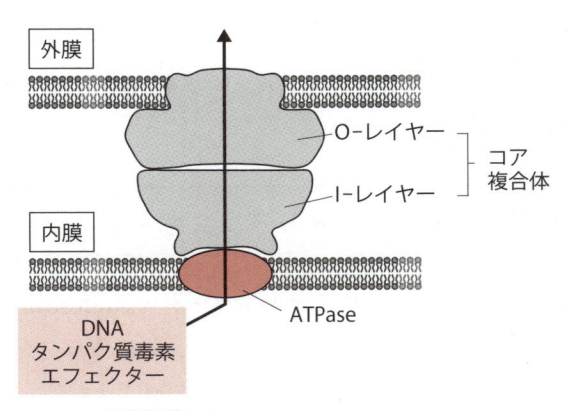

図7 Ⅳ分泌装置の基部構造

で，エフェクターの効率的な輸送がおこなわれる．さらに，ATPの加水分解エネルギーによってエフェクターの高次構造がほどかれ，分泌装置基部に充填される（**図6❷**）．最終的にプロトン駆動力をエネルギー源として，エフェクターはニードル内を通過し，孔形成複合体によって形成された宿主細胞膜の孔をくぐりぬけて，ようやく宿主内に到達する（**図6❸**）．孔形成複合体は，エフェクターの宿主移行（トランスロケーション）に関与するので，トランスロコンあるいはトランロケーターともよばれている．

6 Ⅳ型分泌装置 — DNAの取り込み・放出にも関与する

Ⅳ型分泌装置は，レジオネラ，ブルセラ，コクシエラ，ヘリコバクター，百日咳菌，そして，植物病原菌であるアグロバクテリウムなどに保存されている．この分泌装置は，タンパク質毒素やエフェクターの輸送だけではなく，DNAの取り込み・放出にも関与している（**図7**）．

Ⅳ型分泌装置は，アグロバクテリウムの分泌装置と相同性をもつⅣA型と，レジオネラのDot/Icm分泌装置に相同性をもつⅣB型に大別される．

レジオネラでは300種，そしてコクシエラでは100種のエフェクターの存在が推定されている．宿主移行に必要なシグナル配列は，エフェクタータンパク質のC末端側に存在していることが両細菌で明らかにされている．一方，百日咳菌の**百日咳毒素**のように，毒素サブユニットがSec膜透過装置を介してペリプラズムに移行後，A1.B5型のホロ毒素として組み立てられた後に，Ⅳ型分泌装置によって菌体外に分泌されるものもある．このように分泌されるタンパク質は，Ⅳ型分泌装置のチャネルに直接認識されるものと，Sec膜透過装置を経由するものがある．

最近になってⅣ型分泌装置の超微形態学的解析がおこなわれ，O-レイヤーとⅠ-レイヤーからなるコア複合体（Ⅲ型分泌装置の基部に相当する）の詳細が明らかとなっ

た（**図7**）．また，ヘリコバクターやアグロバクテリウムではニードル様構造が電子顕微鏡上で認められるが，ニードルとコア複合体を含めた全体の超微形態については，鮮明な結果が得られていない．

7　V型分泌装置—オートトランスポーター

　V型分泌装置は，オートトランスポーター（autotransporter，以下ATと略す）ともよばれ，分泌されるタンパク質内に分泌に必要なシグナル配列・チャネル構造が内包されている．ATはそのN末端から，シグナル配列，パッセンジャードメイン，トランスロケーションユニットで構成される（**図8A**）．さらに，トランスロケーションユニットは，リンカー領域とβバレル領域に分けられる．

　ここでは腸管出血性大腸菌のEspPオートトランスポーターを例にあげて解説してみよう（**図8B**）．菌体内で産生されたEspPは，Sec膜透過装置を介してペリプラズムに移行する．この過程でN末端のシグナル配列は切断される．ペリプラズムに移行したEspPは，Skp，SurAシャペロンと結合することで，高次構造が解かれた状態で存在している．次いで，EspPのβバレル領域が，BamAの細胞質側に局在するPOTRA（polypeptide transport associated）ドメインと結合することで，Bam複合体（BamA，BamB，BamD）と相互作用する．これにより，EspPのβバレル領域が外膜に挿入され膜上にチャネルを形成する．

　次いでリンカー領域がヘアピン構造を取ることで，**パッセンジャードメイン**を自らのβバレルチャネルに挿入する．その後，リンカー領域はαヘリックス構造を形成しバレル構造をふさぐプラグの役目をするのではないかと推察されている．菌体外に移行したEspPはプロテアーゼによる切断を受け，パッセンジャードメインのみが菌体外に分泌される．なお，ある種のATは切断を受けても菌体表層と相互作用し外膜タンパク質として振る舞うものが存在する．

　また，ATのほかに，**2-パートナー分泌**（two-partner secretion：TPS）システムもV型分泌装置に含まれる．TPSではパッセンジャードメインとトランスロケーションユニットがそれぞれ別個のタンパク質として産生されるが，その分泌形態，Bam複合体による膜への挿入など，ATと同じ運命をたどる．

8　VI型分泌装置—溶菌エフェクターで他菌と戦う

　VI型分泌装置は多くのグラム陰性細菌に保存されており，その超微形態がコレラ菌で明らかにされている．この分泌装置は，菌体内でファージ尾部のさや状構造と類似した構造を形成することが特徴であり，さや状部分が収縮するときのダイナミクスを利用して，Hcp/VgrG複合体を菌体外に押し出している（**第2部9章：コレラの図6参照**）．

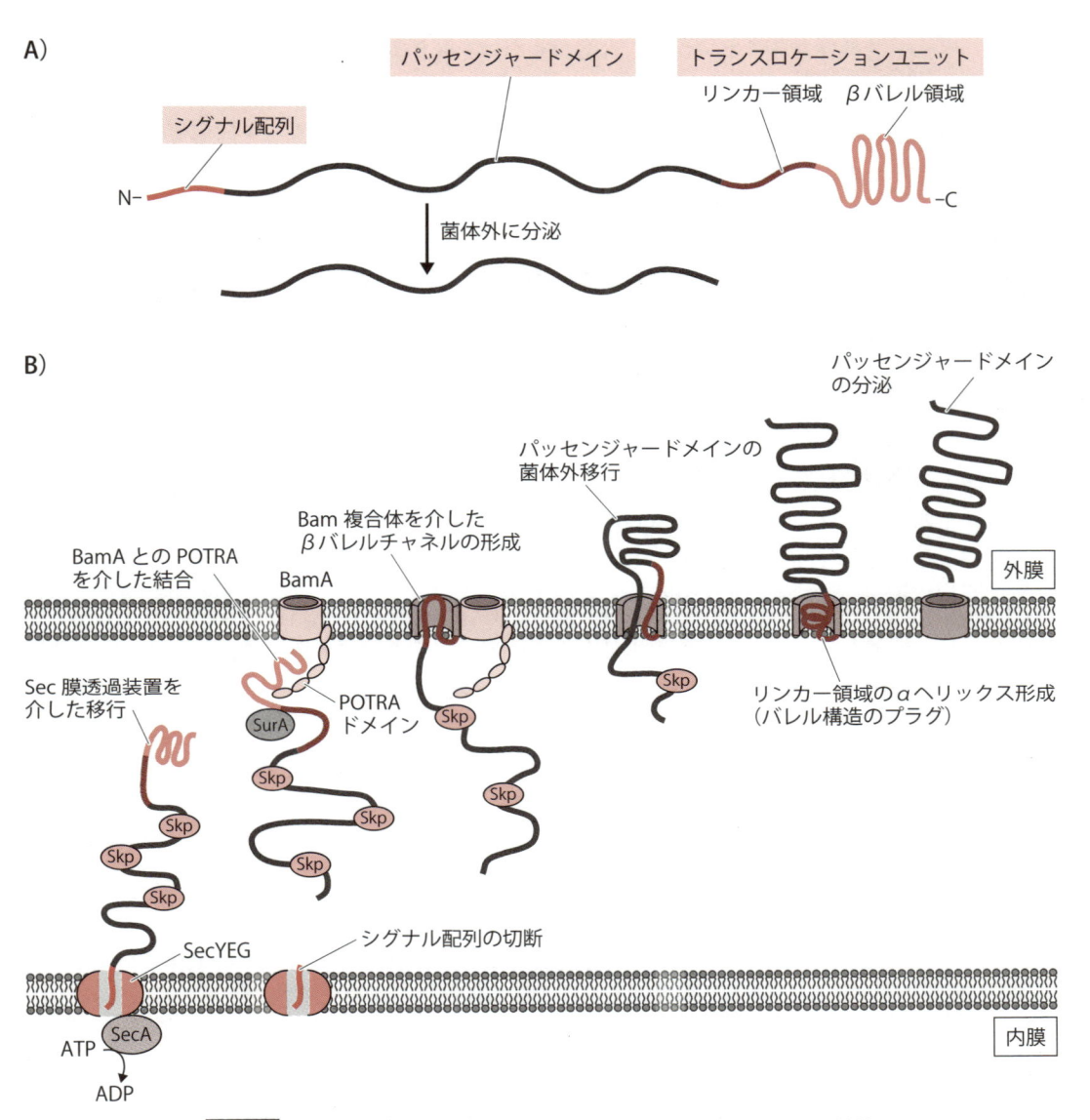

図8　腸管出血性大腸菌のV型分泌装置によるEspPの分泌

A）EspPの構造．B）EspPの分泌システム

　コレラ菌ではVI型分泌装置を利用し，他のグラム陰性菌の細胞壁にVgrG-3エフェクターを注入することで，**ペプチドグリカン**を加水分解する．この加水分解によって，他のグラム陰性菌を溶菌する．また，緑膿菌においても類似のエフェクターが同定されている．緑膿菌のTse1とTse3エフェクターは，他のグラム陰性菌の細胞壁に注入された後，それぞれ，アミダーゼとムラミダーゼ（リゾチーム）として機能することで，溶菌を誘導する．興味深いことに，緑膿菌の細胞壁にはTse1と結合するTsi1，また，Tse3と結合するTsi3が局在している．これら相互作用で，Tse1ならびにTse2の溶菌活性は阻害される．このようにTsiは，溶菌エフェクターの「immunity protein」

として機能することで，自らは溶菌しないシステムを構築している．

Ⅵ型分泌装置によって分泌されるエフェクターは，宿主のマクロファージに細胞傷害活性を誘導するものがある．その一方で，溶菌エフェクターを利用することで，環境中に存在する細菌に対抗することが明らかとなってきた．

9 Ⅶ型分泌装置—結核菌でみつかった分泌装置

結核菌ではⅦ型分泌装置（ESX-1分泌装置）を介してCFP-10，**ESAT-6**，EspAなどが分泌される（第2部2章参照）．ESAT-6の分泌にはシャペロンであるCFP-10が必要であり，両者は1：1の複合体で分泌される．このESAT-6/CFP-10複合体は，分泌装置近傍に位置するATPase EccCb1による加水分解エネルギーを利用し分泌装置（EccB1，EccCa1，EccD1，EccE1，MycP）から菌体外に分泌されると推察されている．

結核菌は脂質に富んだ厚い細胞壁を有しているので，分泌装置の超微形態学的解析は難航している．一方，黄色ブドウ球菌では，Ⅶ型分泌装置と類似したEss分泌装置が見出され，EsxAとEsxBの菌体外分泌が確認されている．

第3部　感染と防御におけるストラテジー

5章 細菌の感染機構③ カルバペネム耐性
―拡散する多剤耐性の恐怖

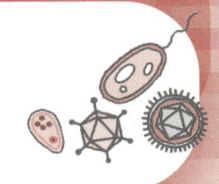

カルバペネム系抗菌薬は，グラム陽性・陰性菌の両者に強い抗菌作用を示し，その作用は殺菌的である．さらに，細菌が産生するβ-ラクタマーゼに対してきわめて強い安定性を示すことから，多剤耐性菌に対する最後の切り札として，長いあいだ使用され続けてきた．しかし結果として，このカルバペネム系抗菌薬にも耐性を示す細菌が出現した．現在，これらの耐性菌には有効な手立てがないのが現状である．この章では，β-ラクタム系抗菌薬のアウトラインを述べた後，臨床で問題となっているカルバペネム耐性菌について解説したい．

1 細菌感染への最後の切り札―カルバペネム系抗菌薬

β-ラクタム系抗菌薬は，β-ラクタム環をもつ抗菌薬（抗生物質）の総称である（図1）．最初に使用されたβ-ラクタム系抗菌薬はペニシリンで，1929年にイギリスのAlexander Flemingによって発見された．しかし，ペニシリンが単離・精製され実用化にいたったのは，1940年代に入ってからである．次いで，β-ラクタム環とヘテロ六員環構造をもつセファロスポリンが発見され，オキサセフェムやセファマイシンなどと並んでセフェム系抗菌薬とよばれている（図2）．セフェム系抗菌薬は，β-ラクタマーゼ（β-ラクタム環を加水分解する細菌が産生する酵素）に対する安定性を欠く第一世代，β-ラクタマーゼに安定な第二世代，グラム陰性菌に対する抗菌力が強い第三世代，さらに，グラム陽性・陰性菌の両者に抗菌力が強い第四世代が次々と開発され，現在にいたっている．

1970年代の後半，放線菌からチエナマイシンが発見された．ペニシリン系抗菌薬の母核にある硫黄原子がメチレン基に置換された構造を有しており，カルバペネム系抗菌薬とよばれている．チエナマイシンはセフェム系抗菌薬と比べて，より強力で幅広い**抗菌スペクトル**[※1]をもつ抗菌薬として注目されるようになった．しかし，生物学的安定性が低く，腎毒性の問題も指摘されていた．これらの問題を克服するために，各種誘導体が合成され，イミペネム/シラスタチンナトリウムやメロペネムなどの開発につながっていった．

※1 抗菌スペクトル：病原微生物に対する抗菌薬・化学療法剤の作用範囲（感受性微生物の範囲）を表すもので，単にスペクトルとよばれることもある．

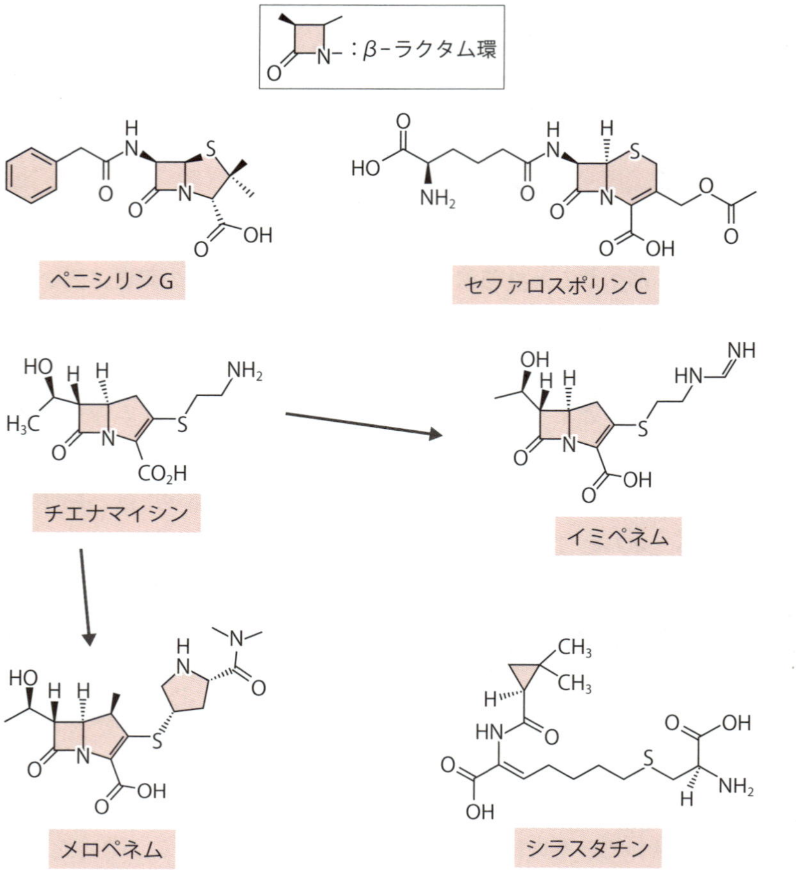

□ : β-ラクタム環

ペニシリン G

セファロスポリン C

チエナマイシン

イミペネム

メロペネム

シラスタチン

図1　β-ラクタム系抗菌薬

シラスタチン自身は抗菌薬ではなく，イミペネムの腎臓での不活化を抑制する物質である

2　β-ラクタマーゼの系譜 — 4クラスに分類

　細菌が産生する酵素の1つであるβ-ラクタマーゼは，ペニシリン系抗菌薬やセフェム系抗菌薬の母核に当たるβ-ラクタム環を認識し，加水分解する．分子構造の違いに基づいて，AからDまでの4クラスに分類されている．クラスA，C，Dは酵素の活性中心にセリン残基をもつので，セリン-β-ラクタマーゼとよばれている．一方，クラスBは活性中心に金属イオンのZn^{2+}をもつので，メタロ-β-ラクタマーゼ（MBL）とよばれている．MBLはカルバペネム系抗菌薬も分解するので，カルバペネマーゼ（カルバペネム分解酵素）ともよばれている．

　前述したセリン-β-ラクタマーゼのなかにもカルバペネムを分解するものがあり，OXA-48やKPC型などがこれに相当する．カルバペネマーゼを含むβ-ラクタマーゼは，薬剤耐性プラスミド上にコードされている場合があり，菌種の壁を超えて薬剤耐

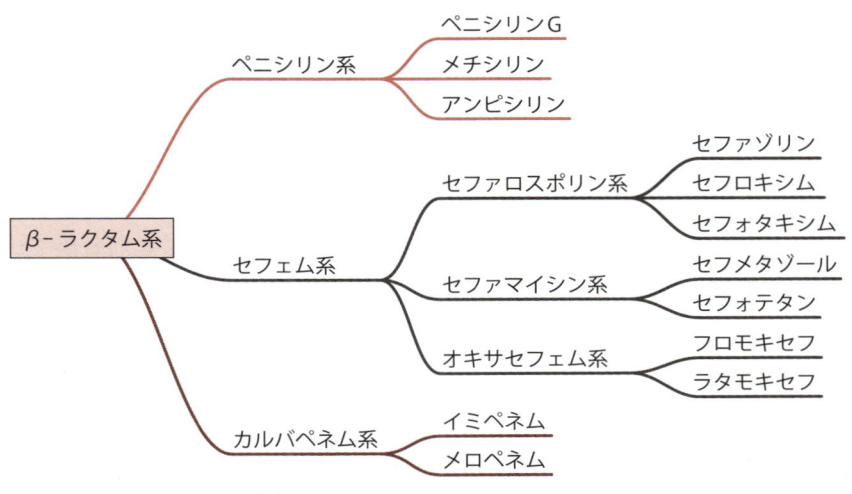

```
β-ラクタム系 ─┬─ ペニシリン系 ─┬─ ペニシリンG
              │                 ├─ メチシリン
              │                 └─ アンピシリン
              ├─ セフェム系 ─┬─ セファロスポリン系 ─┬─ セファゾリン
              │              │                      ├─ セフロキシム
              │              │                      └─ セフォタキシム
              │              ├─ セファマイシン系 ─┬─ セフメタゾール
              │              │                    └─ セフォテタン
              │              └─ オキサセフェム系 ─┬─ フロモキセフ
              │                                    └─ ラタモキセフ
              └─ カルバペネム系 ─┬─ イミペネム
                                  └─ メロペネム
```

図2　β-ラクタム系抗菌薬の分類

性が伝播する要因となっている．臨床上重要とされるカルバペネマーゼのタイプとその産生菌について表に記載した．それぞれの酵素には異型の存在も報告されており，IMP-1，IMP-2，IMP-3などと表記される．

3　NDM-1 ─最強のβ-ラクタマーゼ

　β-ラクタマーゼのなかでも，近年，問題となっているのはニューデリー・メタロ-β-ラクタマーゼ（NDM-1）である．NDM-1はカルバペネマーゼであり，その産生菌は，カルバペネム系抗菌薬を含むほぼすべてのβ-ラクタム系抗菌薬に耐性を示す．NDM-1産生菌は，スウェーデンに在住するインドから帰国した患者から分離された．本耐性菌はインド，パキスタン地方を起源としており，英国，ヨーロッパ，アメリカ，カナダ，アジア諸国へと拡散していった．カルバペネマーゼ産生菌は，これまで緑膿菌やアシネトバクター属菌を中心に報告されていた．しかし，NDM型のカルバペネマーゼは，肺炎桿菌（*Klebsiella pneumoniae*）や大腸菌などの腸内細菌科に属する

Column　シラスタチンナトリウムとは？

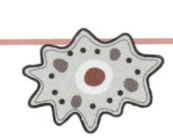

　イミペネムはすぐれた抗菌力をもつにもかかわらず，腎臓にある酵素（dehydropeptidase-Ⅰ）によって不活化されるという欠点があった．そのためイミペネムには，腎臓での不活化を抑制するシラスタチンナトリウムが配合されている．シラスタチンナトリウム自体には抗菌活性がなく，イミペネムの抗菌活性にも影響をおよぼさないことが知られている．

菌種で確認されており大きな問題となっている．なぜなら，これらの細菌は健常人の腸内にも存在しており，NDM-1産生菌が院内だけではなく，市中感染として蔓延することが危惧されるからである．また，NDM-1をコードする遺伝子がプラスミド上にあることも注意すべきである．プラスミドは自律的に複製する染色体外DNAであり，接合伝達で他の細菌に伝播するので，プラスミドを介し多剤耐性化がいっぺんに起きてしまうケースがある．これまで報告されている薬剤耐性プラスミド上には，NDM-1遺伝子以外に，別種なβ-ラクタマーゼやアミノグリコシド系抗菌薬耐性に関与する遺伝子がコードされていた例もある．このようにMBLのなかでもNDM-1産生菌の動向は，細心の注意を払いサーベイランスをおこなうべきである．

4 危惧される多剤耐性—拡大するカルバペネム耐性菌

ここではカルバペネム耐性菌のなかでも，その拡大が危惧されるカルバペネム耐性腸内細菌と多剤耐性アシネトバクター属菌について解説する．

1）カルバペネム耐性腸内細菌

近年，カルバペネム耐性腸内細菌（carbapenem-resistant *Enterobacteriaceae*：CRE）による感染症が，大きな問題となっている．CREはカルバペネム耐性を獲得した腸内細菌科に属する細菌であり，肺炎桿菌と大腸菌が大半を占めている．そのほかCREの起因菌として，*Klebsiella oxytoca*，*Citrobacter*属菌，*Enterobacter*属菌，*Serratia*属菌などがあげられる．米国での報告によると，カルバペネム耐性の*Klebsiella*属菌の分離例は，1.6％（2001年）から10.4％（2011年）へと増加しており，耐性菌の拡大が深刻化しつつある．

CREはカルバペネム系抗菌薬だけではなく，ほとんどの広域β-ラクタム系薬に耐性を獲得しており，その治療が困難となっている．また，CREになるのは腸内に常在しやすい菌種なので，ヒト腸管に長いあいだ定着する傾向がある．このため市中感染

Column　不名誉な命名？

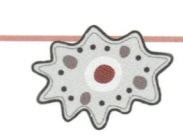

NDM-1産生菌によるはじめての感染事例では，患者がニューデリーの病院で感染したことが推察されている．そのためニューデリー・メタロ-β-ラクタマーゼ-1とよばれるようになった．地名を冠したMBLは，他にSPM-1（São Paulo metallo-β-lactamase-1）やVIM（Verona integron-encoded metallo-β-lactamase）などがある．ちなみに，São Paulo（サンパウロ）はブラジル南東部に位置する都市であり，Verona（ヴェローナ）は北イタリアの都市である．これら，3カ所の都市にとっては，まったく不名誉な命名であろう．

表　主なβ-ラクタマーゼのタイプと耐性菌

クラス	酵素名	備考	主な耐性菌
A	IMI-1〜IMI-3	imipenemase	*Enterobacter cloacae*
A	NMC-A	non-metallo-enzyme carbapenemase of class A	*Enterobacter cloacae*
A	KPC-1〜KPC-15	*Klebsiella pneumoniae* carbapenemase	肺炎桿菌，緑膿菌，*Enterobacter cloacae*
A	SME-1〜SME-3	*Serratia marcescens* enzyme	*Serratia marcescens*
B	NDM-1〜NDM-8	New Delhi Metallo-β-lactamase-1	肺炎桿菌，大腸菌
B	IMP-1〜IMP-44	important β-lactamase	肺炎桿菌，大腸菌，緑膿菌，*Acinetobacter baumannii*，*Serratia marcescens*
B	VIM-1〜VIM-37	Verona integron-encoded metallo-β-lactamase	肺炎桿菌，大腸菌，緑膿菌，*Acinetobacter baumannii*，*Serratia marcescens*，*Enterobacter cloacae*
B	SPM-1	São Paulo metallo-β-lactamase-1	緑膿菌
D	OXA-48，OXA-181	oxacillinase	肺炎桿菌，大腸菌，*Citrobacter freundii*，*Enterobacter cloacae*，*Providencia rettgeri*，*Enterobacter sakazakii*

の拡大が危惧されている．

　CREによる感染症では，起因菌として肺炎桿菌や大腸菌が大半を占めるので，肺炎や尿路感染症などを起こす．CREの菌種はグラム陰性菌であり，エンドトキシン（リポ多糖のリピドA部分）を産生する．そのためCREが血流に乗って敗血症を起こした場合，**エンドトキシンショック**[※2]や多臓器不全を併発し，その致死率は40〜50％にも達することが報告されている．死亡率の異常な高さから，世界レベルでの警戒が必要な多剤耐性菌である．

　CREが産生するカルバペネマーゼは，これまで3つのクラスが報告されている．米国やヨーロッパで拡大傾向にあるのは，クラスAに分類されるKPC型である（**表**）．一方，日本も含め世界中に拡散しているのは，IMP, VIM, NDM-1などのクラスBのMBLである．さらにヨーロッパや中東諸国では，OXA-48やOXA-181とよばれるクラスDに属するカルバペネマーゼも報告されている．

　CREは，ほとんどすべての抗菌薬が無効であるために，患者に対する治療の指針や

※2　エンドトキシンショック：グラム陰性菌に感染し体内で菌体が壊れると，細胞壁成分であるリポ多糖（LPS）が放出される．LPSはCD14とTLR（Toll-like receptor）-4によって認識され，炎症反応にかかわるシグナル伝達経路を活性化する．この反応が過剰になると，ショック状態（エンドトキシンショック）が誘発される．

ガイドラインが策定されていないのが現状である．また，感染症法（第1部3章参照）においても届出基準などが定められていないので，早急な対応が必要とされる（2013年3月現在）．

2）多剤耐性アシネトバクター属菌

グラム陰性桿菌のアシネトバクター（*Acinetobacter*）属菌は，湿潤な環境や土壌に生息している．健常人に対して通常は無害である．また本菌は院内にも生息しており，カテーテルなどの臨床器具から分離されるケースは緑膿菌（第2部19章参照）の次に多い．本菌は緑膿菌と同様に，院内感染や日和見感染の起因菌として知られており，ヒトの感染症例からもっとも多く分離されるのは，アシネトバクター・バウマニ（*Acinetobacter baumannii*）である．

近年，問題となっているのは，多剤耐性アシネトバクター属菌（multiple drug-resistant *Acinetobacter*：MDRA）による感染症である．感染症法におけるMDRAの届出基準は，イミペネム，シプロキサシン，アミカシンのすべてに耐性を示す菌種であり，五類感染症・定点把握〔基幹定点医療機関（月単位）〕の対象になっている．

MDRAは，1990年代ごろからアメリカやドイツの医療機関で分離されるようになった．また，イラク戦争に従軍し負傷した将兵のあいだでMDRA感染症が多発し，当時，細菌兵器として疑われていた（これについては野戦病院における環境汚染が主な理由であった）．米国ではMDRA感染症が制御されておらず，いまだに増加傾向にある．わが国でのMDRAの感染例は少数である．しかし，その予後は不良で，致死率は7.8〜23％にも達するので注意を必要とする．

MDRAは，肺炎，敗血症，創傷感染症などを惹起するため，人工呼吸器関連肺炎の起因菌として，臨床上問題となっている．また，本菌は人工呼吸器のような多湿の環境を好む一方で，乾燥した環境でも数週間以上にわたって生存することが可能である．このようなアシネトバクターの性質から，医療従事者や患者の皮膚，病室などがMDRAのリザーバーとなりうるので，院内環境から排除しにくい原因にもなっている．

CREと同様にMDRAによる感染においても，広域な多剤耐性のために，有効な治療方法が確立されていないのが現状である．他のカルバペネム耐性菌と同様に，コリスチン（ポリミキシンE）やチゲサイクリンの使用が試みられている．しかし，韓国ではすでにコリスチン耐性のMDRAが分離されており，ほとんどすべての抗菌薬が無効である．

これまでみてきたようにカルバペネム耐性を獲得した細菌は臨床上大きな問題となっているが，カルバペネムを越える新規β-ラクタム抗菌薬の開発は，遅々として進まないのが現状である．

Infectious Diseases

付録

ここでは，筆者が日々の研究生活で利用しているWebサイトについて紹介するとともに，研究生活を快適にするライフハックとそのツールについて，取り上げてみる．

※付録内ではⒸ，Ⓡ，TMなどの表記を省略しています

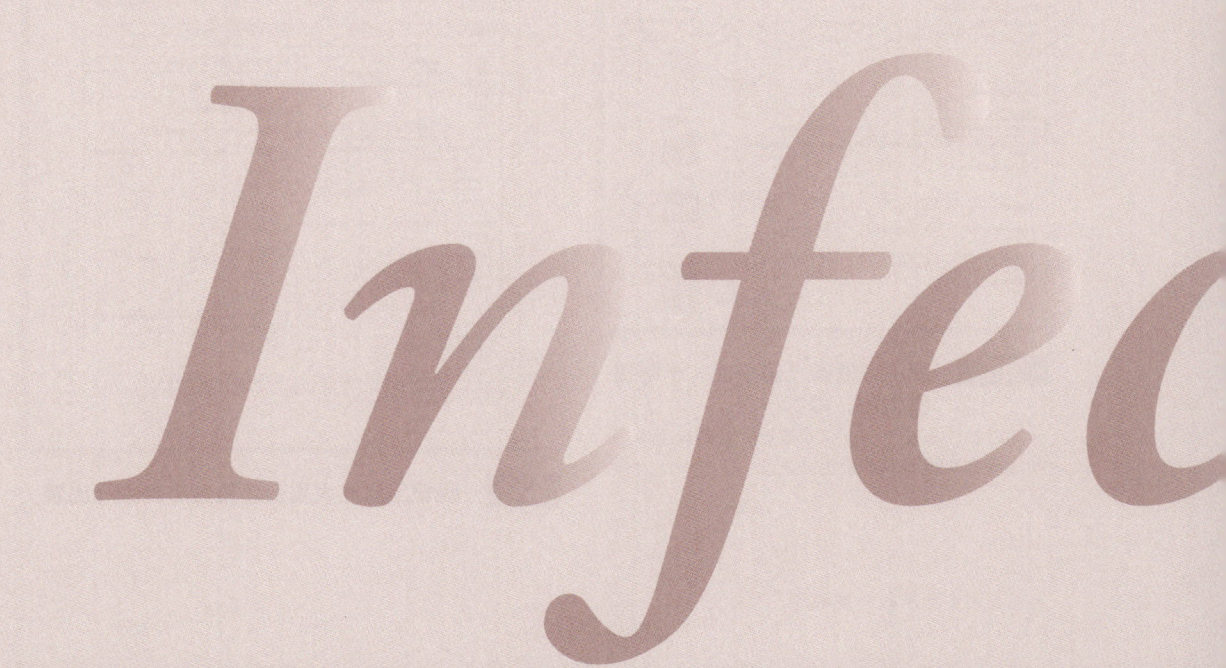

付録

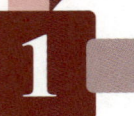

1 感染症研究に役立つWebサイト

　ここでは，筆者が日々の研究生活で利用しているWebサイトについて，特に感染症関連に絞って紹介してみたい．

1）厚生労働省「感染症・予防接種情報」（図1）
―感染症法のすべてがわかる
http://www.mhlw.go.jp/stf/seisakunitsuite/bunya/kenkou_iryou/kenkou/kekkaku-kansenshou/index.html

　このサイトでは感染症法の対象となっているすべての疾患を網羅しており，論文や報告書などをまとめるときに役に立つ．また，届出の際に必要な情報や届出様式（図2）などもここで入手することができる．

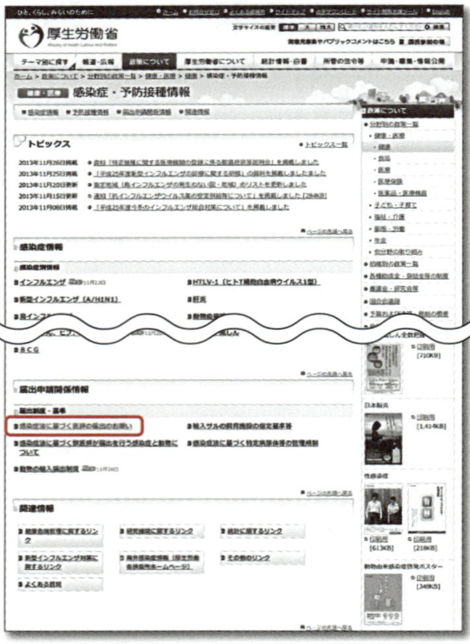

図1 厚生労働省「感染症・予防接種情報」のページ
赤枠のところをクリックすると，各感染症の細かな情報や届出様式が手に入る

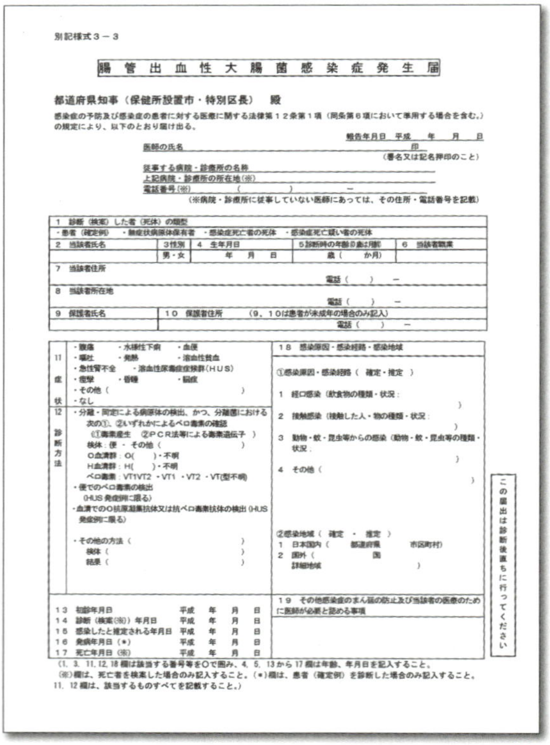

図2 腸管出血性大腸菌感染症の発生届出票

2）国立感染症研究所（図3）
── 感染症法以外の疾患の最新情報もわかる

http://www.nih.go.jp/niid/ja/

　トップページ右上の検索欄に感染症名や病原体名を入れることで，最新情報を引き出すことができる．また，感染症法で定められている以外の病原体の情報についても網羅されており，感染症関連の情報がほしいと思ったら，このWebサイトを訪れてみよう．特に，次の3）で紹介する感染症疫学センターのページが便利である．

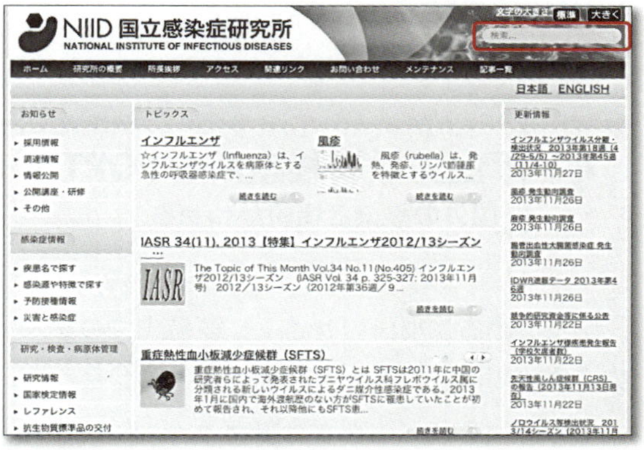

図3　国立感染症研究所のトップページ
赤枠が検索欄で，感染症名や病原体名を入れることで最新情報を得られる

3）国立感染症研究所「感染症疫学センター」（図4）
── 動向調査と流行予測がわかる

http://www.nih.go.jp/niid/ja/from-idsc.html

　このページには疫学関連の情報が詳細にまとめられている．特に下記の内部リンクは，感染症の動向調査と流行予測を調べるときに役に立つ．

①IDWR（感染症発生動向調査週報）：感染症法で定められた感染症について，全国での発生状況を調査・集計しており，感染症の動向を月別あるいは年別に調べるときに便利である．

②IASR（病原微生物検出情報）：全国の地方衛生研究所・検疫所から送られてくる病原体検出状況を集計しているページで，今起きている感染症をリアルタイムで知りたいときに便利である．

③感染症流行予測調査：集団免疫率（ある集団のなかで注目している病原体に免疫をもつ

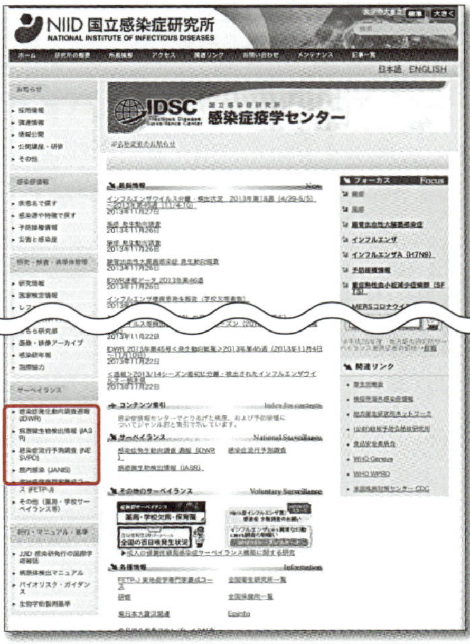

図4　国立感染症研究所「感染症疫学センター」のページ
赤枠が本文で紹介している内部リンク

人の割合）の現状把握をおこなうことで，疾病の流行予測に関する情報を提供している．ワクチンを扱う医療従事者・研究者にオススメしたい．

④JANIS 院内感染対策サーベイランス：耐性菌の検出と院内感染の状況を全国レベルで把握し，それらの情報を公開している．耐性菌による院内感染動向を調べたいときに，このサイトが役に立つ．

4）厚生労働省検疫所のFORTH（FOR Traveler's Health）（図5）
―国外の感染症情報がわかる

http://www.forth.go.jp/

厚生労働省検疫所のサイト．渡航先での感染症情報や渡航にあたり必要なワクチンについての情報を調べるときに役に立つ．一方，感染症から外れてしまうが，渡航先の天変地異・治安悪化などの情報を調べるときには，外務省の「海外安全ホームページ」（http://www.anzen.mofa.go.jp/）が便利である．

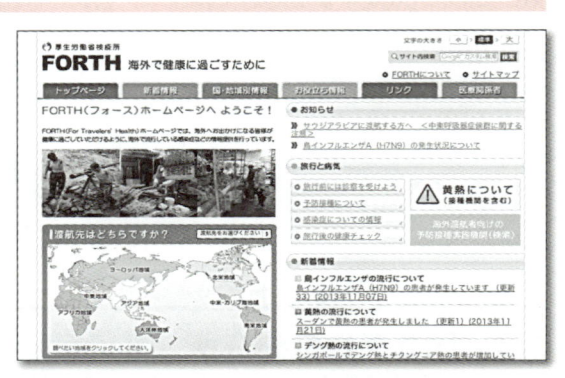

図5 FORTH（FOR Traveler's Health）のトップページ

5）国立感染症研究所「バイオセーフティ管理室」（図6）
―病原体の安全な取り扱いを把握しよう

http://www0.nih.go.jp/niid/Biosafety/kanrikitei3/

このサイトから，病原体等安全管理規程，病原体等のBSL分類と取り扱い様式についての資料をダウンロードすることができる．病原体等安全管理規程のなかに，病原体等の運搬方法についての記載もあり，研究用の病原体を国内外に輸送する際の参考となる．なお，病原体運搬の梱包例を示したのが図7であり，国連規格の容器を用いる必要がある．検体が入った容器（一次容器）は，写真に示す二次容器で保護される（この容器にはドライアイスを入れるなと明記されている）．この二次容

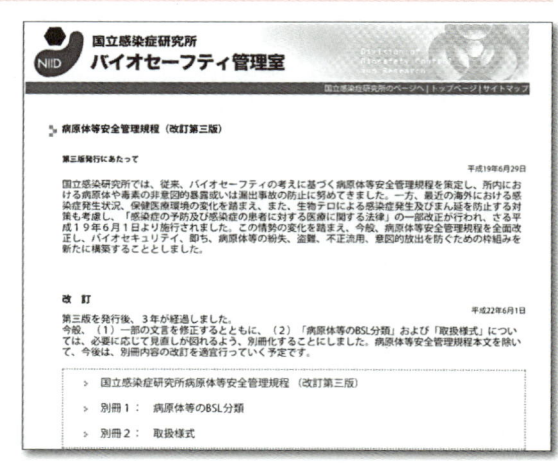

図6 国立感染症研究所「バイオセーフティ管理室」のページ

器は，さらに外装容器（三次容器）で梱包されることで，病原体の運搬がようやく可能となる．一方，海外への病原体輸送については，国際航空運送協会（International Air Transport Association：IATA）（http://www.iata.org/Pages/default.aspx）の基準を満たす必要がある．病原体を扱うすべての医療従事者，研究者は，病原体等安全管理規程について目を通しておこう．

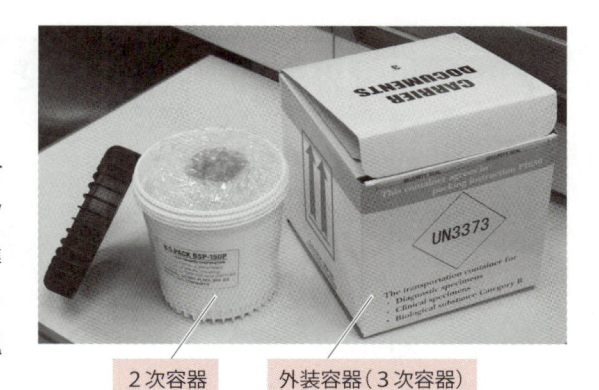

図7 病原体の梱包例

6）メールマガジン「感染症エクスプレス＠厚労省」（図8）
―感染症動向をざっとみたいときに便利

http://kansenshomerumaga.mhlw.go.jp/

　厚生労働省が配信しているメールマガジンで，ワクチン分科会予防接種基本方針部会における審議状況や3）で紹介したIDWR（感染症発生動向調査週報）などの感染症に関する最新情報を定期的に発信している．

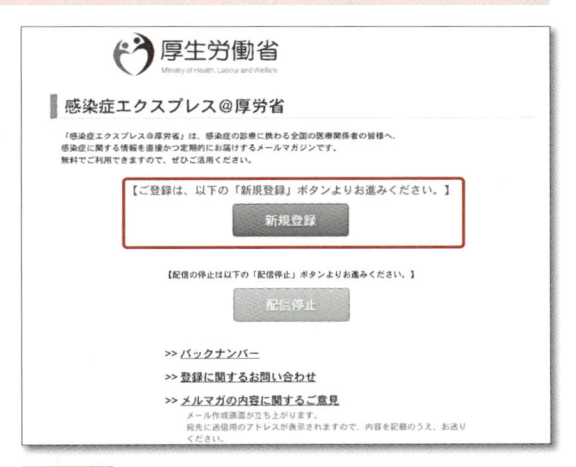

図8 感染症エクスプレス＠厚労省の登録ページ
赤枠からメールマガジンに登録できる

付録1　感染症研究に役立つWebサイト

7）メールマガジン「月刊くるにど」（図9）
—感染症の論文をやさしく解説

http://www.crnid.riken.jp/

　新興・再興感染症研究ネットワーク推進センター（独立行政法人理化学研究所）が配信しているメールマガジンで，海外のアウトブレイク情報，国内における感染症情報について紹介している．また，Nature誌やScience誌などに掲載された感染症関連論文をわかりやすく解説している．感染症の動向をグローバルな視点で切り込んでおり，万人にオススメしたい．

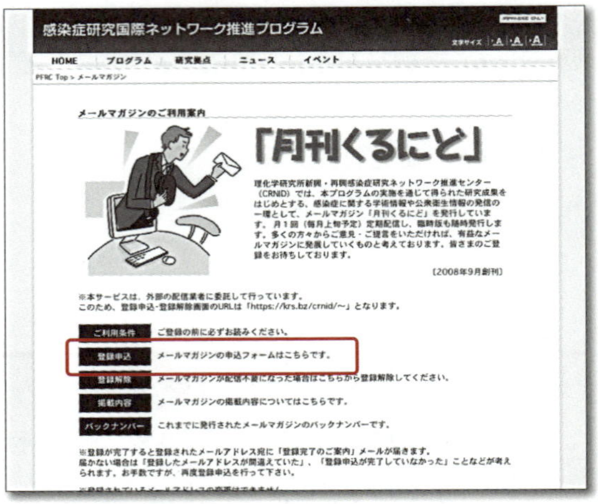

図9　月刊くるにどのトップページ
赤枠からメールマガジンに登録できる

付録

2 研究生活を快適にする ライフハックとツール

　この項目では筆者が最終的にたどり着いた（？）情報の収集とアウトプット（図1）について，ざっくりと解説したい．また，DropboxやEvernoteの使い方，史上最強のエディターであるScrivenerの使用方法についても解説したい．

1）情報のクラウド化—いかに集約・保管するか

◆Dropboxの活用

　筆者のコンピュータのなかにあるデータはクラウドに接続されており，今書いている原稿もリアルタイムでクラウドに接続されている．「クラウド」とは，インターネットを通じて提供されるサービス（ストレージ，情報収集・配信など）をユーザーが意識することなしに，さまざまなデバイスから利用できる形態のことである．クラウド上にデータがあれば，場所に依存せずに，どこにいてもリアルタイムで作業を進めることが可能となる．クラウドを利用したサービスの代表格として，Dropbox（https://www.dropbox.com/）があげられる．

　公式ウェブサイトからDropboxの専用アプリケーションをダウンロードしてPCにインストールすると，Dropboxという名称のフォルダが作成される．このフォルダにファイルを放り込むと，クラウド上に自動的にバックアップされるようになる．また，Dropboxアプリをインストールした他のPCやiPad，iPhoneなどからもクラウド上のデータにアクセスすることが可能であり，ファイル同期を自動的におこなってくれるのがポイントである（図2）．また，万が一，PCが壊れた場合でもクラウド上から瞬時にデータを復旧させることが可能である．Dropboxは2GBの容量までなら，無料で利用できるので，ぜひ，試してほしい．

◆Evernoteの活用

　Dropboxに対して，Evernote（http://evernote.com/intl/jp/）はクラウド上に置かれた雑記帳のようなものである（図3）．日々の雑然としたモノ・事柄を，情報として

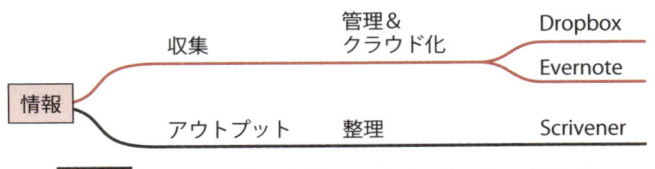

図1 筆者の情報収集とアウトプットのやり方

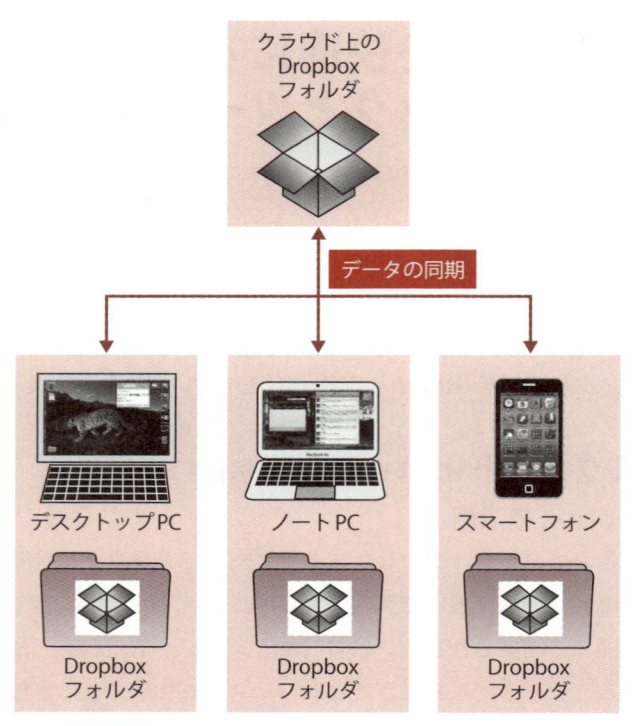

図2 Dropboxを利用したデータの同期

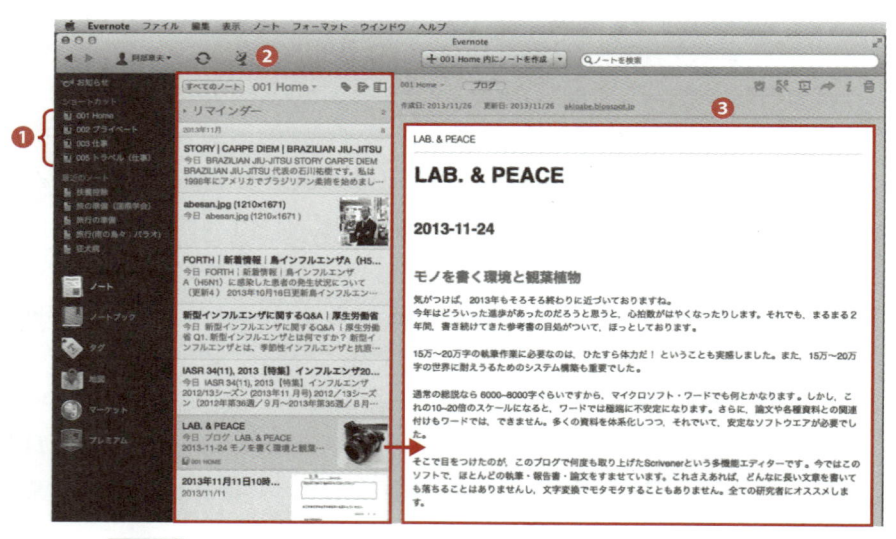

図3 コンピューター上でEvernoteを立ち上げたときの画面
❶収集した資料はノートブック中にプロジェクトごとに整理することが可能
（図中では，よく使うノートブックをショートカットに表示している）
❷各ノートはサマリービューで閲覧可能（ここでは001 Homeというノートブックを開いている）
❸001 Homeのなかにあるノートを開いたところ（筆者のブログをWeb Clipperという機能で取り込んでみた）

再活用することに特化したサービスである．筆者がもっとも使用しているのは，気になるWebサイトを簡単に保存するクリップ機能である．もちろん，Webブラウザのブックマークも同じような機能を果たしている．しかし，Evernoteでクリップした情報は，他のデバイスからでもアクセス可能なことが大きな違いである．例えば，iPhoneにEvernoteアプリを入れておけば，デスクトップでクリップした情報を，どこにいてもみることが可能である．さらにEvernoteに登録すると，メールアカウントが1つもらえる．筆者は重要だと思われるメール内容をEvernoteのメールアカウントに転送して，メールのバックアップと再利用を図っている．さらに，Evernoteには共有機能があり，収集した情報を公開することも可能である．

2）情報の整理——エディターソフトの活用

◆最強エディター Scrivener

筆者は今，ほとんどの文書をScrivener（http://www.literatureandlatte.com/index.php）というエディターで書いている．このエディターは，MacOS X版とMicrosoft Windows版があり，5,000円ほどで購入することができる（2013年11月現在）．Scrivenerの画面をみてみると，Draft（図4 ❶）とResearch（図4 ❷）とい

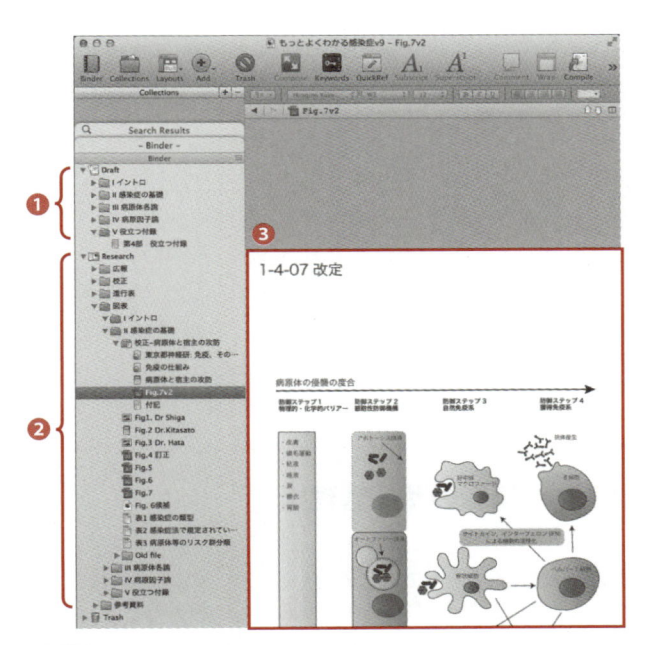

図4　Scrivenerの操作画面（本稿ができあがるまで）
❶ Draftフォルダーはテキストファイルを保存する場所
❷ Researchフォルダーは，Webのクリップやあらゆるファイルを放り込んでおける場所
❸ Adobe Illustratorのファイルは，アプリがなくても閲覧可能

う名前のフォルダがある．前者のフォルダには，原稿となるテキストファイルを入れておく．一方，後者のフォルダには，Webのクリッピング，論文PDF，Adobe Illustratorのファイルなど，原稿の材料となるあらゆるファイル形式のメディアを入れておくことができる（図4❸）．このように，1つのファイルのなかに原稿だけではなく図表や各種資料を入れておくことが可能であり，これが最強のエディターといわれるゆえんである．

　また，今執筆しているこの原稿のファイルサイズは，1.8ギガバイトと非常に大きい．しかし，文書を仕上げるというエディターの部分は実にしっかりしていて，ファイルサイズが大きくなっても動作が遅くなることは皆無である．ワープロソフトではサイズが大きくなると，文書入力時にちょっとしたタイムラグがある．エディターを使いはじめると，このタイムラグがとてもストレスになっていたことに気づくのである．

　Scrivenerで執筆に集中したい場合は，フルスクリーンモードにして他のアプリはみえないようにすることが可能である．また，何かを調べながら執筆する場合は，2画面モードが便利である．左側に原稿，右側に図や参考となる論文PDFを並べておいて，それをみながら原稿を書くことが可能である．また，Dropboxにも対応しており，ラボと自宅のPCでシームレスに執筆作業を進めることが可能である．前述のURLにデモ版があるので，Scrivenerの奥深さをぜひ，味わってほしい．

Column　筆者の時間管理術

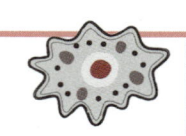

　最後に少しだけ時間管理の話をしてみたい．すぐに集中力が途切れる筆者は，午前中にメールを極力みないようにしている．午前中の気力があるときに，優先事項が高いタスクに集中している．また，48：12の時間管理で，持続性を保っている．すなわち48分間は仕事に集中し，12分間はストレッチや休憩にあてるのである．少し長めの休息をとることで，集中力の維持に努めている．一方，論文レビューや原稿の推敲などは，大学のキャンパス内を歩きながらおこなっている．眠くなっても歩くことで，集中力を持続させることが可能である．何よりもFacebookやメールのチェックができない点が気に入っている．何かに集中するときには，インターネット以前の世界に戻ることも重要であると思う．

文献一覧

第1部

第1章
1) 『銃・病原菌・鉄 上下』（ジャレド・ダイアモンド／著, 倉骨 彰／訳）, 草思社, 2012
2) 『細菌及免疫学綱要（復刻版）』（志賀 潔／著）, 南山堂, 2006

第3章
1) 厚生労働省の『感染症法に基づく医師の届出のお願い』, http://www.mhlw.go.jp/bunya/kenkou/kekkaku-kansenshou11/01.html
2) 『国立感染症研究所病原体等安全管理規程の改訂』, IASR, 28：192-195, 2007

第4章
1) Heczko, U. et al.：Segmented filamentous bacteria prevent colonization of enteropathogenic *Escherichia coli* O103 in rabbits. J. Infect. Dis., 181：1027-1033, 2000

第2部

第1章
1) 『腸管出血性大腸菌感染症 2013年4月現在』, IASR, 34：123-124, 2013
2) Wong, A. R. et al.：Enteropathogenic and enterohaemorrhagic *Escherichia coli*: Even more subversive elements. Mol. Microbiol., 80：1420-1438, 2011
3) Gao, X. et al.：NleB, a bacterial effector with glycosyltransferase activity, targets GAPDH function to inhibit NF-κB activation. Cell Host Microbe, 13：87-99, 2013
4) Baruch, K. et al.：Metalloprotease type III effectors that specifically cleave JNK and NF-κB. EMBO J., 30：221-231, 2011

第2章
1) 厚生労働省の『2011年結核登録者情報調査年報集計結果（概況）』, http://www.mhlw.go.jp/bunya/kenkou/kekkaku-kansenshou03/11.html
2) 『風立ちぬ・美しい村』（堀 辰雄／著）, 新潮社, 1951
3) Daleke, M. H. et al.：General secretion signal for the mycobacterial type VII secretion pathway. Proc. Natl. Acad. Sci. USA, 109：11342-11347, 2012
4) 「結核医療の基準」の見直し—2008. Kekkaku, 83：529-535, 2008
5) Vergne, I. et al.：Tuberculosis toxin blocking phagosome maturation inhibits a novel Ca2+/calmodulin-PI3K hVPS34 cascade. J. Exp. Med., 198：653-659, 2003
6) Gler, M. T. et al.：Delamanid for multidrug-resistant pulmonary tuberculosis. N. Engl. J. Med., 366：2151-2160, 2012

第3章
1) 『特集：溶血性レンサ球菌感染症』, IASR, 33：209-210, 2012
2) Ato, M. et al.：Incompetence of neutrophils to invasive group A *Streptococcus* is attributed to induction of plural virulence factors by dysfunction of a regulator. PLoS One, 3：e3455, 2008
3) Ikebe, T. et al.：Highly frequent mutations in negative regulators of multiple virulence genes in group A streptococcal toxic shock syndrome isolates. PLoS Pathog., 6：e1000832, 2010
4) Cole, J. N. et al.：Molecular insight into invasive group A streptococcal disease. Nat. Rev. Microbiol., 9：724-736, 2011

第4章
1) 山口県感染症情報センターの『重症熱性血小板減少症候群（SFTS）』, http://kanpoken.pref.yamaguchi.lg.jp/jyoho/page9/sfts_1.html
2) Yu, X. J. et al.：Fever with thrombocytopenia associated with a novel bunyavirus in China. N. Engl. J. Med., 364：1523-1532, 2011
3) Jin, C. et al.：Pathogenesis of emerging severe fever with thrombocytopenia syndrome virus in C57/BL6 mouse model. Proc. Natl. Acad. Sci. USA, 109：10053-10058, 2012
4) Qu, B. et al.：Suppression of the interferon and NF-κB responses by severe fever with thrombocytopenia syndrome virus. J. Virol., 86：8388-8401, 2012

第5章
1) Herfst, S. et al.：Airborne transmission of influenza A/H5N1 virus between ferrets. Science, 336：1534-1541, 2012
2) Imai, M. et al.：Experimental adaptation of an influenza H5 HA confers respiratory droplet transmission to a reassortant H5 HA/H1N1 virus in ferrets. Nature, 486：420-428, 2012
3) Richard, M. et al.：Limited airborne transmission of H7N9 influenza A virus between ferrets. Nature, 501：560-563, 2013
4) Watanabe, T. et al.：Characterization of H7N9 influenza A viruses isolated from humans. Nature, 501：551-555, 2013

第6章
1) 野間口雅子, 足立昭夫：アクセサリー蛋白質と抗HIV細胞因子. ウイルス, 56：66-74, 2009
2) 『HIV sequence compendium 2013』（the Division of AIDS, National Institute of Allergy and Infectious Diseases）, http://www.hiv.lanl.gov/content/sequence/HIV/COMPENDIUM/compendium.html, NIAID, 2013
3) Hattori, J. et al.：Trends in transmitted drug-resistant HIV-1 and demographic characteristics of newly diagnosed patients: Nationwide surveillance from 2003 to 2008 in Japan. Antiviral Res., 88：72-79, 2010
4) 『抗HIV治療ガイドライン』〔平成24年度厚生労働科学研究費補助金エイズ対策研究事業 HIV感染症およびその合併症の課題を克服する研究班（研究代表者：白阪琢磨）〕, http://www.haart-support.jp/guideline.htm, 厚生労働省, 2013

5) 『平成24年エイズ発生動向年報』（厚生労働省エイズ動向委員会），http://api-net.jfap.or.jp/status/2012/12nenpo/nenpo_menu.htm，厚生労働省，2013

6) 『世界のエイズ流行 2012年版』（国連合同エイズ計画レポート），公益財団法人エイズ予防財団により翻訳・作成，http://api-net.jfap.or.jp/status/world.html，エイズ予防財団，2012

7) 『エイズ予防情報ネット』，http://api-net.jfap.or.jp/index.html，エイズ予防財団

第7章

1) Kelly, C. P. & LaMont, J. T. : *Clostridium difficile* : More difficult than ever. N. Engl. J. Med., 359 : 1932-1940, 2008

2) Carter, G. P. et al. : The anti-sigma factor TcdC modulates hypervirulence in an epidemic BI/NAP1/027 clinical isolate of *Clostridium difficile*. PLoS Pathog., 7 : e1002317, 2011

3) Carter, G. P. et al. : The role of toxin A and toxin B in the virulence of *Clostridium difficile*. Trends Microbiol., 20 : 21-29, 2012

4) van Nood E. et al. : Duodenal infusion of donor feces for recurrent *Clostridium difficile*. N. Engl. J. Med., 368 : 407-415, 2013

第8章

1) 『志賀潔―或る細菌学者の回想』（志賀　潔／著），日本図書センター，1997

2) 国立感染症研究所感染症疫学センターの『感染症発生動向調査年別報告数一覧（その1：全数把握）』，http://www.nih.go.jp/niid/ja/all-surveillance/2085-idwr/ydata/3222-report-ja2011.html

3) Ashida, H. et al. : *Shigella* are versatile mucosal pathogens that circumvent the host innate immune system. Curr. Opin. Immunol., 23 : 448-455, 2011

4) Ashida, H. et al. : *Shigella* deploy multiple countermeasures against host innate immune responses. Curr. Opin. Microbiol., 14 : 16-23, 2011

5) Kobayashi, T. et al. : The *Shigella* OspC3 effector inhibits caspase-4, antagonizes inflammatory cell death, and promotes epithelial infection. Cell Host Microbe, 13 : 570-583, 2013

第9章

1) Hendriksen, R. S. et al. : Population genetics of *Vibrio cholerae* from Nepal in 2010: Evidence on the origin of the Haitian outbreak. MBio, 2 : e00157-e00111, 2011

2) Basler, M. et al. : Type VI secretion requires a dynamic contractile phage tail-like structure. Nature, 483 : 182-186, 2012

3) Hiyoshi, H. et al. : VopV, an F-actin-binding type III secretion effector, is required for *Vibrio parahaemolyticus*-induced enterotoxicity. Cell Host Microbe, 10 : 401-409, 2011

第10章

1) 厚生労働省の『ノロウイルスを病原物質とする食中毒発生状況』，http://www.mhlw.go.jp/topics/syokuchu/kanren/yobou/121214-1.html

2) 『ノロウイルス食中毒 2011年現在』，IASR，32 : 352-353，2011

3) RCSB PROTEIN DATA BANKの『CRYSTAL STRUCTURE ANALYSIS OF NORWALK VIRUS CAPSID』，http://www.rcsb.org/pdb/explore/explore.do?structureId=1IHM

4) 本村和嗣 ほか：ノロウイルスのゲノム解析と流行発生のしくみ．感染症学雑誌，86：563-568，2012

5) Bull, R. A. & White, P. A. : Mechanisms of GII.4 norovirus evolution. Trends Microbiol., 19 : 233-240, 2011

6) Karst, S. M. : Pathogenesis of noroviruses, emerging RNA viruses. Viruses, 2 : 748-781, 2010

第11章

1) 『カンピロバクター腸炎 2006〜2009』，IASR，31：1-3，2010

2) Young, K. T. et al. : *Campylobacter jejuni*: Molecular biology and pathogenesis. Nat. Rev. Microbiol., 5 : 665-679, 2007

3) Guerry, P. & Szymanski, C. M. : *Campylobacter* sugars sticking out. Trends Microbiol., 16 : 428-435, 2008

第12章

1) Klein, N. P. et al. : Waning protection after fifth dose of acellular pertussis vaccine in children. N. Engl. J. Med., 367 : 1012-1019, 2012

2) Centers for Disease Control and Prevention (CDC). : *Pertussis* epidemic : Washington, MMWR Morb. Mortal. Wkly Rep., 61 : 517-522, 2012

3) 総務省統計局の『伝染病及び食中毒の患者数と死亡者数』，http://www.stat.go.jp/data/chouki/zuhyou/24-10.xls

4) 国立感染症研究所感染症疫学センターの『感染症発生動向調査年別報告数一覧（その2：定点把握）』，http://www.nih.go.jp/niid/ja/all-surveillance/2085-idwr/ydata/3228-report-jb2011.html

5) 国立感染症研究所の百日咳発生DB（データベース），http://www.nih.go.jp/niid/ja/pertussis-m/610-idsc/561-pertu-db.html

6) Mattoo, S. & Cherry, J. D. : Molecular pathogenesis, epidemiology, and clinical manifestations of respiratory infections due to *Bordetella pertussis* and other *Bordetella* subspecies. Clin. Microbiol. Rev., 18 : 326-382, 2005

7) Kuwae, A. et al. : BopC is a novel type III effector secreted by *Bordetella bronchiseptica* and has a critical role in type III-dependent necrotic cell death. J. Biol. Chem., 281 : 6589-6600, 2006

8) Nagamatsu, K. et al. : *Bordetella* evades the host immune system by inducing IL-10 through a type III effector, BopN. J. Exp. Med., 206 : 3073-3088, 2009

9) Kurushima, J. et al. : The type III secreted protein BspR regulates the virulence genes in *Bordetella bronchiseptica*. PLoS One, 7 : e38925, 2012

第13章

1) 国立感染症研究所感染症疫学センターの『感染症発生動向調査年別報告数一覧（その2：定点把握）』，http://www.nih.go.jp/niid/ja/all-surveillance/2085-idwr/ydata/3228-report-jb2011.html

2）砂川慶介 ほか：本邦における小児細菌性髄膜炎の動向（2007～2008）．感染症学雑誌，84：33-41, 2010

3）World Health Organization：WHO position paper on *Haemophilus influenzae* type b conjugate vaccines. Wkly Epidemiol. Rec., 81：445-452, 2006

4）庵原俊昭 ほか：インフルエンザ菌b型（Hib）ワクチンおよび7価肺炎球菌結合型ワクチン（PCV7）導入が侵襲性細菌感染症に及ぼす効果について．IASR，33：71-72, 2012

5）Hallström, T. & Riesbeck, K.：*Haemophilus influenzae* and the complement system. Trends Microbiol., 18：258-265, 2010

第14章

1）庵原俊昭 ほか：インフルエンザ菌b型（Hib）ワクチンおよび7価肺炎球菌結合型ワクチン（PCV7）導入が侵襲性細菌感染症に及ぼす効果について．IASR，33：71-72, 2012

2）生方公子（研究代表者）：重症型のレンサ球菌・肺炎球菌感染症に対するサーベイランスの構築と病因解析，その診断治療に関する研究，厚生労働科学研究費補助金新型インフルエンザ等新興・再興感染症研究事業

3）Sanchez, C. J. et al.：The pneumococcal serine-rich repeat protein is an intra-species bacterial adhesin that promotes bacterial aggregation *in vivo* and in biofilms. PLoS Pathog., 6：e1001044, 2010

4）Paterson, G. K. & Orihuela, C. J.：Pneumococcal microbial surface components recognizing adhesive matrix molecules targeting of the extracellular matrix. Mol. Microbiol., 77：1-5, 2010

第15章

1）国立感染症研究所感染症疫学センターの『感染症発生動向調査年別報告数一覧（その1：全数把握）』，http://www.nih.go.jp/niid/ja/all-surveillance/2085-idwr/ydata/3222-report-ja2011.html

2）Criss, A. K. & Seifert, H. S.：A bacterial siren song：Intimate interactions between *Neisseria* and neutrophils. Nat. Rev. Microbiol., 10：178-190, 2012

3）Trivedi, K. et al.：Mechanisms of meningococcal colonisation. Trends Microbiol., 19：456-463, 2011

4）Kuwae, A. et al.：NafA negatively controls *Neisseria meningitidis* piliation. PLoS One, 6：e21749, 2011

第16章

1）国立感染症研究所感染症疫学センターの『感染症発生動向調査年別報告数一覧（その2：定点把握）』，http://www.nih.go.jp/niid/ja/all-surveillance/2085-idwr/ydata/3228-report-jb2011.html

2）国立感染症研究所感染症疫学センターの『感染症発生動向調査事業年報』，http://www.nih.go.jp/niid/ja/all-surveillance/2270-idwr/nenpou/3355-idwr-nenpo.html

3）国立感染症研究所感染症疫学センターの『感染症発生動向調査 週報（IDWR）2012年第40号＜注目すべき感染症＞RSウイルス感染症』，http://www.nih.go.jp/niid/images/idwr/kanja/idwr2012/idwr2012-40.pdf

4）Mastrangelo, P. & Hegele, R. G.：The RSV fusion receptor：Not what everyone expected it to be. Microbes Infect., 14：1205-1210, 2012

5）Villenave, R. et al.：Respiratory syncytial virus interaction with human airway epithelium. Trends Microbiol., 21：238-244, 2013

6）Loebbermann, J. et al.：Defective immunoregulation in RSV vaccine-augmented viral lung disease restored by selective chemoattraction of regulatory T cells. Proc. Natl. Acad. Sci. USA, 110：2987-2992, 2013

第17章

1）国立感染症研究所感染症疫学センターの『感染症発生動向調査年別報告数一覧（その1：全数把握）』，http://www.nih.go.jp/niid/ja/all-surveillance/2085-idwr/ydata/3222-report-ja2011.html

2）Delpeut, S. et al.：Host factors and measles virus replication. Curr. Opin. Virol., 2：773-783, 2012

3）中山哲夫：麻疹ワクチン．ウイルス．59：257-266, 2009

4）Fukuhara, H. et al.：Entry mechanism of morbillivirus family. Yakugaku Zasshi, 133：549-559, 2013

第18章

1）国立感染症研究所感染症疫学センターの『風疹の現状と今後の風疹対策について』，http://idsc.nih.go.jp/disease/rubella/rubella.html

2）国立感染症研究所感染症疫学センターの『感染症発生動向調査（IDWR）風しん累積報告数の推移2009～2013年（第1～22週）』，http://www0.nih.go.jp/niid/idsc/idwr/diseases/rubella/rubella2013/rube13-22.pdf

3）国立感染症研究所感染症疫学センターの『感染症発生動向調査年別報告数一覧（その1：全数把握）』，http://www.nih.go.jp/niid/ja/all-surveillance/2085-idwr/ydata/3222-report-ja2011.html

4）Sakata, M. & Nakayama, T.：Protease and helicase domains are related to the temperature sensitivity of wild-type rubella viruses. Vaccine, 29：1107-1113, 2011

5）DuBois, R. M. et al.：Functional and evolutionary insight from the crystal structure of rubella virus protein E1. Nature, 493：552-556, 2013

第19章

1）国立感染症研究所感染症疫学センターの『感染症発生動向調査年別報告数一覧（その2：定点把握）』，http://www.nih.go.jp/niid/ja/all-surveillance/2085-idwr/ydata/3228-report-jb2011.html

2）Breidenstein, E. B. et al.：*Pseudomonas aeruginosa*：All roads lead to resistance. Trends Microbiol., 19：419-426, 2011

3）Hauser, A. R.：The type III secretion system of *Pseudomonas aeruginosa*：Infection by injection. Nat. Rev. Microbiol., 7：654-665, 2009

第20章

1）国立感染症研究所感染症疫学センターの『感染症発生動向調査年別報告数一覧（その2：定点把握）』，http://www.nih.go.jp/niid/ja/all-surveillance/2085-idwr/ydata/3228-report-jb2011.html

2）厚生労働省の『院内感染対策サーベイランス事業（JANIS）検査部門（一般向け）期報・年報の2012年年報』，http://www.nih-janis.jp/report/open_report/2012/3/1/ken_Open_Report_201200.pdf

3) International working group on the classification of Staphylococcal cassette chromosome elements (IWG-SCC).: Classification of staphylococcal cassette chromosome *mec* (SCC*mec*): Guidelines for reporting novel SCC*mec* elements. Antimicrob. Agents Chemother., 53：4961-4967, 2009
4) Kos, V. N. et al.：Comparative genomics of vancomycin-resistant *Staphylococcus aureus* strains and their positions within the clade most commonly associated with methicillin-resistant *S. aureus* hospital-acquired infection in the United States. MBio, 3：e00112-12, 2012
5) 『MRSA感染症の治療ガイドライン』(MRSA感染症の治療ガイドライン作成委員会／編), 日本化学療法学会, 日本感染症学会, 2013

第3部

第1章

1) Hutagalung, A. H. & Novick, P. J.：Role of Rab GTPases in membrane traffic and cell physiology. Physiol. Rev., 91：119-149, 2011

第2章

1) Manzanillo, P. S. et al.：The ubiquitin ligase parkin mediates resistance to intracellular pathogens. Nature, 501：512-516, 2013
2) Huett, A. et al.：The LRR and RING domain protein LRSAM1 is an E3 ligase crucial for ubiquitin-dependent autophagy of intracellular *Salmonella* Typhimurium. Cell Host Microbe, 12：778-790, 2012
3) Fujita, N. et al.：Recruitment of the autophagic machinery to endosomes during infection is mediated by ubiquitin. J. Cell Biol., 203：115-128, 2013
4) Mizushima, N. & Komatsu, M.：Autophagy: renovation of cells and tissues. Cell, 147：728-741, 2011
5) Shaid, S. et al.：Ubiquitination and selective autophagy. Cell Death Differ., 20：21-30, 2013
6) Thurston, T. L. et al.：Galectin 8 targets damaged vesicles for autophagy to defend cells against bacterial invasion. Nature, 482：414-418, 2012
7) Ogawa, M. et al.：A Tecpr1-dependent selective autophagy pathway targets bacterial pathogens. Cell Host Microbe, 9：376-389, 2011

第3章

1) Camilli, A. & Bassler, B. L.：Bacterial small-molecule signaling pathways. Science, 311：1113-1116, 2006
2) Yamada, S. et al.：Structure of PAS-linked histidine kinase and the response regulator complex. Structure, 17：1333-1344, 2009
3) McDougald, D. et al.：Should we stay or should we go: Mechanisms and ecological consequences for biofilm dispersal. Nat. Rev. Microbiol., 10：39-50, 2011

第4章

1) Bacterial secretion systems: function and structural biology（Cécile Wandersman／ed.）：Res. Microbiol., 164：497-688, 2013

第5章

1) Centers for Disease Control and Prevention (CDC).: Vital signs: Carbapenem-resistant Enterobacteriaceae. MMWR Morb. Mortal. Wkly Rep., 62：165-170, 2013
2) Howard, A. et al.：*Acinetobacter baumannii*: An emerging opportunistic pathogen. Virulence, 3：243-250, 2012

索引

※**太字**は本文中に『脚注』があります

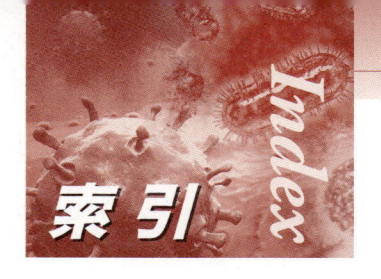

◆ 数字 ◆

- Ⅰ型分泌装置 ………………………… 243
- 2-パートナー分泌システム ……… 248
- 26Sプロテアソーム ………………… 99
- Ⅱ型分泌装置 ………………………… 244
- Ⅲ型分泌装置 …………………… 44, 245
- Ⅲ型分泌タンパク質 ………………… 151
- 4大出血熱 …………………………… 74
- 4,5-二リン酸 ……………………… 217
- Ⅳ型分泌装置 ………………………… 247
- Ⅴ型分泌装置 ………………………… 248
- Ⅵ型分泌装置 …………………… 124, 248
- Ⅶ型分泌装置 …………………… 54, 250

◆ 和文 ◆

あ 行

- アウトブレイク …………………… **102**
- 亜急性硬化性全脳炎 ……………… 187
- アクチベーター …………………… 232
- アデニル酸シクラーゼ …………… 151
- アメーバ赤痢 ……………………… 111
- アルボウイルス …………………… 74
- イオタ毒素 ………………………… 108
- 移行抗体 …………………………… **176**
- 一次結核症 ………………………… 53
- 遺伝子再集合 ……………………… 86
- 異物排出トランスポーター ……… 244
- 異物排出ポンプ …………………… 203
- 医療関連感染 ……………………… 103
- インチミン ………………………… 44
- 院内感染対策サーベイランス事業
　　　　　　　　　　　　　　…… 207
- インフラマソーム ………… **113**, 178
- インフルエンザウイルス ………… 154
- インフルエンザ菌 …………… 154, 166
- インフルエンザ属 ………………… 81
- ヴォールト ………………………… 230
- ウイルス学的セットポイント …… 96
- ウイルス血症 ……………………… 188
- ウイルス様中空粒子 ……………… 129
- ウェルシュ菌 ……………………… 101
- ウォリネラ ………………………… 134
- エイズ ……………………………… 90
- 疫学 ………………………………… 22
- 易感染患者 ………………………… 199
- 疫痢 ………………………………… 110
- エコーウイルス …………………… 157
- 壊死毒素 …………………………… 151
- エピデミック ……………………… 22
- エフェクター ………………… 151, 245
- エロモナス・ハイドロフィラ …… 61
- エンデミック ……………………… 22
- エンテロウイルス ………………… 157
- エンドソーム膜 …………………… 67
- エンドトキシンショック ……… **255**
- 黄色ブドウ球菌 …………………… 206
- オートインデューサー
　　　　　　　　　…… 42, 203, 236
- オートトランスポーター ………… 151
- オートファゴソーム ……………… 221
- オートファジー …… 56, 99, 116, 220
- オセルタミビル ………………… 85, 89
- オプソニン作用 …………………… **64**
- オペレーター ……………………… 232
- オルトミクソウイルス科 ………… 81

か 行

- 化学療法剤 ………………………… 16
- 下気道疾患 ………………………… 177
- 獲得免疫系 ………………………… 33
- 隔壁合成酵素 ……………………… 163
- 隔離膜 ……………………………… 221
- カスパーゼ-1 ……………………… 113
- カタラーゼ ………………………… 214
- カタル症状 ………………………… **185**
- 活性酸素 …………………………… 214
- 化膿レンサ球菌 …………………… 61
- 芽胞 ………………………………… **105**
- カポジ肉腫関連ヘルペスウイルス
　　　　　　　　　　　　　　…… 98
- カリシウイルス …………………… 128
- カルバペネム系抗菌薬 …………… 251
- ガレクチン-8 ……………………… 223
- 桿菌 ………………………………… **154**
- ガングリオシド …………………… 137
- 感染 ………………………………… 20
- 感染経路 …………………………… 21
- 感染症 ……………………………… 20
- 感染症法 …………………………… 24
- 感染量 ……………………………… 20
- カンピロバクター ………………… 134
- 乾酪化 ……………………………… **53**
- 気管支敗血症菌 …………………… 142
- 気管上皮細胞毒素 ………………… 151
- 記述疫学 …………………………… **22**
- 季節性インフルエンザ …………… 78
- 偽足 ………………………………… 140
- 偽膜性大腸炎 ……………………… 106
- 逆行輸送 …………………………… 118
- 吸気性笛声 ………………………… 147
- 急性窮迫性呼吸症候群 …………… 84
- 休眠 ………………………………… 49
- 休眠状態 …………………………… 57
- 莢膜 ………………………………… 165
- 莢膜多糖体 ……………………… **159**
- ギラン・バレー症候群 …………… 137
- 菌交代症 …………………………… 103
- グアニンヌクレオチド交換因子 … 216
- クオラムセンシング ………… 42, 236
- グラム陽性桿菌 …………………… **50**
- クリミア・コンゴ出血熱ウイルス
　　　　　　　　　　　　　　…… 73
- クルーズ・トリパノソーマ ……… 70
- クロストリジウム・ディフィシル
　　　　　　　　　　　　　　…… 101
- クロストリジウム属 ……………… 101
- 経口不活化コレラワクチン ……… 125
- 経口補液 …………………………… 125
- 劇症化 ……………………………… **60**
- 劇症型溶血性レンサ球菌感染症 … 61
- 血液型抗原 ………………………… 132
- 結核菌群 …………………………… 51
- 血小板 ……………………………… 76
- 血清療法 …………………………… 16
- ケモカイン受容体 ………………… 94
- 顕性感染 …………………………… 20
- 抗ウイルス薬 ……………………… 181
- 後期エンドソーム ………………… 215
- 後期ファゴソーム形成 …………… 215
- 抗菌スペクトル ………………… **251**
- 抗菌ペプチド ……………………… **30**
- 抗菌薬 ……………………………… **58**
- 抗菌薬関連下痢症 ………………… 103
- 交差反応 ………………………… **139**
- 抗酸菌 ……………………………… 50
- 抗生物質 …………………………… 16
- 好中球細胞外トラップ …………… 65
- 後天性免疫不全症候群 …………… 90
- 高病原性鳥インフルエンザウイルス
　　　　　　　　　　　　　　…… 80
- 合胞体 ……………………………… 175

索引

コクサッキーウイルス……………157
コプリック斑………………………186
コレラ菌……………………………119
コレラ毒素……………………122, 244

さ 行

細菌性髄膜炎…………………155, 157
再興感染……………………………**17**
細胞死………………………………118
細胞内寄生細菌………………………52
細胞壁合成酵素……………………209
細胞膨化致死毒素…………………139
酸耐性…………………………………41
シアル酸………………………85, 161
志賀 潔……………………………109
志賀毒素………………………36, 117
シグナル配列………………………246
シグマ因子………………42, 106, 235
シスト………………………………111
自然宿主………………………………39
自然耐性……………………………200
自然免疫系……………………………31
市中感染……………………………103
実験疫学……………………………**22**
シナジス®…………………………180
渋り腹………………………………111
シャーガス病…………………………70
若年性パーキンソン病……………226
重症熱性血小板減少症候群…………68
宿主……………………………………19
馴化…………………………………**197**
傷害……………………………………44
上気道炎……………………………177
常在細菌……………………………**135**
常在細菌叢…………………………**20**
初期エンドソーム…………………215
初期エンドソーム抗原1…………217
初期ファゴソーム形成……………215
食細胞…………………………………**31**
食中毒………………………………135
新型インフルエンザ…………………78
人工呼吸器関連肺炎………………207
侵襲性………………………………156
侵襲性髄膜炎菌感染症……………171
侵襲性肺炎球菌感染症……………165
侵入門戸………………………………19
水平伝播……………………………**23**
髄膜炎………………………………156
髄膜炎菌……………………………169

髄膜炎菌性髄膜炎…………………171
髄膜炎ベルト………………………169
髄膜刺激症状………………………157
スーパーオキシドジスムターゼ…214
ストレプトリジンO…………64, 228
スポロゾイト………………………**70**
制御性T細胞………………………181
成熟嚢子……………………………111
勢力均衡………………………20, 30
世界流行………………………………22
赤痢アメーバ………………………111
赤痢菌………………………………230
セグメント細菌………………………33
セクレチン…………………………244
接着因子……………………………151
セプチン……………………………231
線維状赤血球凝集素………………145
センサーキナーゼ………………42, 148
全身性炎症症候群…………………171
選択的オートファジー……………219
先天性風疹症候群…………………192
潜伏期間………………………………20
奏効……………………………………**17**
側底面………………………………114

た 行

タイトジャンクション………………46
多剤耐性……………………………204
多剤耐性結核菌………………………58
多剤耐性緑膿菌……………………200
多剤併用療法…………………………99
脱水症状……………………………118
タミフル®……………………………85
地域流行………………………………22
チフス菌……………………………223
中毒性巨大結腸症…………………106
腸炎菌………………………………223
腸炎ビブリオ………………………121
腸管関連リンパ組織………………112
腸管出血性大腸菌…………36, 238
超個体…………………………………33
超多剤耐性結核菌……………………58
腸内細菌叢…………………………**101**
通性嫌気性細菌……………………**121**
ツベルクリン反応……………………59
定着……………………………………20
ディフィシル菌……………………101
低分子量GTP結合タンパク質……214
テザリングタンパク質……………**215**

鉄飢餓…………………………149, 234
テネスムス…………………………111
電位依存性アニオンチャネル1…226
トガウイルス………………………196
特殊上皮層…………………………112
特定の入り口…………………………19
届け出…………………………………26
トランスゴルジネットワーク……118
トランスロコン……………………152
鳥インフルエンザ……………………78
トロピズム…………………………**188**

な 行

軟性下疳菌…………………………139
肉芽腫…………………………………**53**
二次結核症……………………………53
二成分制御系……………66, 148, 234
妊婦…………………………………195
ヌクレオカプシド…………………**178**
ヌクレオリン………………………180
ネズミチフス菌……………………223
粘膜免疫……………………………**161**
ノイラミニダーゼ……………………82
嚢胞性線維症………………………239
嚢胞性線維症膜コンダクタンス制御
　因子……………………………122
ノロウイルス…………………126, 127

は 行

肺炎レンサ球菌……………………165
バイオセーフティー…………………28
バイオセーフティーレベル…………28
バイオセーフティーレベル分類……24
バイオセキュリティー国家科学諮問
　委員会……………………………87
バイオハザード………………………26
バイオフィルム…………203, 237
排出期間……………………………**194**
バイナリートキシン………………108
曝露……………………………………**26**
はしか………………………………182
破傷風菌……………………………101
破傷風毒素…………………………102
パターン認識受容体…………………32
白血球溶解毒素……………………209
発症……………………………………20
発生期ファゴソーム………………214
パッセンジャードメイン…………248
パラチフスA菌……………………223
パラ百日咳菌………………………142

Index

※**太字**は本文中に『脚注』があります

パラミクソウイルス科 183
バランス・オブ・パワー 20, 30
パリビズマブ 180, 181
バンコマイシン耐性黄色ブドウ球菌 206
パンデミック 22, 78
ハンバーガー病 38
パンハンドル 82
パンハンドル構造 **75**
非O1/非O139株 120
非結核性抗酸菌 51
微小管 140
脾臓 76
ヒト免疫不全ウイルス 90
ビブリオ・バルニフィカス 61
非分節一本鎖RNA **183**
百日咳菌 142
百日咳毒素 142, 151, 247
病原因子 240
病原性 20
病原体 19
病原体関連分子パターン 31
病原体の数 20
日和見感染 199
ファージ **41**
ファゴソーム 55
ファゴリソソーム 52, 55, 214
フィッシャー症候群 137
風疹 192
風疹ウイルス 196
フェレット **87**
不活化ポリオワクチン 153
不顕性感染 20
付着 19
フレボウイルス属 74
プロウイルス 94
プロトンチャネル 82
プロバイオティクス **34**
プロモーター 232
分子擬態 63, 138, 161, 173, 230
分析疫学 **22**
糞便移入法 108
ベクター感染 68
ペニシリン耐性肺炎球菌 167
ペプチドグリカン 249
ヘマグルチニン 82
ヘマグルチニンエステラーゼ 80
ヘリコバクター 134
ペリプラズム 241

ベロ毒素 36
偏性嫌気性菌 **101**
偏性好気性 **50**
ホスファチジルイノシトール 217
ホスファチジルイノシトール 3-キナーゼ 217
ホスファチジルイノシトール-3-リン酸 217
ホスホイノシタイド 218
補体経路 63
発疹 194
ボツリヌス菌 101
ボツリヌス毒素 102
保有動物 39
ホロ毒素 244

ま 行

マイトファジー 226
膜侵襲複合体 162
マクロファージ 214
麻疹 182
麻疹風疹混合ワクチン 191
マトリックスタンパク質 82
マラリア 70
慢性閉塞性肺疾患 159
3日はしか 192
密着結合 46
ミトコンドリア抗ウイルスシグナル伝達タンパク質 179
無菌性髄膜炎 155, 157
ムコイド 160
無呼吸発作 177
無細胞系百日咳ワクチン 144
無症候性キャリア 20
ムンプスウイルス 157
メチシリン 206
メチシリン耐性黄色ブドウ球菌 103, 206
モラクセラ・カタラーリス 166
モルビリウイルス属 183

や〜わ 行

ユビキチン-プロテアソーム分解系 98
ユビキチン化 98
ユビキチン経路 116
溶血性尿毒症症候群 39
ラフリング 114
リザーバー 21, **72**, 79
リステリア・モノサイトゲネス 229

リステリア症 230
リソソーム 55, 214
リバビリン 181
リフトバレー熱ウイルス 74
リポオリゴ糖 137, 161
リボ核タンパク質複合体 82
リポ多糖 37
流行 22
緑色レンサ球菌群 166
緑膿菌 103, 199, 238
淋菌 173
リン酸リレーシグナル伝達系 235
リンパ節腫脹 194
ルシフェラーゼ **237**
ルビウイルス 196
レギュロン 232
レジオネラ・ニューモフィラ 231
レスポンスレギュレーター 148
レトロウイルス 91, 92
レンチウイルス 91
ワクチン予防可能疾患 142

◆欧文◆

A

A/E 44
AAD 103
acquired immunodeficiency syndrome 90
ActA 229
Actinobacillus actinomycetemcomitans 139
adherence 19
ADP-リボシル化 122
Aeromonas hydrophila 61
AHL 236
AI 42
AI-3 238
AIDS 90
AKT 221
AMP activated protein kinase 221
AMPK 221
antibioitc-associated diarrhea 103
APOBEC 97
ARDS 84
Arp2/3 44, 114, 229
asymptomatic carrier 20
Atg5 116

索引

attaching and effacing ············ 44
autoinducer ······················· 236
autophagy ························· 220
A型インフルエンザウイルス ······ 79
A群β溶血性レンサ球菌 ·········· 228
A群溶血性レンサ球菌咽頭炎 ······ 62
A群レンサ球菌 ··················· 165

B

Bacille de Calmette et Guérin ···· 54
BCG ································· 54
biosafety level ······················ 28
BopC ······························ 152
BopN ······························ 152
Bordetella bronchiseptica ······ 142
Bordetella holmesii ············· 142
Bordetella parapertussis ······· 142
Bordetella pertussis ············ 142
Bordetella secreted protein regulator ······················· 150
BSL ··························· 24, 28
BspR ······························ 150
BvgAS ······························ 148
B群レンサ球菌 ············ 158, 166
β-ラクタマーゼ ··················· 251

C

c-di-GMP ························· 227
C. difficile infection ············ 103
CA-MRSA ······················· 208
Caliciviridae ····················· 128
Campylobacter ·················· 134
Campylobacter jejuni ··········· 135
cART ································· 99
catalase ···························· 214
catarrh ····························· **185**
CD46 ······························ 188
CD4受容体 ························· 94
CDI ································ 103
CDT ······························· 139
CFTR ······························ 122
cholera toxin ······················ 122
chronic obstructive pulmonary disease ························· 159
class C core vacuole/endosomes tethering ······················ 218
Clostridium botulinum ········· 101
Clostridium difficile ············ 101
Clostridium perfringens ······· 101
Clostridium tetani ·············· 101

colonization ························· 20
combination antiretroviral therapy ································· 99
community-aqcuired infection ································ 103
community-associated MRSA ·· 208
congenital rubella syndrome ··· 192
COPD ······························ 159
CORVET ·························· 218
CRS ································ 192
CT ·································· 122
cystic fibrosis ····················· 239
cystic fibrosis transmembrane conductance regulator ······· 122
cytolethal distending toxin ····· 139

D・E

DC-SIGN ·························· 189
DDX41 ···························· 227
DEET ······························· 77
DNAの相同性試験 ··············· **51**
dormancy ····················· 49, 57
DTaP ······························· 143
DTwP ······························ 144
EEA1 ······························ 217
EHEC ······························· 36
endemic ····························· 22
Entamoeba histolyca ··········· 111
enterohemorrhagic *Escherichia coli* ······························· 36
epidemic ····························· 22
EPS ································ 238
ESAT-6 ····················· 227, 250
ESX分泌装置 ······················ 54
extensively drug-resistant tuberculosis ···················· 58
extracellular polymeric substances ································ 238

F・G

FAE ································ 112
FHA ································ 145
FI-RSVワクチン ·················· 181
follicle associated epithelium ·· 112
Frederick Griffith ················ 165
GⅡ.4 ······························ 131
GALT ······························ 112
GAP ································ 217
GAS ·························· 61, 228

GAS-containing autophagosome-like vacuole ···················· 228
Gb3 ································ 118
Gb3受容体 ·························· 43
GBS ······················ 137, 158, 166
GcAV ······························ 228
GDF ································ 217
GDI ································ 217
GDI displacement factors ······· 217
GDI置換因子 ······················ 217
GDP dissociation inhibitor ····· 217
GDP解離抑制因子 ··············· 217
GEF ································ 216
GM1ガングリオシド ············· 122
Group A *Streptococcus* ··· 61, 228
Group B *Streptococcus* ·· 158, 166
GTPase accelerating protein ··· 217
GTPase活性化タンパク質
 ····························· 217, 230
Guillain-Barré syndrome ······· 137
gut-associated lymphoid tissue
 ····································· 112

H

H. influenzae type b ············ 159
H5N1亜型 ··························· 78
H7N9亜型 ···················· 80, 89
HA ··································· 82
HA-MRSA ························ 208
HACCP ······························ 38
Haemophilus ducreyi ·········· 139
Haemophilus influenzae ······· 154
hamburger disease ················ 38
hazard analysis critical control · 38
HBGA ······························ 132
healthcare associated infection
 ····································· 103
Helicobacter ····················· 134
Helicobacter pylori ············· 134
hemolytis uremic syndrome ····· 39
Hib ································· 159
histo-blood group antigen ······ 132
HIV ·································· 90
homotypic fusion and vacuole protein sorting ················ 218
HOPS ······························ 218
hospital-associated MRSA ····· 208
host ·································· 19
human immunodeficiency virus
 ······································ 90

Index

※**太字**は本文中に『脚注』があります

human vacuolar protein sorting 34 ………………217
HUS ………39
hVps34 ………217
H因子 ………173
H抗原 ………37

I〜L

IcsB ………230
IL-10 ………152
IL-18 ………113
IL-1β ………113
IMP型メタロ-β-ラクタマーゼ ………204
inactivated polio vaccine ………153
inapparent infection ………20
infection ………20
infectious disease ………20
Influenzavirus ………81
InlA ………229
InlK ………230
insulin receptor tyrosine kinase substrate ………46
IPV ………153
IRTKS ………46
JANIS ………207
Klebsiella oxytoca ………103
Lancefield ………60
latent period ………20
LC3 ………222
Legionella pneumophila ………231
lipooligosaccharide ………137, 161
lipopolysaccharide ………37
Listeria monocytogenes ………229
listeriolysin O ………229
LLO ………229
long terminal repeat ………92
LOS ………137, 161
LPS ………37
LRSAM1 ………223
LTR ………92
lysosome ………55

M

MAC ………162
major vault protein ………230
mammalian target of rapamycin ………221
MAVS ………179
MCV ………55, 220
MDR-TB ………58
MDRP ………200
measles ………182
mecA ………210
membrane attack complex ………162
Miller Fisher syndrome ………137
mitochondrial antiviral signaling protein ………179
mitophagy ………226
MMR ………192, 198
molecular mimicry ………161, 230
Moraxella catarrhalis ………166
MRSA ………103, 206
MRワクチン ………191
mTOR ………221
multi-drug-resistant tuberculosis ………58
multidrug-resistant *P. aeruginosa* ………200
MVP ………230
Mycobacterium tuberculosis complex ………51
Mycobacterium-containing vacuole ………55, 220
M細胞 ………**112**

N・O

N-acyl homoserine lactone ………236
N-WASP ………44, 114
NA ………82
NAP1 ………228
nascent phagosome ………214
NDP52 ………225, 226, 229
Nectin4 ………189
Neisseria gonorroeae ………173
Neisseria meningitidis ………169
NEP2/NS2 ………83
NETs ………65
neuronal Wiskott-Aldrich syndrome protein ………44
neutrophil extracellular traps ………65
non-tuberculous mycobacteria ………51
non-typable *Haemophilus influenzae* ………159
Norovirus ………127
Norwalk virus ………127
NPタンパク質 ………82
NS1 ………83
NSABB ………87
NTHi ………159
Opa ………174
Opc ………173
opsonization ………**64**
optineurin ………226
OPTN ………226
Orthomyxoviridae ………81
outer membrane opacity-associated proteins ………174
outer-membrane protein C ………173
O抗原 ………37

P

p53 ………221
p62 ………226
PA-X ………83
PAMPs ………31, 224
pandemic ………22
Panton-Valentine leukocidin ………209
PARK2 ………226
Parkin ………226
pathogen ………19
pathogen-associated molecular patterns ………31, 224
pathogen-containing vacuole ………220
pattern recognition receptors ………32
PavB ………167
PB1-F2 ………83
PBP ………209
PBP2' ………210
PBP3 ………163
PCRリボタイピング ………**105**
PCV ………220
PCV13 ………168
PCV7 ………167
penicillin binding protein ………209
penicillin binding protein 2 prime ………210
penicillin-binding protein 3 ………163
penicillin-resistant *Streptococcus pneumoniae* ………167
Pertussis toxin ………142
phagolysosome ………52, 55
phagosome ………55
phospho-relay system ………235
PI(3)P ………55, 217
PI(4,5)P2 ………217
PI3K ………217
PINK1 ………226
pneumococcal adherence and virulence factor B ………167

275

索引

pneumococcal serine-rich repeat protein ……… 167
polyribosylribitol phosphate ……… 164
polysaccharide ……… 159
PRP ……… 164
PRRs ……… 32
PRSP ……… 167
Pseudomonas aeruginosa ……… 199
pseudopod ……… 140
PsrP ……… 167
PT ……… 142, 151
PVL ……… **209**

Q・R

Quorum sensing ……… 236
Rab ……… 214
Rab escort protein ……… 216
Rab1 ……… 230
Rab23 ……… 229
Rab5 ……… 215
Rab7 ……… 215, 229
Rab9A ……… 229
Rabaptin-5 ……… 217
RabGGT ……… 216
Rabゲラニルゲラニル転移酵素 ……… 216
RavZ ……… 231
REP ……… 216
reservoir ……… 21
respiratory syncytial virus ……… 175
Retroviridae Lentivirus ……… 91
Rho ……… 106
RIG-I ……… 179
RNA依存性RNAポリメラーゼ ……… 75
RNAポリメラーゼ ……… 232, 235
RNP複合体 ……… 82
route of infection ……… 21
RSウイルス ……… 175
rubeola ……… 182
Rubivirus ……… 196

S

S. enterica serovar Enteritidis ……… 223
S. enterica serovar Paratyphi A ……… 223
S. enterica serovar Typhimurium ……… 223
Salmonella enterica serovar Typhi ……… 223
Salmonella-containing vacuole ……… 219, 220
SCC*mec* ……… 210
SCV ……… 219, 220
Sec・Tat膜透過装置 ……… 241
Sec膜透過装置 ……… 241
segmented filamentous bacteria ……… 33
severe fever with thrombocytopenia syndrome ……… 68
SFTS ……… 68
Shigella dysenteriae ……… 109
simian immunodeficiency virus ……… 98
Sintbad ……… 228
SIRS ……… 171
SIV ……… 98
SLAM/CD150 ……… 189
SLO ……… 64
SNAREs ……… 216
SNAREタンパク質 ……… 103
soluble NSF attachment protein receptors ……… 216
SSPE ……… 187
staphylococcal chromosomal cassette ……… 210
STING ……… 227
streptococcal toxic shock syndrome ……… 61
Streptococcus pneumoniae ……… 165
Streptococcus pyogenes ……… 61, 165
STSS ……… 61
superorganism ……… 33
superoxide dismutase ……… 214
syncytium ……… 175
syndrome of meningeal irritation ……… 157
systemic inflammatory response syndrome ……… 171

T

TANK-binding kinase 1 ……… 227
Tat膜透過装置 ……… 243
TBC GAP ……… 230
TBK1 ……… 227
Tdap ……… 144
Tecpr1 ……… 230
Tetherin ……… 98
Th17細胞 ……… **33**
the meningitis belt of Africa ……… 169
Tir ……… 44
TLR ……… 152
TLR4 ……… 228
TLRs ……… 32
Togaviridae ……… 196
Toll-like receptor ……… 32, 152
Toll様受容体 ……… 32
toxic megacolon ……… 106
TPS ……… 248
translocated intimin receptor ……… 44
Treg ……… 181
tricellular junction ……… 115
TRIM56 ……… 227
TRIM5α ……… 97
TviA ……… 224
twin-arginine translocation ……… 243
two component regulatory system ……… 148, 234
two-partner secretion ……… 248

V〜X

vaccine preventable diseases ……… 142
vanA ……… 211
Vancomycin-resistant *Staphylococcus aureus* ……… 206
VASP ……… 229
Vault ……… 230
VDAC1 ……… 226
Viblio harveyi ……… 237
Vibrio cholerae ……… 119
Vibrio fischeri ……… 236
Vibrio parahaemolyticus ……… 121
Vibrio vulnificus ……… 61
VirA ……… 230
VirG ……… 230
viridans group streptococcus ……… 166
viroporin ……… 178
virulence ……… 20
virus like particle ……… 129
Vitronectin ……… 173
VLP ……… 129
voltage-dependent anion channel 1 ……… 226
VPD ……… 142
VRSA ……… 206
whooping ……… 147
WIPI-2 ……… 230
Wolinella ……… 134
Wolinella succinogenes ……… 134
XDR-TB ……… 58

著者プロフィール

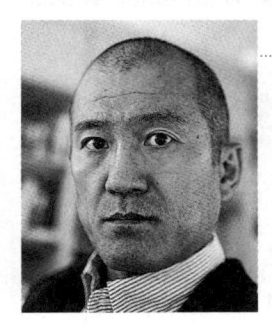

阿部章夫（あべ　あきお）

1961年福島県生まれ．'84年北里大学薬学部卒業．'86年北里大学大学院薬学研究科を修了し北里研究所に研究員として入所．'91年に学位取得（薬学博士）．'95年からカナダのブリティッシュコロンビア大学に留学．Brett Finlay教授のもとで腸管病原性大腸菌の研究をおこなう．'99年に北里研究所に復職．2001年より北里大学北里生命科学研究所教授，'02年より北里大学大学院感染制御科学府教授になり，現在にいたる．百日咳の感染制御をめざした研究を展開している．趣味はブラジリアン柔術（青帯，CARPE DIEM 所属）．
ブログ：「LAB. & PEACE」http://akioabe.blogspot.jp/

実験医学別冊

もっとよくわかる！感染症
病原因子と発症のメカニズム

2014年3月1日　第1刷発行

著　者	阿部章夫
発行人	一戸裕子
発行所	株式会社　羊　土　社
	〒101-0052
	東京都千代田区神田小川町2-5-1
	TEL　　03（5282）1211
	FAX　　03（5282）1212
	E-mail　eigyo@yodosha.co.jp
	URL　　http://www.yodosha.co.jp/
装　幀	関原直子
印刷所	広研印刷株式会社

© YODOSHA CO., LTD. 2014
Printed in Japan

ISBN978-4-7581-2202-3

本書に掲載する著作物の複製権，上映権，譲渡権，公衆送信権（送信可能化権を含む）は（株）羊土社が保有します．
本書を無断で複製する行為（コピー，スキャン，デジタルデータ化など）は，著作権法上での限られた例外（「私的使用のための複製」など）を除き禁じられています．研究活動，診療を含み業務上使用する目的で上記の行為を行うことは大学，病院，企業などにおける内部的な利用であっても，私的使用には該当せず，違法です．また私的使用のためであっても，代行業者等の第三者に依頼して上記の行為を行うことは違法となります．

JCOPY ＜(社)出版者著作権管理機構　委託出版物＞
本書の無断複写は著作権法上での例外を除き禁じられています．複写される場合は，そのつど事前に，（社）出版者著作権管理機構（TEL 03-3513-6969, FAX 03-3513-6979, e-mail：info@jcopy.or.jp）の許諾を得てください．

羊土社おすすめ書籍

実験医学別冊
もっとよくわかる！免疫学

河本 宏／著

"わかりやすさ"をとことん追求！免疫学を難しくしている複雑な分子メカニズムに迷い込む前に，押さえておきたい基本を丁寧に解説．最新レビューもみるみる理解できる強力な基礎固めがこの1冊でできます！

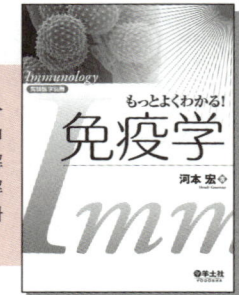

- 定価（本体 4,200円＋税）
- B5判
- 222頁
- ISBN 978-4-7581-2200-9

実験医学別冊
もっとよくわかる！脳神経科学
〜やっぱり脳はスゴイのだ！

工藤佳久／著・画

難解？ 近寄りがたい？ そんなイメージを一掃する驚きの入門書！研究の歴史・発見の経緯や身近な例から解説し，複雑な機能もスッキリ理解．ユーモアあふれる著者描きおろしイラストに導かれて，脳研究の魅力を大発見！

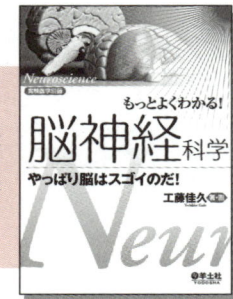

- 定価（本体 4,200円＋税）
- B5判
- 255頁
- ISBN 978-4-7581-2201-6

イラストで徹底理解するエピジェネティクスキーワード事典
〜分子機構から疾患・解析技術まで

牛島俊和，眞貝洋一／編

生命現象と因子の関係がイラストでよくわかると大好評のシリーズ第2弾！エピジェネティクスと関連の強い38テーマを網羅し，基本から最新まで超重要ワードを厳選して事典形式で収録．すべてのラボに必携の1冊です．

- 定価（本体 6,600円＋税）
- B5判
- 318頁
- ISBN 978-4-7581-2046-3

免疫・アレルギー疾患の分子標的と治療薬事典
〜生物学的製剤，低分子化合物のターゲット分子と作用機序，薬効のすべて

田中良哉／編

分子標的治療が多角的に理解できる！ 78のターゲット分子をカテゴリー別に整理し，生理機能を簡潔に解説．さらに薬剤は辞書形式で掲載，標的・適応・薬効など必要な情報が一目瞭然．基礎・臨床問わず必携の書！

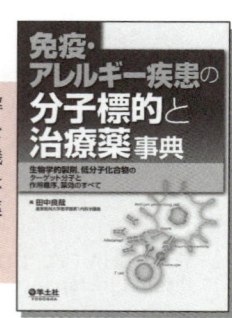

- 定価（本体 7,600円＋税）
- B5判
- 375頁
- ISBN 978-4-7581-2041-8

発行 羊土社 YODOSHA
〒101-0052 東京都千代田区神田小川町2-5-1　TEL 03(5282)1211　FAX 03(5282)1212
E-mail：eigyo@yodosha.co.jp
URL：http://www.yodosha.co.jp/

ご注文は最寄りの書店，または小社営業部まで

羊土社おすすめ書籍

ウイルス感染症の検査・診断スタンダード

田代眞人，牛島廣治／編

主要ウイルスの特徴・疫学・臨床症状などの必須情報から、ウイルス分離、各種血清学的診断法などの検査手技まで、必要な知識と技術を網羅．臨床検査技師、感染症医、ウイルス研究者必携の書！

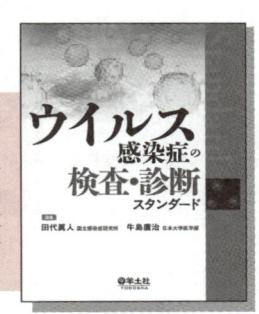

- 定価（本体 19,000円＋税）
- B5変型判　　447頁　　ISBN 978-4-7581-2022-7

感染症診療スタンダードマニュアル 第2版

青木　眞／監
源河いくみ，本郷偉元／編
柳　秀高，成田　雅／監訳

米国の大好評書籍の第2版を、前版に引き続き翻訳！日常診療に役立つ実践的な内容に加え微生物学や病態生理など、膨大な情報を簡潔に整理．初版で「原書より日本語版で読む方が良い」と好評だった丁寧な訳注も増補！

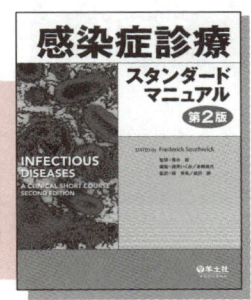

- 定価（本体 6,600円＋税）
- B5変型判　　534頁　　ISBN 978-4-7581-1705-0

レジデントノート別冊
できる！見える！活かす！ グラム染色からの感染症診断
〜検体採取・染色・観察の基本とケースで身につく診断力

田里大輔，藤田次郎／著

感染症診断に必須のグラム染色がまるごとわかる，医師のための入門実践書！検体の取扱い・染色の原理・方法から，各感染症の診断での活かし方まで，豊富な画像・図表とともに基本からやさしく解説します．

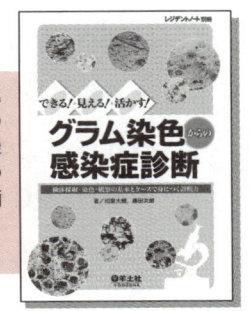

- 定価（本体 3,300円＋税）
- B5判　　151頁　　ISBN 978-4-7581-1739-5

発表が楽しくなる！ 研究者の劇的プレゼン術
〜見てくれスライド論＆よってらっしゃいポスター論と聴衆の心をつかむ講演技術

堀口安彦／著

「余白を憎め！」「バランスなんぞ忘れてしまえっ」など，著者ならではの視点で見やすい＆わかりやすいプレゼンを徹底解説．ビフォーアフター形式でよくわかるスライド改良例も収録．『実験医学』人気連載を書籍化．

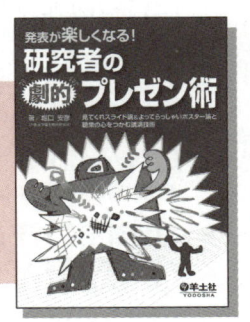

- 定価（本体 2,900円＋税）
- A5判　　174頁　　ISBN978-4-7581-0814-0

発行　羊土社 YODOSHA
〒101-0052　東京都千代田区神田小川町2-5-1　TEL 03(5282)1211　FAX 03(5282)1212
E-mail：eigyo@yodosha.co.jp
URL：http://www.yodosha.co.jp/

ご注文は最寄りの書店，または小社営業部まで

バイオサイエンスと医学の最先端総合誌

実験医学

進化し続ける誌面・ウェブから，研究に役立つ確かな情報をお届けします！

定期購読のご案内

【月刊】毎月1日発行　B5判
定価（本体 2,000 円＋税）

【増刊】年8冊発行　B5判
定価（本体 5,400 円＋税）

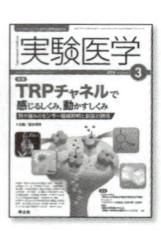

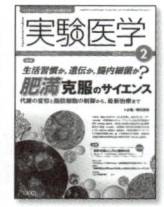

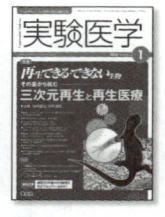

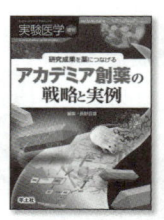

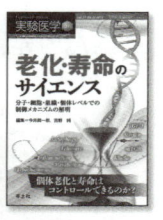

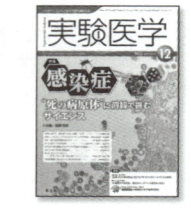

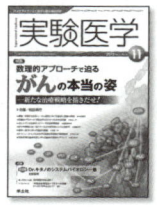

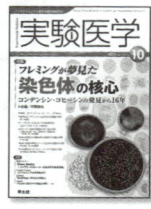

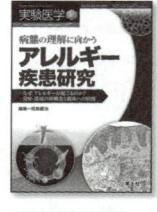

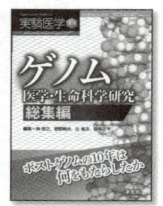

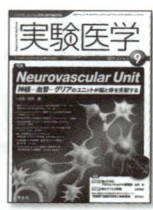

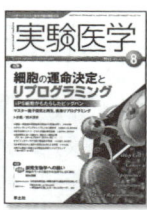

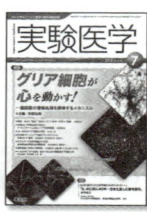

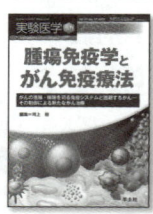

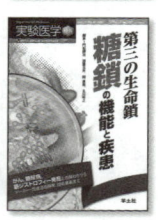

定期購読の **4** つのメリット

1 注目の研究分野を幅広く網羅！
年間を通じて多彩なトピックを厳選してご紹介します

2 お買い忘れの心配がありません！
最新刊を発行次第いち早くお手元にお届けします

3 送料がかかりません！
国内送料は弊社が負担いたします

4 「実験医学WEB特典β」を開始しました！
ご契約期間中に羊土社ホームページの WEB ブラウザ上で
"月刊誌の最新号"を閲覧いただけるサービスです

※定期購読期間中に羊土社 HP 会員メニューからご利用いただけます
※詳しくは実験医学 online の「定期購読のご案内」ページをご覧ください

定期購読料　送料サービス
※海外からのご購読は送料実費となります

☐ 月刊（12冊／年）のみ
1年間　12冊　24,000 円＋税

☐ 月刊（12冊／年）＋ 増刊（8冊／年）
1年間　20冊　67,200 円＋税

2年間のご購読もお申し込みいただけます

※消費税率の変動により，定価の変更があります．詳しくは羊土社ホームページからお問い合わせください

お申し込みは最寄りの書店，または弊社営業部まで！

TEL 03 (5282) 1211　**FAX** 03 (5282) 1212　**MAIL** eigyo@yodosha.co.jp
WEB www.yodosha.co.jp　▶ 右上の「雑誌定期購読」ボタンをクリック！